Die optimierte Keto-Diät

Neue Leistungsernährung für den Kraftsport

Schneller zu ausgeprägter Muskulatur und einem dauerhaft niedrigen Körperfettanteil

Mit einfachen Rezepten für den schnellen Einstieg

Klaus Arndt

Novagenics

Wichtiger Hinweis für den Leser
Die Erkenntnisse der Sportwissenschaft und Medizin unterliegen laufendem Wandel durch Forschung und Erfahrung. Alle in diesem Buch getroffenen Empfehlungen wurden vom Autor mit großer Sorgfalt erarbeitet und geprüft. Das entbindet den Nutzer dieses Werkes jedoch nicht von der Verpflichtung, präventive und therapeutische Entscheidungen in eigener Verantwortung zu treffen.

ISBN 13: 978-3-929002-61-4

Bibliographische Information der Deutschen Nationalbibliothek
Die Deutsche Nationalbibliothek verzeichnet diese Publikation in der Deutschen Nationalbibliografie; detaillierte bibliografische Daten sind im Internet über http://dnb.d-nb.de abrufbar

Klaus Arndt:
Die optimierte Keto-Diät – neue Leistungsernährung für den Kraftsport. Schneller zu ausgeprägter Muskulatur und einem dauerhaft niedrigen Körperfettanteil.

Titelfotos: Oberkörper: Shutterstock/ArtOfPhotos
Kohlgemüse: Shutterstock/stockcreations
Nüsse: Shutterstock/Tina Larsson
Bauch: Shutterstock/Jasminko Ibrakovic
Fleisch: Klaus Arndt

3. Auflage Novagenics-Verlag, Arnsberg 2020

INHALT

Tafeln und Tabellen

*

Einleitung

Als wir das Buch „Die Anabole Diät – ketogene Ernährung für Bodybuilder" im Jahre 1997 veröffentlichten, hätte ich mir nicht träumen lassen, dass es heute immer noch so großen Anklang findet. Ich bin dem Kraftsport immer treu geblieben und ernähre mich seit mehr als zwanzig Jahren ketogen. Dabei habe ich durch Ausprobieren neuer Lebensmittel und Methoden meine Ernährung immer wieder verändert. Doch ich habe auch die Erforschung dieser Ernährungsform weiter beobachtet und viele Anregungen aus wissenschaftlichen Studien übernommen, die mittlerweile in großer Anzahl vorliegen.

Die „Anabole Diät" hat sich über zwei Jahrzehnte bewährt. Viele Menschen, besonders die Kraftsportler, nutzen sie für einen schnellen Fettabbau. Lohnt da wirklich ein neues Buch zum Thema? Unbedingt! Der Titel des vorliegenden Buches lautet „Die optimierte Keto-Diät". „Optimiert" deswegen, weil in die Empfehlungen, die in diesem Buch formuliert werden, viele neue Erkenntnisse zu den Auswirkungen dieser Ernährungsform eingeflossen sind. Das eröffnet eine ganz neue Sicht auf die vielen Möglichkeiten, die eine optimierte ketogene Ernährung für Sport und Gesundheit bietet. Dazu kommt, dass sie leicht an verschiedene Ziele angepasst werden kann. Trotz dieser Flexibilität liefert sie in jedem Bereich Ergebnisse, die denen der „Anabolen Diät" weit überlegen sind.

Die optimierte Keto-Diät erlaubt nicht nur die spielend leichte Erhaltung eines niedrigen Körperfettanteils – gerade bei Personen, denen das sonst schwerfällt. Dabei kann der optimal an die Ketose adaptierte Sportler Fett im Durchschnitt mit einer 300 % höheren Rate verbrennen als der mit Kohlenhydraten ernährte Athlet! Das ist deshalb bemerkenswert, weil die im Kraftsport häufig eingesetzten „Stoffwechselbeschleuniger" wie Coffein, grüner Tee, Hydroxyzitronensäure oder gar Dopingmittel wie Ephedrin die Fettverbrennungsrate jeweils nur um wenige Prozentpunkte zu steigern vermögen.

Für eine hocheffektive Ketose und Fettverbrennung muss der Kontrolle des Insulinspiegels höchste Aufmerksamkeit geschenkt werden. Die heute eingesetzten ketogenen Diäten greifen diesbezüglich zu kurz, da sie nicht nur eine optimale Mahlzeitenplanung vernachlässigen, sondern viele Nahrungsmittel empfehlen, die den Insulinspiegel – trotz Kohlenhydratverzichts – nicht tief genug absinken lassen! Damit wird eine Ketose verhindert und der effektive Fettabau unterbunden. Die optimierte Keto-Diät, wie in diesem Buch vorgestellt, behebt diese häufigen Fehler und erlaubt den Fettabau in einer Konsequenz und Schnelligkeit wie keine andere Diätform.

Darüber hinaus wird bei der optimierten Keto-Diät großer Wert gelegt auf eine korrekte Verteilung der Makronährstoffe, die den Insulinspiegel ebenfalls entscheidend beeinflusst. Wer weiß denn schon, dass die hohen Proteinmengen, die im Kraftsport eingesetzt werden, die Ketose verhindern können? Im vorliegenden Buch wird aufgezeigt, dass der ketogene Stoffwechsel für den Muskelerhalt und den Muskelaufbau mit deutlich geringeren Eiweißmengen auskommt, als heute in der Sporternährung üblich.

Der Kraftsportler profitiert durch weitere entscheidende Veränderungen bei der optimierten Keto-Diät. Der respiratorische Quotient verbessert sich um bis zu 25 % und es fällt durch Muskelarbeit weniger Laktat an. Beides führt zu einer deutlich gesteigerten muskulären Ausdauer, was ein härteres Training ermöglicht. Dazu kommt, dass Ketonkörper, die im ketogenen Organismus im Übermaß zirkulieren, die ATP-Produktion in den Muskeln um bis zu 20 % steigern können – das ist etwa soviel, wie durch das beliebte Supplement Creatin!

Selbst die Regeneration nach harten Trainingseinheiten ist bei der optimierten Keto-Diät enorm beschleunigt: Es werden unter Belastung kaum noch Aminosäuren für die Energiebereitstellung verbraucht; das schont die Muskulatur schon beim Training. Es kommt auch zu einem deutlich geringeren Anfall von freien Radikalen und zu einer verringerten Beschädigung der hoch ungesättigten Fettsäuren in den Zellmembranen. Beides erlaubt eine schnellere Reparatur beschädigter Muskelzellen.

Obendrein kommt es bei der optimierten Keto-Diät durch die Umstellungen im Stoffwechsel zu einem verbesserten Immunsystem, was zuverlässig gegen Infekte schützt – ein häufiges Problem bei hoher Trainingsbelastung. Und der Körper ist gegen die Entstehung von degenerativen Erkrankungen wie das metabolische Syndrom, Herz-Kreislauferkrankungen, Diabetes, Krebs, ja selbst vor neurologischen Erkrankungen wie Morbus Alzheimer und Parkinson optimal geschützt.

Der Sportler, besonders der in den Kraftsportdisziplinen, profitiert von der optimierten Keto-Diät enorm, denn er ist nicht mehr Sklave seines Stoffwechsels! Statt dessen erlaubt die optimierte Keto-Diät dem Anwender, seinen Stoffwechsel zu lenken wie ein Rennpferd:

- Bereits nach wenigen Tagen kommt es zu einem rapiden Fettabbau
- und bei längerer Anwendung zu einem dauerhaft niedrigen Körperfettanteil, der sich mit Leichtigkeit halten lässt.
- Der Stoffwechsel in der optimierten Keto-Diät stellt sich auch sehr schnell auf weiteren Fettverlust ein. Die Wettkampfvorbereitung im Bodybuilding oder das „Gewichtmachen“ im Kraftdreikampf oder Kampfsport waren nie einfacher – ohne Muskelverlust!
- Der Stoffwechsel lässt sich überdies auf einen guten Muskel- und Kraftaufbau einstellen – ohne Fettzuwachs!
- Darüber hinaus ergibt sich bei der optimierten Keto-Diät eine deutlich verbesserte Regeneration, was ein häufigeres oder härteres Training und damit bessere Fortschritte ermöglicht; auch Verletzungen heilen viel schneller.
- Die Muskeln können bei der optimierten Keto-Diät nicht nur mehr leisten, sie können auch länger durchhalten – das ermöglicht eine fühlbare Leistungssteigerung in allen Disziplinen.
- Und sie ermöglicht ein ungeahntes Wohlbefinden, mit geistiger Klarheit und einem enormen Tatendrang, was auf ihren Einfluss auf den Gehirnstoffwechsel zurück zuführen ist.

Dazu bedarf es allerdings etwas mehr, als nur die Kohlenhydrate zu reduzieren und den Fettanteil in der Ernährung zu erhöhen. Wie man die ketogene Ernährung einsetzt, um davon größtmöglich zu profitieren, das soll in diesem Buch geschildert werden.

Das 1. Kapitel enthält eine Einführung in das Thema „ketogene Ernährung“. Es wird erklärt, warum herkömmliche Diäten so häufig scheitern und aus welchen Gründen die optimierte Keto-Diät im Hinblick auf den Fettabbau anderen Diätformen überlegen ist. Zusätzlich werden gegen die ketogene Ernährung häufig angeführte Kritikpunkte widerlegt.

Im 2. Kapitel wird erklärt, dass es sich bei der optimierten Keto-Diät um viel mehr handelt, als um ein schnelles und hochwirksames Instrument für den Fettabbau. Dabei wird vor allem auf die vielfältigen Funktionen des Insulins im Körper eingegangen und darauf, wie wichtig die Kontrolle des Insulinspiegels für den Körperfettanteil und für die Gesundheit ist.

Das 3. Kapitel beschreibt die Veränderungen im Hormonsystem, die mit einem niedrigen Insulinspiegel einhergehen. In der Ketose kommt es zu gravierenden Verschiebungen im Hormongefüge, was nicht nur dem Sportler viele Vorteile bringt, sondern auch der Gesundheit zugute kommt.

Im 4. Kapitel werden die vielen Vorteile angeführt, die eine ketogene Stoffwechsellage dem Athleten – besonders im Kraftsport – bietet. Damit wird die immer wieder geäußerte Behauptung, ohne Kohlenhydrate wären sportliche Höchstleistungen nicht möglich, mit fundierten Argumenten entkräftet.

Das 5. Kapitel widmet sich der Praxis der ketogenen Stoffwechsellage, besonders dem Thema, wie eine Ketose zuverlässig bestimmt werden kann.

Im 6. Kapitel kommen wir zu den enormen Heilwirkungen der Ketose, die nicht nur die Behauptung klar widerlegen, es handele sich um eine „unnatürliche" Stoffwechsellage. Es wird gezeigt, dass eine Ernährung mit ausgeprägten ketogenen Phasen der Garant für eine robuste Gesundheit und die Vermeidung von lebensbedrohenden Erkrankungen ist.

Im 7. Kapitel widmen wir uns der Frage, wie sicher die Langzeitanwendung der optimierten Keto-Diät ist. Dabei wird anhand der Kost moderner Jäger- und Sammlervölker aufgezeigt, wie positiv sich eine Ernährung mit niedrigen Insulinspiegeln auf die Gesundheit auswirkt.

Das 8. Kapitel führt häufige Nebenwirkungen der optimierten Keto-Diät auf. Es werden Wege der Vermeidung dieser Nebenwirkungen beschrieben sowie deren Bedeutung für die Gesundheit eingeordnet.

Das umfangreiche 9. Kapitel widmet sich der praktischen Durchführung der optimierten Keto-Diät. Verschiedene Wege des Einstiegs in die Keto-Adaption werden beschrieben und wie der Fettabbau und der Muskelaufbau damit gestaltet wird. Die Nährstoffverteilung wird erklärt und es werden viele empfehlenswerte Lebensmittel aus den drei Hauptgruppen Protein, Fett und Kohlenhydrate aufgeführt. Darüber hinaus aber auch, welche Nahrungsmittel zu meiden sind, weil sie die Ketose gefährden. Besonderes Augenmerk wird auf den Refeed, also die kurzfristig erhöhte Zufuhr von Kohlenhydraten gelegt und auf die notwendige Proteinmenge für den Kraftsportler.

Das 10. Kapitel beschreibt die Anwendung der optimierten Keto-Diät bei der Mahlzeitengestaltung. Darüber hinaus liefert es praktische Tips für die Organisation des Einkaufs sowie die Lagerung von Lebensmitteln und Speisen.

Kapitel 11 liefert Rezepte für die schnelle Zubereitung von Frühstück, Mittag- und Abendessen. Darüber hinaus werden auch einige Rezepte aufgeführt, die sich in größerer Menge gut für das Vorkochen proteinreicher Mahlzeiten eignen. Alle Rezepte werden mit Fotos präsentiert und enthalten jeweils die exakten Nährwerte, um eine sorgfältige Planung der ketogenen Ernährung zu unterstützen.

Ich wünsche Ihnen viel Spaß beim Lesen und vor allem, viel Erfolg mit der optimierten Keto-Diät!

*

1. Abnehmen mit der optimierten Keto-Diät

1.1 Warum herkömmliche Diäten so häufig scheitern

Die meisten Leser werden sich in erster Linie für die stark fettabbauende Wirkung der optimierten Keto-Diät interessieren. Tatsächlich ist diese Wirkung der kohlenhydratarmen Ernährung das Erstaunlichste daran. Vor allem für Menschen, die zuvor nur auf die „klassische“ Art versucht haben abzunehmen. Das geschieht, indem weniger Kalorien zugeführt werden, also die Nahrungsmenge reduziert wird. So soll der Stoffwechsel gezwungen werden, die Körperfettreserven anzugreifen. Und da das Fett die meisten Kalorien aufweist (1 g Fett enthält 9 kcal., Protein und Kohlenhydrate dagegen nur 4 kcal. pro 1 g), wird bei einer herkömmlichen Diät vor allem darauf verzichtet.

Tatsächlich kann man so abnehmen, aber es ist alles andere als angenehm. Denn wer weniger isst, erreicht schon nach einigen Tagen ein fühlbares Kaloriendefizit, was sich in nagendem Hunger äußert. Die kleineren, fettarmen Portionen sättigen nicht gut und man sehnt sich eigentlich immer nur nach der nächsten Mahlzeit. Die Konzentration leidet und das Training ist eine echte Qual.

Allein ein starker Wille schafft es, diese unangenehme Lage durchzuhalten und so den gewünschten Fettabbau zu erzwingen. Doch auch mit der besten Motivation kann man nicht ewig gegen die Natur ankämpfen – der Körper verlangt nach Nahrung! Daher dauern solche fettreduzierten Diäten in der Regel auch nicht lange. Spätestens wenn der gewünschte Fettverlust erreicht ist, wird die Diät abgebrochen und man kehrt zur normalen Ernährung zurück.

Doch warum ist das Abnehmen mit einer fett- und kalorienreduzierten Kost so schwierig? Dafür müssen wir uns zunächst mit der Frage beschäftigen, warum wir überhaupt zu viel Körperfett mit uns herumtragen. Die gängige Erklärung lautet: Weil die Menschen heute nicht mehr körperlich hart arbeiten und deshalb nicht genügend Kalorien verbrennen. Der Nahrungsüberschuss wird so als Fett eingelagert, statt verbraucht zu werden. Das ist nicht falsch, aber nur ein Teil der Wahrheit, wie wir noch sehen werden.

Eine überwiegend sitzende Lebensweise trägt bestimmt dazu bei, dass Übergewicht zum immer größeren Problem wird. Ein zu hoher, dem Verbrauch nicht angemessener Kalorienverzehr tut ein Übriges, um die Fettpolster wachsen zu lassen. Früher hatte man Mühe, satt zu werden, da Nahrung in der Regel ein knappes und teures Gut war – für die meisten Menschen jedenfalls. Heute dagegen ist Essen sehr billig geworden und eine schnelle Mahlzeit „to go“ findet sich beinahe an jeder Straßenecke. Eine Bratwurst, ein Döner, eine Pizza, die beliebten süßen Teilchen vom Bäcker oder ein Eis sind aber jeweils recht gehaltvoll und tragen als Zwischenmahlzeit zur Überversorgung bei.

Dazu kommt noch eine Vielzahl von Snacks, die überall erhältlich sind. Schokoriegel, Bonbons, Gummibärchen oder Gebäck locken den eiligen Einkäufer in vielen Geschäften und sind bei der Arbeit auf den Schreibtischen zu finden. Und selbst das ist vielen Leuten noch nicht genug: Stark gesüßte Getränke wie z.B. die beliebten Softdrinks oder Fruchtsäfte als vermeintlich gesündere Alternativen werden den ganzen Tag über zugeführt und liefern ebenfalls reichlich einfache Kohlenhydrate. So gesehen verfügen wir heute über Nahrung im Überfluss und die vielen zusätzlichen Kalorien finden sich zwangsläufig auf unseren Hüften wieder. Tatsächlich sind heute mehr Leute übergewichtig als jemals zuvor in der Geschichte der Menschheit. Und das betrifft nicht nur die reichen Industrieländer, sondern mittlerweile auch die Entwicklungsländer!

Früher stand eine reichhaltige Kost für Gesundheit und Wohlbefinden. Heute dagegen sind wir nicht nur zu dick, sondern häufig auch krank durch unsere Ernährung. Ist es aber wirklich nur die Nahrungsmenge, die uns in diese missliche Lage bringt? Genau das zweifeln die Anhänger der kohlenhydratarmen Ernährung an: Sie vertreten den Standpunkt, dass es weniger auf die Nahrungsmenge ankommt, als vielmehr auf die Art der verzehrten Kalorien. Sie sind der Meinung, nicht das Fett sei das Problem, sondern die Kohlenhydrate! Und dafür gibt es gute Argumente.

1.2 Mehr als nur Kalorien – die Ernährung beeinflusst Hormone

Zur Erklärung müssen wir die Funktion des menschlichen Stoffwechsels etwas genauer betrachten. Denn unsere Nahrung liefert nicht einfach nur Energie in Form von Kalorien, sondern sie beeinflusst auch die Hormone im Körper. Hormone sind Botenstoffe, die den gesamten Stoffwechsel steuern. Sie sind zwar nur in winzigen Mengen vorhanden, haben aber sehr starke Wirkungen. Das männliche Geschlechtshormon Testosteron z.B. führt in höherer Konzentration dazu, dass sich der Embryo männlich entwickelt; nicht nur das Wachstum der Geschlechtsorgane wird angeregt, auch das Gehirn wird entsprechend geformt. Das Östrogen in höherer Konzentration dagegen sorgt für die Ausprägung der weiblichen Merkmale des Fötus. Zwar weist auch der Körper des Jungen Östrogen auf, doch in deutlich geringerer Menge als Testosteron. Beim Mädchen verhält es sich umgekehrt: Es verfügt auch über Testosteron, doch der deutlich höhere Östrogenspiegel bestimmt den weiblichen Körperbau und das Denken.

Dieses Beispiel zeigt, dass Hormone nicht nur gravierende Wirkungen haben, sondern auch stets in Paaren agieren. Das Testosteron wirkt dem Östrogen entgegen und umgekehrt. Ebenso verhält es sich mit anderen Hormonen im Körper: Sie haben stets einen Gegenspieler, der ihren Wirkungen entgegenarbeitet. Mit diesem Mechanismus werden die Stoffwechselvorgänge im Körper gesteuert. Doch das geschieht nicht willkürlich, sondern stets in Reaktion auf Umwelteinflüsse. Dazu zählt auch die Nahrung, die wir aufnehmen.

Für den Körperfettanteil ist vor allem das Hormon Insulin verantwortlich. Je mehr Insulin im Tagesverlauf ausgestoßen wird, desto mehr Körperfett wird gespeichert. Sein Gegenspieler Glucagon sorgt statt dessen dafür, dass Fettsäuren aus den Fettzellen freigesetzt und zur Energiegewinnung verbrannt werden. Darüber hinaus ist das Wachstumshormon von entscheidender Bedeutung. Ein hoher Blutzuckerspiegel, der durch eine kohlenhydratreiche Ernährung zustande kommt, verhindert die Ausschüttung von Wachstumshormon. Doch auch Wachstumshormon fördert die Freisetzung und Verbrennung von Körperfett in entscheidender Weise. Zusätzlich ist es ein stark anaboles Hormon: Es sorgt für den schnellen Aufbau von Muskulatur, die wiederum mehr Kalorien verbrennen kann.

Ein hoher Insulinspiegel ist also für eine optimale Fettverbrennung von Nachteil. Da würde es sich doch anbieten, die Insulinausschüttung im Körper nach Möglichkeit so niedrig wie möglich zu halten, oder? Nun, das gelingt ganz einfach – indem man auf Kohlenhydrate verzichtet! So wird der Körper gezwungen, seine Kohlenhydratreserven in der Leber innerhalb eines Tages weitgehend aufzubrauchen. Ohne Kohlenhydrate aus der Nahrung wird im Stoffwechsel aber nur noch sehr wenig Insulin benötigt. Statt dessen steigen die Glucagonwerte an. Dieses Hormon sorgt dafür, dass die Fettzellen jetzt Fettsäuren freigeben. Einige Organe, wie das Herz, die Leber und die Muskeln können direkt aus diesen Fettsäuren Energie gewinnen. Alle anderen werden vorrangig über Abbauprodukte der Fettsäuren versorgt, die sog. Ketone; daher auch die Bezeichnung „ketogene" Diät. Die Stoffwechsellage, die viele Ketone hervorbringt, nennt man „Ketose".

Nur einige Gewebe benötigen noch Blutzucker (Glucose), um ordnungsgemäß zu funktionieren. Das sind Teile des Gehirns, die roten Blutkörperchen, die Netzhaut des Auges und das Nierenmark. Doch Kohlenhydrate von außen, also über die Nahrung, werden dafür nicht benötigt. Die geringen Mengen Glucose, die so verbraucht werden, können problemlos im Körper selbst hergestellt werden. Das geschieht durch die sog. Gluconeogenese, also die Neubildung von Glucose. Dafür wird ein Molekül der Speicherform der Fette verwendet, das Glyzerin der Triglyzeride und es werden, in geringem Umfang, Aminosäuren umgebaut (siehe Tab. 1 auf der folgenden Seite). Den Löwenanteil der Energieversorgung übernehmen jetzt Fettsäuren und die daraus gewonnenen Ketone. Wer mit der ketogenen Ernährung nicht zu viele Kalorien zuführt, bei dem werden vorrangig die Fettsäuren aus den Fettdepots des Körpers verbrannt und es kommt zu einem rasanten Fettabbau.

Bei der optimierten Keto-Diät wird die Ernährung umgestellt: Auf kohlenhydratreiche Lebensmittel wie Getreideprodukte, süßes Obst, Zucker und Süßigkeiten, Fruchtsäfte und gesüßte Getränke wird verzichtet. Dafür werden mehr Fett und proteinreiche Lebensmittel verzehrt. Eine Obergrenze von 50 g Kohlenhydraten pro Tag soll nicht überschritten werden, um eine gut funktionierende Ketose zu ermöglichen. An anderer Stelle im Buch wird auf verschiedene Modelle der optimierten Keto-Diät und die Nährstoffverteilung noch genauer eingegangen. Zunächst soll dargelegt werden, wie sich diese Ernährungsform auf das Befinden auswirkt.

1.3 Machen Kohlenhydrate abhängig?

Wird die Umstellung vorgenommen, funktioniert der Körper sofort mit dem neuen, kohlenhydratarmen Nahrungsangebot. Doch die Stoffwechselabläufe werden im Verlauf von einigen Wochen weiter optimiert. Der Körper richtet sich so immer besser auf die Energieversorgung aus Fetten ein. Unser Organismus ist nämlich seit Urzeiten daran gewöhnt; eine ketogene Stoffwechsellage ist in unseren Genen angelegt. Da die meisten von uns aber ihr ganzes Leben lang sehr kohlenhydratreich gegessen haben, dauert es einige Wochen, bis die Umstellung weitgehend erfolgt ist. In dieser Zeit wird die Produktion von fettspaltenden Enzymen hochgefahren und alle Gewebe optimieren die Verarbeitung von Fettsäuren und Ketonen zur Energiegewinnung. Diesen Vorgang, also die Anpassung des Körpers an die Ketose, nennt man Keto-Adaption.

Die meisten Menschen haben damit keine Probleme. Andere fühlen sich in den ersten Tagen der Nahrungsumstellung etwas unwohl. Nur eine kleine Gruppe von Leuten hat bei der Umstellung mehr Schwierigkeiten; bei ihnen können Mattigkeit, Konzentrationsstörungen, manchmal auch Kopfschmerzen auftreten. Doch solche Beschwerden schwinden mit jedem Tag und auch diese Personen kommen immer besser mit der Ketose zurecht.

Der Grund für die Umstellungsprobleme ist in der langjährigen Gewöhnung an hohe Kohlenhydratmengen zu suchen. Dabei sind noch nicht einmal die verzehrten Einfachzucker das Problem, sondern Kohlenhydrate generell. Denn alle Kohlenhydrate aus der Nahrung werden im

Körper in den schnell resorbierbaren Traubenzucker (Glucose) umgewandelt, der den Blutzuckerspiegel ansteigen lässt. Das führt zu einer hohen Anflutung von Glucose in das Gehirn, was als sehr angenehm empfunden wird. Denn durch die lange Gewöhnung an eine kohlenhydratreiche Kost erwartet nicht nur die Muskulatur, sondern auch das Gehirn nach einer Mahlzeit die Versorgung mit Zucker. Je niedriger der Fettanteil in der Ernährung bisher lag, umso stärker wird dieser Effekt ausfallen.

Das Gehirn hat sich durch die vielen Kohlenhydrate in der Nahrung auf Glucose als vorrangige Energiequelle eingestellt. Wenn der Blutzuckerspiegel fällt, verlangt es gleich Nachschub. Deshalb kommt es bei einem Glucosemangel

Tab. 1 Die Energiesubstrate der Gluconeogenese

Bei der Gluconeogenese wird im Körper Glucose als Energieträger produziert. Dafür werden sog. Nicht-Kohlenhydrate verwendet, aus denen neuer Blutzucker hergestellt wird. Zu den Nicht-Kohlenhydraten zählen:

- **Glucogene Aminosäuren,** vorwiegend Alanin, Aspartat, Glutamin und Glutaminsäure. Aber auch fast alle anderen Aminosäuren können zur Glucoseherstellung genutzt werden.
- **Laktat**, das im Arbeitsstoffwechsel der Muskeln sowie im Stoffwechsel der roten Blutkörperchen anfällt.
- **Glyzerin**, das durch den Abbau von Triacylglyzerin aus dem Fettgewebe frei wird.

Beim kohlenhydraternährten Menschen kommt es immer dann zur Gluconeogenese, wenn der Blutzuckerspiegel absinkt. Dann werden überwiegend Aminosäuren aus der Muskulatur dafür verbraucht, sowie größere Mengen Laktat. Das Glyzerin aus der Aufspaltung von Fettsäuren wird dagegen nur wenig eingesetzt.

Je länger und tiefer der Blutzuckerspiegel absinkt, desto stärker werden anteilig Ketone zur Energiegewinnung eingesetzt. Diese können vom kohlenhydraternährten Organismus aber nicht optimal genutzt werden, so dass der Zustand der Ketose als unangenehm und schwächend empfunden wird.

Bei einer ketogenen Diät, in der auf Kohlenhydrate weitgehend verzichtet wird, kommt es zu einer tiefgreifenden Umstellung des Energiestoffwechsels. Da Glucose aus der Nahrung fehlt, werden immer stärker freie Fettsäuren und Ketone zur Energieversorgung genutzt. Fast alle Gewebe des Körpers können diese Substrate zur Energieerzeugung einsetzen und stellen sich mit zunehmender Dauer des Kohlenhydratverzichts auch immer besser darauf ein. Deshalb wird die Ketose nach kurzer Zeit nicht mehr als unangenehm empfunden und ein Blutzuckerabfall löst keinen Hunger mehr aus.

Nur einige Organe sind weiterhin auf Glucose angewiesen, wie z.B. Teile des Gehirns, die roten Blutkörperchen und das Nierenmark. Für diese wird im Wege der Gluconeogenese weiterhin Glucose produziert, doch die Menge ist vergleichsweise gering, verglichen mit den Glucosemengen, die im kohlenhydraternährten Organismus anfallen.

So kommt es zu einem stabilen, aber deutlich tieferen Blutzuckerspiegel, der eine ungestörte Ketose erlaubt. Für die Gluconeogenese werden jetzt nur noch wenige Gramm Aminosäuren pro Tag gebraucht, das schont die Muskulatur. Auch die Gluconeogenese aus Laktat fällt ab, dafür tritt die Gluconeogenese aus Glyzerin in den Vordergrund. Das liegt auch daran, dass Glyzerin aus der Aufspaltung von Fettsäuren jetzt in großer Menge zur Verfügung steht.

zu Konzentrationsschwierigkeiten und nachfolgend auch zu einem Schwächegefühl. Die meisten Menschen sind daran gewöhnt, diesen Mangel stets schnell zu beheben: Ein Schluck süßer Fruchtsaft, ein kohlenhydrathaltiger Snack oder die nächste Mahlzeit stillen umgehend das Verlangen nach Glucose. Entsprechend ist der Körper auf Kohlenhydrate geprägt, er verlangt sie immer wieder. Dabei kann die Gewöhnung an Zucker derartige Ausmaße annehmen, dass die Wissenschaft schon von einer Kohlenhydrat-Abhängigkeit spricht und z.T. auch bereits ein Suchtverhalten erkennt. In der Tat bedient Glucose das Belohnungszentrum im Gehirn, ein Umstand, der beim Konsum von Drogen ebenso auftritt.

Diese Prägung wird in den Industrieländern fast immer schon vor der Geburt gesetzt; die kohlenhydratreiche Ernährung der Mutter bestimmt die Vorlieben des ungeborenen Kindes. Und bereits kleine Kinder lieben Süßigkeiten, die es häufig als Belohnung gibt. Die Vorliebe für Zuckerhaltiges setzt sich mit zunehmendem Lebensalter fort. Selbst wer später im Leben auf Süßigkeiten weitgehend verzichtet, belohnt sich täglich mit Zucker. Da gibt es nach dem Essen, wenn man eigentlich schon satt ist, noch ein Dessert; am Nachmittag wird ein Eis verzehrt und sogar der Abend vor dem Fernseher wird mit süßen Snacks gestaltet. Ich bin heute der Meinung, dass diese erlernte psychische Abhängigkeit von Zucker viel schwerer zu überwinden ist als die körperliche Anpassung an den Verzicht.

Denn bevor es Industriezucker gab, waren süße Nahrungsmittel kaum zu haben. Der Jäger und Sammler der Steinzeit konnte mit etwas Glück manchmal Honig erbeuten, wenn er ein Nest wilder Bienen plünderte. Aber die frühen Bienenvölker waren deutlich wehrhafter als unsere heutigen Exemplare, das ging wohl kaum ohne ernste Blessuren ab. Darüber hinaus gab es im Spätsommer und im Herbst Früchte zuhauf, aber auch diese unterschieden sich deutlich von den auf „Süße“ gezüchteten Erzeugnissen, die wir heute im Supermarkt finden. Im Gegenteil, die Früchte früherer Pflanzen waren häufig deutlich kleiner und bitter. Vergorene, also bereits im Verderb befindliche Früchte, dürften wohl neben dem seltenen Honig die einzige konzentrierte Zuckerquelle gewesen sein.

Wenn man der Evolutionstheorie folgt, waren unsere frühen Vorfahren Pflanzenfresser und damit zwangsläufig an Kohlenhydrate angepasst. Allerdings nicht an die hohen Kohlenhydrat- und Zuckermengen, die heute in den Industrieländern verzehrt werden! Die ersten Menschen haben sich vielleicht von Früchten und Wurzeln ernährt, doch diese dürften im Kohlenhydratgehalt deutlich niedriger gelegen haben. Die meiste Zeit seiner Existenz auf Erden musste der Mensch daher (fast) ohne Zucker auskommen; sein Organismus ist perfekt daran angepasst. Eine ketogene Kost ist deshalb nichts Künstliches, sondern die Urform der menschlichen Ernährung.

Natürlich ist die Abhängigkeit von Zucker bei jedem Menschen unterschiedlich stark ausgeprägt. Dem Einen fällt der Verzicht leichter als dem Anderen. Doch vor allem muss man sich bewusst machen, dass man diese Abhängigkeit auch wieder loswerden kann.

Denn weder die Muskulatur, noch das Gehirn brauchen Kohlenhydrate aus der Nahrung. Bleibt der Zuckernachschub aus, tritt sofort der natürliche Mechanismus der Gluconeogenese – also die Neugewinnung von Blutzucker – in Aktion, der die wirklich nötige Menge an Glucose bereitstellt.

Doch diese liegt natürlich unter der Menge, die das gewohnte Hochgefühl auslöst. Daher stammen die Umstellungsprobleme, die manche Leute stärker plagen als andere. Doch mit jedem Tag der Kohlenhydratbeschränkung funktioniert der Organismus besser mit den neuen Energiesubstraten Fettsäuren und Ketone, so dass wirklich jeder schon nach kurzer Zeit gut damit zurechtkommt.

1.4 Wie fühlt man sich bei der optimierten Keto-Diät?

Ist die Keto-Adaption erst einmal abgeschlossen, sind fettspaltende Enzyme und die Energie produzierenden Zellorganellen so gut darauf eingestellt, dass kein Glucosemangel mehr bemerkt wird. Damit gehören Mattigkeit und Konzentrationsmängel bei einem niedrigen Blutzuckerspiegel der Vergangenheit an. Selbst ein leerer Magen vermag diese Gefühle nicht mehr auszulösen. Beim keto-adaptierten Organismus kommt es sogar häufig vor, dass man das Essen vergisst! Denn auch wenn keine Nahrung aufgenommen wird, stehen die umfangreichen Körperfettreserven zur Verfügung. Selbst das Gehirn funktioniert jetzt viel besser, da die im Übermaß vorliegenden Ketone eigentlich seine bevorzugte Energiequelle sind. So kommt es zu einer besseren Laune und häufig zu einem Hochgefühl. Man fühlt sich energiegeladen und voller Tatendrang.

Der Unterschied zur kohlenhydratreichen Ernährung ist wirklich enorm: Gerade Kraftsportler kennen die schlechte Stimmung, die sich bei Hunger einstellt. Man wird nervös, reizbar und hat das Gefühl, sofort etwas essen zu müssen. Das führt nicht selten dazu, dass man irgendetwas in sich hineinstopft und häufig sogar viel mehr isst, als nötig wäre. Bei einer ketogenen Ernährung kommt das nicht mehr vor. Auch hier meldet sich natürlich der Hunger, wenn länger nichts gegessen wurde. Doch das Hungergefühl tritt allmählich ein, da der Blutzuckerspiegel jetzt nicht mehr als Maßstab dafür dient. Und das Gehirn wird ohne Unterbrechung durch Ketone und geringe Glucosemengen aus der Gluconeogenese versorgt. So kommt es, dass das Hungergefühl bei der ketogenen Ernährung eher ein „körperliches“ ist. Und auch dieses ist leicht trainierbar, so dass die nächste Mahlzeit weiter hinausgeschoben werden kann. Darauf wollen wir an anderer Stelle im Buch noch genauer eingehen.

Auch die Muskeln kommen mit der ketogenen Ernährung gut zurecht. Es stellt sich nach einigen Wochen ein neues Körpergefühl ein: Man „spürt“ die Muskeln anders, was auf die veränderte Hormonsituation im Körper zurückzuführen ist. Es kommt zu einer erhöhten Muskelspannung, denn bei einer ketogenen Stoffwechsellage kommt es auf natürliche Weise zu einer Erhöhung anaboler Hormone. Die Herstellung von Testosteron im Körper wird zwar durch den höheren Fettanteil in der Ernährung gefördert, doch mit zunehmender Dauer der ketogenen Ernährung kann das Testosteron trotzdem abfallen. Das wird aber mehr als ausgeglichen durch das stärkere Wachstumshormon, das deutlich ansteigt. So beschleunigt sich nicht nur der Fettabbau, sondern auch die Aufbauprozesse in den Muskeln werden gesteigert (mehr dazu in Kapitel 3).

Das ist einer der gravierendsten Unterschiede zur kohlenhydratbetonten Kost. Denn sie hemmt die Ausschüttung von Wachstumshormon durch zu hohe Blutzuckerspiegel! Tatsächlich kommt es bei der optimierten Keto-Diät nicht nur zu höheren Gesamtwerten, sondern durch den tiefen Blutzuckerspiegel auch tagsüber zu Ausschüttungen von Wachstumshormon. Bei einer kohlenhydratbetonten Kost dagegen geschieht das allein in der Nacht, weil der Blutzuckerspiegel nur dann tief genug fallen kann. Alles in allem führt die ketogene Diät also zu einer anabolen Stoffwechsellage, die sich der Kraftsportler nicht besser wünschen könnte!

1.5 Ein viel besserer Fettabbau

Die meisten Leser wird vermutlich brennend interessieren, *wieviel* man mit der optimierten Keto-Diät abnehmen kann. Dazu ist erst ein-

Tab. 2 Effizienz verschiedener Diätformen für den Fettabbau

Die verschiedenen Diätformen unterscheiden sich stark in Ihrer Wirkung auf den Fettabbau. Die nachfolgende Auflistung stellt die schwächste nach oben und die wirksamste nach unten:

1) Fett- und kalorienreduzierte Diät

2) Diät nach glykämischem Index

3) Intervallfasten mit kohlenhydratreichen Mahlzeiten

4) Ketogene oder Low-Carb-Diät

5) Keto-Diät ohne Zwischenmahlzeiten

6) Optimierte Keto-Diät ohne Zwischenmahlzeiten, kombiniert mit Intervallfasten

7) Echtes Fasten ohne Nahrungszufuhr

mal zu sagen, dass sich Ergebnisse sehr schnell einstellen. Wer sich beim Kohlenhydratverzehr einschränkt, bei dem kommt es schon nach wenigen Tagen zu einem merklichen Gewichtsverlust. Abhängig von der Muskelmasse kann das bis zu mehreren Kilogramm (kg) ausmachen. Die anfänglich schnelle Gewichtsabnahme ist allerdings auf den Verlust von Wasser aus der Muskulatur zurückzuführen. Die Muskeln als größter Kohlenhydratspeicher des Körpers verbrennen zunächst den als Glycogen eingelagerten Zucker, bevor sie auf Ketone und Fettsäuren zur Energiegewinnung zurückgreifen. Da 1 Gramm (g) Glycogen aber 2,7 g Wasser bindet, kann dieses jetzt ausgeschieden werden. Das zeigt sich sofort auf der Waage.

Da bei einer ketogenen Diät nicht gehungert werden muss, sondern gut und regelmäßig gegessen werden kann, befindet sich der Körper nicht in einer Notsituation. Im Gegenteil: Die Nahrung enthält mehr Fett, denn die Kohlenhydrate als Energieträger müssen ja ersetzt werden. Dieses Fett sowie das auch bei schlanken Menschen noch reichlich vorhandene Körperfett wird jetzt zur Energieversorgung genutzt. So kommt es zu einem sehr guten Fettabbau, der sich schnell auch auf der Waage zeigt. Während die Gewichtsabnahme in den ersten Tagen der Keto-Diät fast ausschließlich durch den Wasserverlust zustande kommt, wird in den Tagen und Wochen danach zunehmend mehr Fett aus den Depots im Körper abgebaut.

Mittlerweile liegen viele wissenschaftliche Studien vor, die eine herkömmliche mit einer ketogenen Diät verglichen haben. Die Ergebnisse dieser Untersuchungen sind eindeutig: Eine ketogene Diät schlägt jede fett- und kalorienreduzierte Diät! Nicht selten wird damit doppelt so viel Fett abgebaut. [1-6] Einige Studien haben gar einen dreimal so großen Fettabbau durch die Keto-Diät nachgewiesen! [7,8] Interessant ist auch eine Untersuchung, die eine ketogene Diät mit einer Ernährung verglich, die sich am sog. Glykämischen Index (GI) orientierte. Der GI gruppiert die kohlenhydratreichen Lebensmittel in solche, die den Blutzuckerspiegel schnell ansteigen lassen (hoher GI) und andere, die einen weniger schnellen Anstieg zur Folge haben (niedriger GI). In der Theorie soll der Verzehr von Lebensmitteln mit einem niedrigen GI einen Fettaufbau verhindern. Doch auch hier bestätigte sich der alte Grundsatz von Dr. Robert Atkins: Es kommt weniger auf die Art der Kohlenhydrate an, sondern auf die Menge! Entsprechend verloren die Studienteilnehmer mit der Keto-Diät etwa doppelt soviel Fett, wie die aus der GI-Gruppe. [9]

Auch die gesundheitlichen Parameter sprechen eindeutig für die ketogene Diät. Denn das

„gute“ HDL-Cholesterin steigt damit an, während das „schlechte“ LDL-Cholesterin abfällt. Die Triglyzeride im Blut fallen ebenfalls stark ab, da ihr Blutspiegel vorrangig durch die Nahrungskohlenhydrate, und davon beinflusst, vom Insulin bestimmt wird. Deshalb empfehlen immer mehr Ärzte eine kohlenhydratarme Ernährung, besonders für Diabetiker oder wenn eine Schädigung des Herz-Kreislaufsystems vorliegt. Die positiven Wirkungen der optimierten Keto-Diät gehen allerdings weit darüber hinaus, wie wir noch sehen werden.

1.6 Fett ist Freund, nicht Feind

Ein weiterer Vorteil der optimierten Keto-Diät gegenüber einer herkömmlichen, fettreduzierten und kohlenhydratreichen Diät tritt ebenfalls schnell zutage. Weil bei einer herkömmlichen Diät das Fett ein knapper Nährstoff ist, ist der Organismus bemüht, sein Körperfett so lange wie möglich zu erhalten. Der Insulinspiegel fällt durch die vielen Kohlenhydrate im Tagesverlauf nie sehr tief und wird mit jeder neuen, kohlenhydratreichen Mahlzeit wieder hochgetrieben. Damit ist die Fettverbrennung deutlich eingeschränkt.

Bei der ketogenen Diät wird dagegen nicht nur reichlich Fett mit der Nahrung zugeführt, so dass der Körper keinen Mangel erkennen kann. Darüber hinaus fällt durch den Kohlenhydratverzicht der Insulinspiegel länger auf tiefe Werte, so kann das Glucagon reichlich Fettsäuren aus den Depots im Körper freisetzen. Der ketogene Stoffwechsel nutzt diese Fettsäuren hocheffektiv zur Energiegewinnung und die Fettpolster am Körper schwinden viel schneller als bei einer herkömmlichen Diät. Dabei wird durch die optimierte Keto-Diät das Fett am Bauch, an den Hüften und an den Oberschenkeln besonders stark reduziert. Genau das wollen die meisten Diätwilligen erreichen! Bei einer herkömmlichen Diät dagegen wird das dort gespeicherte Körperfett – als letzte Reserve – besonders hartnäckig verteidigt. Man verliert eher überall am Körper Fett, als an den Problemzonen.

Dabei kommt es häufig vor, dass bei der optimierten Keto-Diät weniger Kalorien verzehrt werden als zuvor – ohne dass wie bei herkömmlichen Diäten ein nagender Hunger auftritt. Das hängt mit der besseren Sättigung durch mehr Fett und Protein zusammen. Gleichzeitig kann der Bedarf an Fettsäuren und Ketonen zur Energiegewinnung jederzeit aus den Fettdepots des Körpers gedeckt werden. So können Schwankungen in der Nahrungszufuhr besser ausgeglichen werden; auch das verringert das Hungergefühl. Ein weiterer Umstand trägt ebenfalls dazu bei, dass bei einer Keto-Diät häufig weniger Kalorien verzehrt werden. Es gibt nämlich begründete Hinweise darauf, dass die Ketone selbst eine appetitunterdrückende Wirkung aufweisen. [10]

1.7 Kommt es zu einem Muskelverlust?

Bei einer ketogenen Diät kann ein wenig Muskulatur abgebaut werden, in der Regel weniger als 10 %. Allerdings geschieht das nur bei einer *deutlichen* Kalorienbeschränkung. Ein regelmäßiges Krafttraining vorausgesetzt, werden bei einer moderat unterkalorischen Nahrungsmenge die Muskeln vollständig erhalten. Es ist sogar ein leichter Muskelaufbau möglich, mehr dazu später. Und bei moderat überkalorischer Ernährung stellt sich ein guter Muskelaufbau ein.

Bei einer herkömmlichen Diät setzt sich der Gewichtsverlust dagegen zu 50 % aus Muskeln und 50 % aus Fett zusammen. Das liegt wiederum daran, dass durch die regelmäßigen Mahlzeiten mit Kohlenhydraten immer noch zu viel Insulin ausgestoßen wird. Daher kann die Ketose nicht optimal funktionieren und die Glucosegewinnung aus Glyzerin wird weitgehend unterbunden. Statt dessen wird die Gluconeogenese aus Protein bevorzugt und die benötigt Aminosäuren aus der Muskulatur! Mit einer herkömmlichen, kohlenhydratreichen Diät bringt man sich also um die muskelschützende Wirkung der Ketose.

Der hohe Muskelverlust bei einer herkömmlichen Diät hat einen weiteren Nachteil, denn Muskeln sind aktives Gewebe, sie verbrauchen viele Kalorien, selbst wenn man nur auf dem Sofa sitzt. So kommt es dazu, dass bei einer herkömmlichen Diät der Grundumsatz an Kalorien immer mehr absinkt, denn weniger Muskeln brauchen natürlich weniger Energie. Um weiter abzunehmen, muss jetzt die Nahrungszufuhr noch weiter gedrosselt werden, was einen weiteren Muskelabbau bewirkt; und so geht es weiter.

Deshalb führt eine herkömmliche Diät, besonders wenn, wie häufig im Kraft- und Kampfsport, ein Zielgewicht erreicht werden muss, immer zu einem deutlichen Muskelabbau. Wer hat nicht schon seine in der Aufbauphase hart erarbeitete Muskulatur in der anschließenden Definitionsphase schrumpfen sehen? Die zuvor breiten Schultern werden zusehends schmaler, Arme und Beine verlieren an Umfang, aber die Bauchmuskeln sind auch nach vielen Wochen streng fettarmer Diät noch immer unter einer Fettschicht verborgen!

Bei der optimierten Keto-Diät kommt es dagegen nur in den ersten Tagen zu einem messbaren Muskelverlust: In der Regel pro Tag zwischen 20 g Aminosäuren beim Kraftsportler und bis zu 50 g beim Untrainierten. Doch schon nach einigen Tagen läuft der ketogene Stoffwechsel so gut, dass nur noch wenige Gramm Aminosäuren für die Glucoseproduktion verbraucht werden!

Auch dieser Vorteil der optimierten Keto-Diät ist nicht zu unterschätzen. Denn wer am Ende der Diät seine Muskelmasse erhalten hat, der macht nicht nur im Ring oder auf der Wettkampfbühne eine bessere Figur. Er hat auch seinen Stoffwechsel nicht „heruntergefahren" und verbraucht ebenso viele Kalorien wie zuvor. Bei einer herkömmlichen Diät dagegen hat sich der Nahrungsbedarf nach einigen Wochen bereits deutlich reduziert. Der Körper „spart" in der Mangelsituation, wo er kann und fährt den Stoffwechsel immer weiter herunter. Wenn die Diät beendet ist und wieder die normale Kalorienmenge verzehrt wird, führt das zu einem schnellen Neuaufbau von Körperfett!

Denn bei einer herkömmlichen Diät werden ja das Fett- und das Muskelgewebe im gleichen Maße abgebaut. Wenn nach der Diät wieder mehr gegessen wird, kann der Körper die Muskelmasse aber nicht so schnell ersetzen, wie sie verloren wurde. Er benötigt jetzt eigentlich weniger Kalorien als vor der Diät – schließlich hat die Muskelmasse abgenommen. So bleibt ihm nichts anderes übrig, als einen Teil der verzehrten Kalorien in die Fettdepots zu lenken; mehr als vor der Diät.

So kommt es, dass sich das Übergewichtsproblem schon nach kurzer Zeit wieder stellt und die nächste Diät begonnen wird. Das ist dann das berüchtigte „Diät-Jo-Jo", wo es einen Schritt vorwärts und dann einen Schritt zurück geht. In der Summe kann sich im Verlauf vieler Jahre sogar ein deutlicher Fettaufbau ergeben – tatsächlich haben viele Übergewichtige ihr Problem durch falsche Diäten selbst verursacht.

1.8 Ist die optimierte Keto-Diät eine Mangelernährung?

Nicht wenige Leute plagt bei einer ketogenen Diät die Sorge, es handele sich um eine unzureichende Ernährung, die nicht alle nötigen Nährstoffe liefert. Zwar gut geeignet, um schnell Fett abzubauen, aber keinesfalls gesund in der Langzeitanwendung. Dieses Vorurteil kann leicht widerlegt werden. Natürlich isst man bei der optimierten Keto-Diät anders als zuvor. Die süßen Früchte müssen wegfallen, da sie zu viele Kohlenhydrate enthalten. Doch es bleiben auch solche übrig, die nur wenig Zucker liefern. Ein kleiner Apfel etwa hat nicht mehr als 10 g Kohlenhydrate. Einer pro Tag ist selbst bei der ketogenen Ernährung erlaubt. Auch Aprikosen, Pfirsiche, Papaya, Zitronen, Limetten, Pampelmusen und Wassermelonen enthalten weniger als 10 g Kohlenhydrate pro 100 g. Sauerkirschen und Beerenfrüchte wie Erdbeeren, Heidelbeeren, Himbeeren, Johannisbeeren, Stachelbeeren, Holunder- und Preiselbeeren weisen z.T. deutlich unter 10 g Kohlenhydrate pro 100 g auf und sind in kleinen Portionen ebenfalls erlaubt.

Während man sich beim Obst einschränken muss, kann Gemüse aber ohne Obergrenze verzehrt werden. Entweder als Rohkost oder gekocht bzw. gedünstet. Denn der Kohlenhydratgehalt der meisten Gemüsesorten ist so gering, dass er kaum ins Gewicht fällt. Auch Salat kann bedenkenlos gegessen werden, aber nur mit zuckerfreien Dressings. Darüber hinaus sind Nüsse zu empfehlen, die meisten enthalten relativ wenig Kohlenhydrate. Dafür liefern sie aber reichlich Mineralien und Fett.

Wenn man die pflanzliche Seite der optimierten Keto-Diät betrachtet, ist also kein echter Mangel zu erkennen. Doch darf nicht vergessen werden, dass tierische Lebensmittel neben Protein auch viele Vitamine und Mineralien enthalten! Ebenso wie beim Menschen reichern sich die Inhaltsstoffe der Nahrung nämlich auch beim Tier im Gewebe an. Da unsere Nutztiere sich von Pflanzen ernähren, liefern Fleisch, Fisch und Eier auch viele Mikronährstoffe. Und der Anteil von tierischen Produkten ist bei der ketogenen Ernährung in der Regel nicht niedriger, als wenn man sich normal ernährt. Denn sie sind die besten Lieferanten der Makronährstoffe Protein und Fett, welche die fehlenden Kohlenhydrate ersetzen müssen.

In der Summe kommt es bei der optimierten Keto-Diät mit tierischen und pflanzlichen Produkten häufig sogar zu einer *besseren* Versorgung mit Mikronährstoffen als bei einer normalen Ernährung. Denn Süßigkeiten, die häufig nur „leere Kalorien“ in Form von Zucker liefern, fallen weg. Ebenso die großen Mengen an sog. Sättigungsbeilagen wie Nudeln, Brot und andere Getreideprodukte. Diese liefern nämlich deutlich weniger Vitamine und Mineralien als angenommen. Darauf und auf empfehlenswerte Lebensmittel für die ketogene Ernährung wird in Kapitel 9 noch genauer eingegangen.

Die optimierte Keto-Diät ist also alles andere als eine Mangelernährung. Mit etwas Geschick kann man sich gut schmeckende und nahrhafte Mahlzeiten zusammenstellen, die alles liefern, was der Körper braucht. Im Rezeptteil dieses Buches (Kapitel 11) werden dafür gute Beispiele angeführt.

*

2. Die Optimierung der Keto-Diät

Nach der kurzen Einführung in die optimierte ketogene Ernährung wollen wir genauer auf die Keto-Adaption und ihre Folgen eingehen. Es handelt sich dabei nämlich nicht nur um die lästige Umstellung von Kohlenhydrat- auf Fettverbrennung. Es kommt vielmehr zu weiteren, gravierenden Umstellungen im Stoffwechsel, deren Bedeutung erst in den letzten Jahren verstanden worden ist. Der Energiestoffwechsel erfährt bei der ketogenen Ernährung weitere wichtige Veränderungen und die Funktion des Immunsystems wird deutlich gesteigert. Doch vor allem die hormonelle Situation im Körper wird komplett umgestellt, weit über die Veränderungen bei Insulin und Glucagon hinaus. Im Licht dieser neuen Erkenntnisse kommen die Grundpfeiler der „normalen", sprich kohlenhydratbetonten Sporternährung, beträchtlich unter Druck, denn die optimierte Keto-Diät erweist sich in vielen Punkten als überlegen.

2.1 Wie kommt es zur Keto-Adaption? Insulin neu betrachtet.

Wir wissen bereits, dass der Verzehr von Kohlenhydraten zu einem Insulinausstoß führt. Doch das geschieht nicht nur bei den Kohlenhydraten: Der Körper stößt immer Insulin aus, wenn wir etwas essen. Protein und Fett in einer Mahlzeit erfordern aber deutlich weniger Insulin als Kohlenhydrate. Die Tab. 3 auf der folgenden Seite zeigt den Verlauf des Insulin und Glucagonspiegels nach einer proteinreichen, aber kohlenhydratarmen und nach einer kohlenhydratreichen Mahlzeit. Nach der kohlenhydratarmen Proteinmahlzeit („High Protein Meal") kommt es nur zu einem geringen Insulinausstoß, dafür steigt das Glucagon sofort an. Das führt dazu, dass jetzt Fettsäuren aus den Fettzellen freigesetzt werden. Diese Fettsäuren werden z.T. direkt zur Energieerzeugung genutzt. Ein anderer Teil wird aufgespalten und es entstehen Ketone, die den Blutzucker als Energielieferant weitgehend ersetzen.

Bei der kohlenhydratreichen Mahlzeit („High Carb Meal") verhält es sich umgekehrt: Der Insulinspiegel steigt stark an und das Glucagon sinkt ab. Das liegt daran, dass die Kohlenhydrate aus der Mahlzeit zu einem schnellen Anstieg des Blutzuckerspiegels führen. Der Körper toleriert aber nur einen Blutzuckerspiegel innerhalb enger Grenzen: Alles, was darüber hinausgeht, wird aus dem Blut entfernt. Deshalb wird jetzt viel Insulin benötigt, um die überschüssige Glucose abzutransportieren und einzulagern.

Das geschieht, indem die Glucose in Form von Glycogen, das sind viele verbundene Glucose-Moleküle, entweder in der Leber oder in den Muskeln eingelagert wird; Überschüsse werden in den Fettzellen gespeichert. Doch die Leber kann nur wenig Glucose speichern, beim Erwachsenen sind es nur bis zu 100 g. Die Menge an Glucose, die dort Aufnahme findet, hängt vom Lebergewicht ab, das vom Körpergewicht bestimmt wird. Eine kleine Person hat kleinere Leberspeicher als eine große.

Der zweite Kohlenhydratspeicher befindet sich in den Muskeln. Dieser fällt mit bis zu 400 g schon größer aus, ist aber ebenfalls von Mensch zu Mensch unterschiedlich bemessen: Eine zarte Frau speichert deutlich weniger Glycogen in den Muskeln als ein gut trainierter Kraftsportler.

Tab. 3 Glucose, Insulin und Glucagon nach einer kohlenhydratreichen und einer proteinreichen Mahlzeit [a]

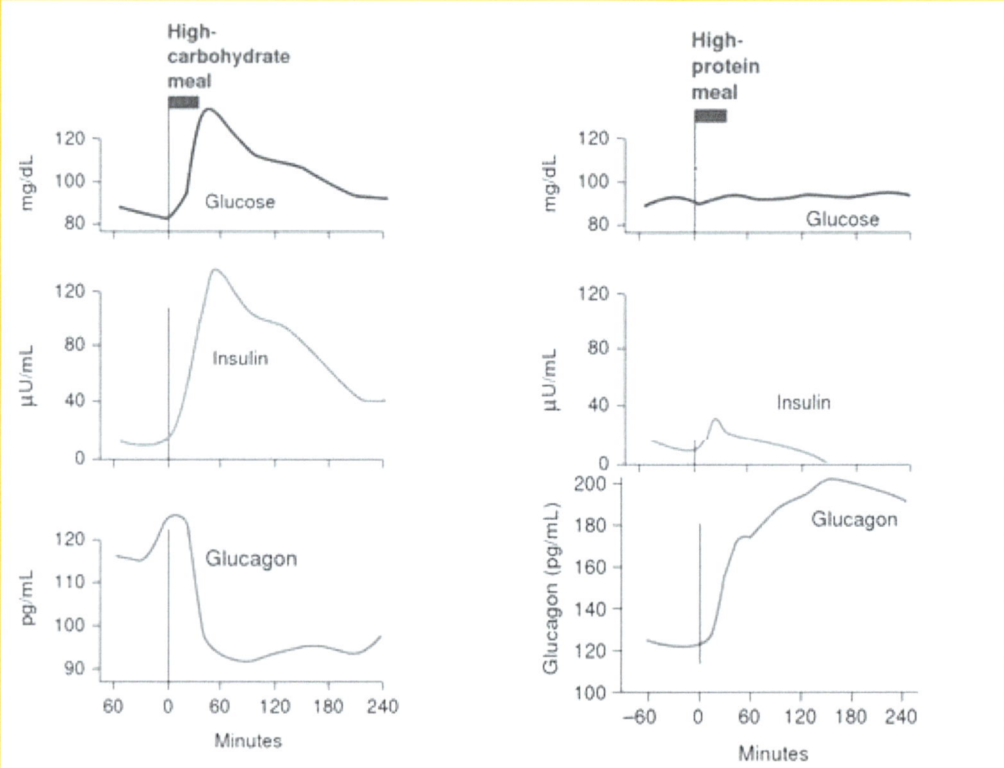

Wenn eine kohlenhydratreiche Mahlzeit (links) mit einer kohlenhydratarmen (hier dargestellt am Beispiel einer proteinreichen Mahlzeit, rechts) verglichen wird, zeigen sich bedeutende Unterschiede: Bei der kohlenhydratreichen Mahlzeit steigt die Glucose im Blut stark an; gefolgt vom Insulin, das den Blutzucker wieder absenken muss. Gleichzeitig fällt das Glucagon sofort ab; damit ist die Fettverbrennung „ausgeschaltet".

Bei einer kohlenhydratarmen, proteinreichen Mahlzeit dagegen steigt die Glucose nicht an und für Protein muss nur wenig Insulin ausgeschüttet werden. Das erlaubt einen starken Anstieg des Glucagons, was trotz einer gerade verzehrten Mahlzeit die Fettverbrennung einleitet. Beim Verzehr von Protein und Fett verhält es sich ähnlich; auch dabei fällt der Insulinanstieg deutlich geringer aus, als beim Verzehr von Kohlenhydraten.

Manche Proteine erhöhen das Insulin aber beträchtlich stärker (sogar mehr als Weißbrot) als andere. Deshalb eignen sich nicht alle Proteine für die optimierte Keto-Diät (siehe dazu in den Abschnitten 2.4, 2.7 und 9.7.12).

a Grafiken entnommen Kendall, M: The blood glucose, glucagon and insulin response to protein. 15. Juni 2015. https://optimisingnutrition.com/2015/06/15/the-blood-glucose-glucagon-and-insulin-response-to-protein/

Die Muskeln tragen allerdings nicht zur Grundversorgung des Körpers mit Glucose bei. Ihre Glycogenvorräte dienen allein dem Arbeitsstoffwechsel. Wenn also Muskelarbeit nötig ist, wird dafür zunächst die Glucose in den Muskeln verbraucht.

Den dritten Speicher bilden die Fettzellen des Körpers. Sind Leber und Muskeln mit Glycogen gefüllt, wird die überschüssige Glucose im Blut in Fett umgewandelt und in den Fettzellen eingelagert.

Die Fettzellen verfügen über zwei Enzyme, die Fette transportieren. Diese werden durch Insulin und Glucagon gesteuert. Lipoprotein-Lipase schleust Fettsäuren in die Fettzellen ein und sorgt dafür, dass sie dort bleiben. Das andere, hormongesteuerte Lipase genannt, setzt Fettsäuren aus den Speicherzellen in das Blut frei. Insulin stimuliert die Lipoprotein-Lipase und leitet so die Fettspeicherung ein, während Glucagon mit Hilfe der hormongesteuerten Lipase die Fettsäuren aus den Fettzellen freisetzt. Bei einem hohen Insulinspiegel kann also kein Speicherfett freigesetzt werden; erst wenn der Insulinspiegel fällt, wird Glucagon aktiv und leitet die Fettverbrennung ein.

Da die Glycogenspeicher des Körpers bei einer kohlenhydratreichen Ernährung eigentlich immer gut gefüllt sind, können sie oft nur wenig Glucose aufnehmen. So kommt es, dass nur noch die Fettspeicherung übrig bleibt – es gibt keinen anderen Weg für die Glucose aus dem Blut. Sie wird bei einer kohlenhydratreichen Ernährung überwiegend in die Fettzellen transportiert. Es sei denn, sie wird sofort verbraucht.

Solche Ausnahmen sind z.B. die Situation nach dem Training bzw. körperliche Arbeit und eine kalorienreduzierte Diät. Nach dem Training oder nach einer anstrengenden Tätigkeit, wenn die großen Muskelspeicher an Glycogen stärker geleert sind, nehmen diese natürlich mehr Glucose aus dem Blut auf. Auch bei einer Diät, selbst wenn sie kohlenhydratreich ausfällt, ist der Körper aufgrund der fehlenden Kalorien gezwungen, die Glycogenspeicher stärker anzugreifen. Diese werden dann vorrangig mit der Glucose aus dem Blut wieder aufgefüllt. Doch ist in solchen Fällen die Fettspeicherung lediglich verzögert. Sind die Glycogenspeicher wieder voll, wird überschüssige Glucose sofort in die Fettzellen gelenkt, wo sie als Körperfett gespeichert wird.

Insulin unterbindet die Fettverbrennung auch auf andere Weise: Die Muskeln können neben Glucose auch Fettsäuren zur Energiegewinnung einsetzen. Dazu werden im Blut zirkulierende Triglyzeride durch Enzyme auf der Zellmembran aufgespalten. Die freigewordenen Fettsäuren werden dann durch Carnitin zu den Mitochondrien im Innern der Muskelzelle transportiert. Dort werden sie zur Energiegewinnung oxidiert und „verbraucht“. Doch Insulin hemmt das Carnitin-Transportsystem. So werden aus Fettsäuren wieder Triglyzeride gebildet, die ins Blut entlassen und den Fettzellen zur Speicherung zugeführt werden. An die Stelle der Fette tritt wieder Glucose zur Energiegewinnung. Eine Ernährung mit vielen Kohlenhydraten führt deshalb zwangsläufig zu hohen Triglyzeridwerten im Blut und die effektive Verbrennung von Fettsäuren in der Muskulatur wird unterbunden.

2.2 Der Insulinspiegel bestimmt den Fettabbau

Wir wissen jetzt, dass ein hoher Insulinspiegel die Fettverbrennung auf mehreren Wegen unterbindet. Wer Fett verbrennen will, muss deshalb den Insulinausstoß kontrollieren. Da ergibt es Sinn, den Insulinspiegel im Tagesverlauf bei normaler Ernährung und bei der optimierten Keto-Diät genauer zu betrachten.

Der Insulinspiegel fällt nach einer kohlenhydratreichen Mahlzeit im Verlauf von etwa einer Stunde erst einmal wieder ab, bis auf einen Nor-

Tab. 4 Blutzucker und Insulin bei drei kohlenhydratreichen Mahlzeiten [b]

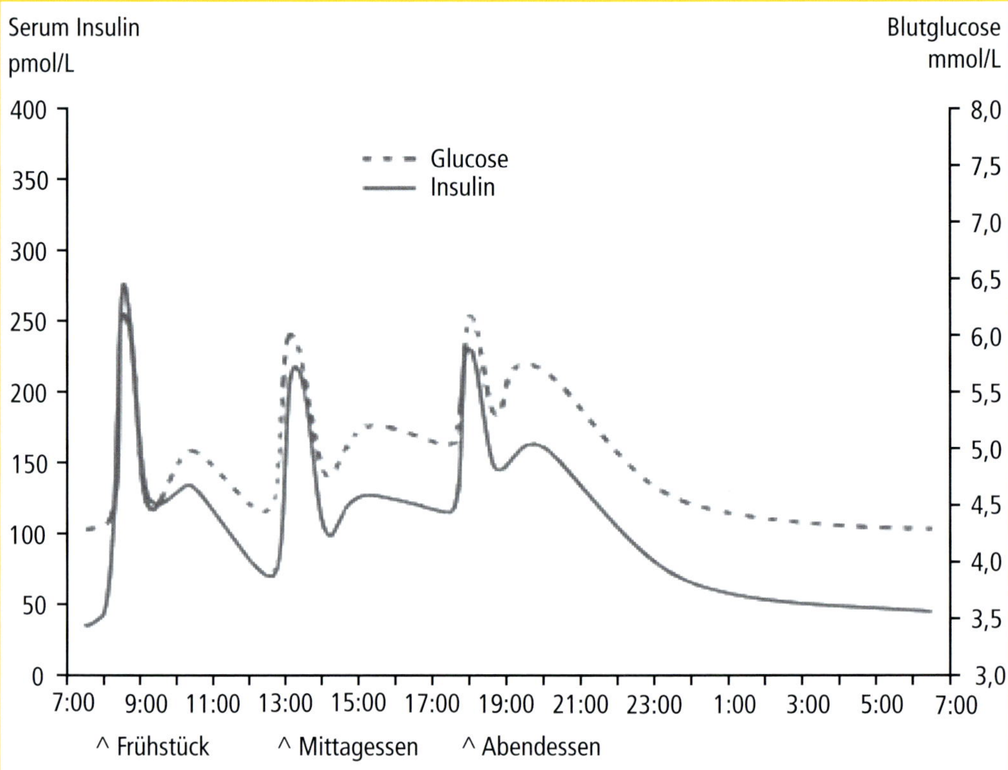

Blutglucose (gestrichelte Linie) und Insulin (durchgezogene Linie) nach drei kohlenhydratreichen Hauptmahlzeiten. Sowohl Glucose, als auch Insulin bleiben nach der zweiten und dritten Mahlzeit länger erhöht als nach der ersten. Durch mehrere kohlenhydratreiche Mahlzeiten baut sich ein „Insulinsockel" auf, der den tiefen Abfall des Insulins nach der letzten Mahlzeit verzögert. Damit wird auch Glucagon erst verspätet aktiv, um die Gluconeogenese und die effektive Fettverbrennung einzuleiten.

Was zu bedenken wäre: Hier handelt es sich noch um ein geschöntes Modell, denn wer verbringt den Tag nur mit drei Hauptmahlzeiten? Wenn man die bei vielen Leuten zur Gewohnheit gewordenen Snacks und gesüßten Getränke ebenfalls einrechnen würde, dann fiele der Insulinspiegel im Tagesverlauf eigentlich gar nicht mehr ab – mit allen sich daraus ergebenden Nachteilen.

b Grafik modifiziert, in Anlehnung an Daly, ME: Acute effects on insulin sensitivity and diurnal metabolic profiles of a high-sucrose compared with a high starch diet. In: Am J Clin Nutr. Nr. 67, 1998, S.1186-1196.

malwert. Von diesem Niveau aus geschieht der Insulinabfall langsamer, über mehrere Stunden; das ergibt dann eine Art „Insulinsockel". Doch erst wenn das Insulin wirklich auf einen tiefen Wert gefallen ist, wird das Glucagon voll aktiv und die effektive Fettverbrennung setzt ein.

Bei regelmäßigen, kohlenhydratreichen Mahlzeiten, über den Tag verteilt, kann die Fettverbrennung über das Glucagon kaum wirksam werden. Denn mit jeder neuen Mahlzeit wird der Insulinspiegel erst einmal wieder hochgetrieben und der Glucagonausstoß unterbunden. Siehe dazu auch Tab. 4, die den Insulinspiegel im Tagesverlauf zeigt. Man erkennt sehr gut, dass der Insulinspiegel bei einer kohlenhydratreichen Ernährung im Tagesverlauf nicht sehr tief abfällt. Wenn zwischen den Hauptmahlzeiten auch noch Snacks oder gesüßte Softdrinks bzw. Fruchtsäfte verzehrt werden, dann fällt das Insulin im Tagesverlauf gar nicht mehr ab! Nur in der Nacht, wenn länger keine Nahrung zugeführt wird, kommt es zu einem anhaltenden Insulinabfall und das Glucagon kann effektiver arbeiten.

Aus diesem Grund führt der weitgehende Verzicht auf Kohlenhydrate in der Nahrung auch zu einem merklichen Abbau von Körperfett. Denn weniger Kohlenhydrate in der Nahrung benötigen auch weniger Insulin zu ihrer Verstoffwechselung. Dabei wird nicht nur weniger Insulin ausgeschüttet, sondern das Insulin fällt nach einer Ausschüttung auch schneller wieder ab. So kommt es zu einem höheren, länger dauernden Anstieg von Glucagon und damit zu einer deutlich effektiveren Fettverbrennung.

2.3 Ketogene Diät bedeutet nicht völligen Verzicht auf Kohlenhydrate

Bei einer ketogenen Ernährung werden die Kohlenhydrate streng reduziert, so dass sie kaum noch zu einer Insulinerhöhung führen können. Allerdings ergibt es wenig Sinn, sie ganz aus der Ernährung zu streichen. Einerseits ist das fast nicht möglich und es schränkt die Lebensmittelauswahl stark ein. Andererseits lässt sich die Gluconeogenese niemals ganz abschalten, denn einige Organe brauchen ja Glucose, um zu funktionieren. Deshalb erbringt die Gluconeogenese aus Glyzerin zwischen 40-50 g Glucose pro Tag.

Die Gluconeogenese aus Protein, d.h. durch die Glucoseproduktion aus Aminosäuren des Muskeleiweißes, bewegt sich im ketogenen Stoffwechsel nur noch auf niedrigstem Niveau.

Ein dritter Weg ist die Gluconeogenese aus Milchsäure (Laktat), die als Abbauprodukt bei der Muskelarbeit anfällt. So werden zu Beginn der ketogenen Ernährung bis zu 70 g Glucose am Tag gewonnen. Mit zunehmender Gewöhnung des Organismus an die Ketose fällt die Menge der Glucoseerzeugung auf diesem Weg aber wieder ab, da die Gewebe jetzt überwiegend Fettsäuren und Ketone nutzen. Insgesamt wird die Versorgung mit Glucose auf diesen Stoffwechselwegen sichergestellt, ohne dass Kohlenhydrate verzehrt werden müssen.

Deshalb darf man auch bei der optimierten Keto-Diät ruhig eine kleine Menge Kohlenhydrate zu sich nehmen. Die geringe Menge Glucose, die man über die Nahrungskohlenhydrate zuführt, muss dann nicht mehr im Körper hergestellt werden. An den ketogenen Tagen sind bis zu 50 g Kohlenhydrate erlaubt (das Problem der Refeeds wird später erörtert). Und das ist immer noch sehr wenig. Der US-Amerikaner Lyle McDonald, ein Pionier der ketogenen Ernährung, hatte bereits für 50 g Kohlenhydrate pro Tag plädiert. [11] Und der Österreicher Dr. Wolfgang Lutz, [12] einer der Verfechter der ketogenen Ernährung im deutschen Sprachraum, hatte sich schon in den 1950er Jahren für eine Obergrenze von 6 Broteinheiten ausgesprochen, also 72 g Kohlenhydrate pro Tag (eine Broteinheit entspricht 12 g Kohlenhydraten).

2.4 Proteine benötigen ebenfalls Insulin

Die Kohlenhydrate aus der Nahrung sorgen für den stärksten Anstieg des Insulins. Doch auch wenn man gar keine Kohlenhydrate verzehrt, steigt der Insulinspiegel nach jeder Mahlzeit etwas an. Das liegt daran, dass auch die Verstoffwechselung von Protein Insulin erfordert. Zwar deutlich weniger, als Kohlenhydrate, aber auch diese kleinen Insulinmengen behindern die effektive Fettverbrennung.

Dieser Umstand hatte in der Wissenschaft zunächst für einige Verwirrung gesorgt. Es war

Tab. 5 Einfluß der Nahrung auf Insulin und Glucagon [c]

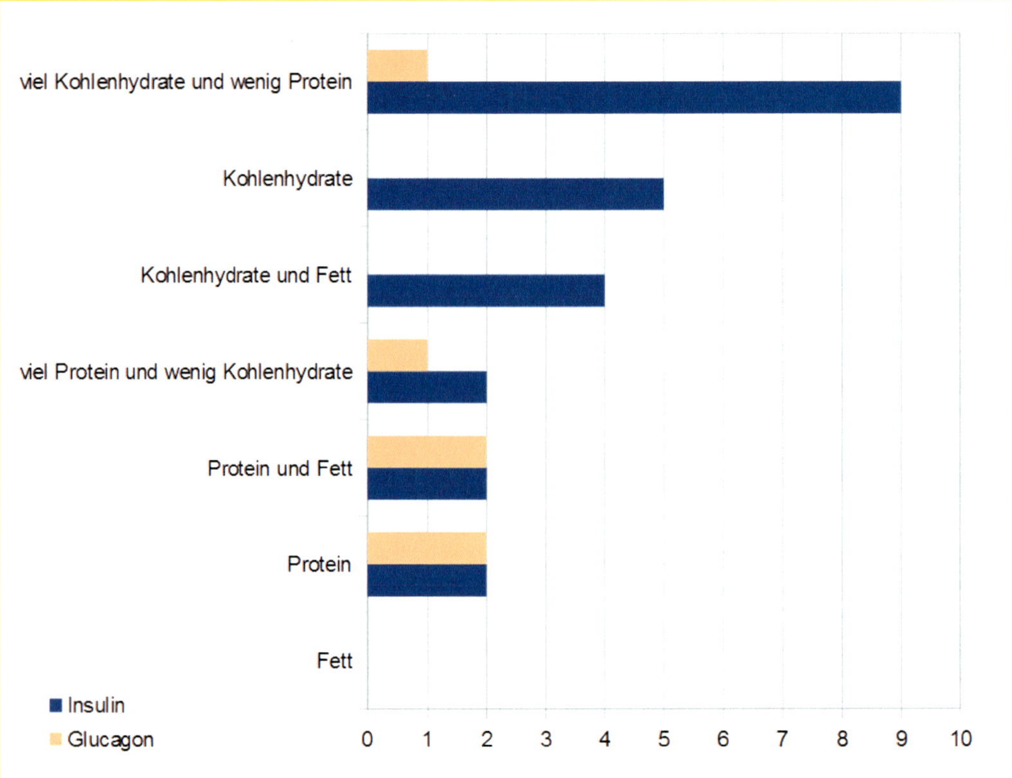

Diese Grafik zeigt schematisch den Einfluss der Makronährstoffe Kohlenhydrate, Protein und Fett auf die Hormone Insulin und Glucagon. Den höchsten Insulinausstoß erzeugen „viel Kohlenhydrate und wenig Protein", „Kohlenhydrate" allein sowie „Kohlenhydrate und Fett". Der Fettabbau wird aber bei einem hohen Insulinspiegel unterbunden, solange, bis der Insulinspiegel nach der Mahlzeit wieder abgefallen ist. Dagegen wird für „viel Protein und wenig Kohlenhydrate", „Protein und Fett" sowie „Protein" allein nur vergleichsweise wenig Insulin benötigt; für „Fett" allein beinahe nichts. Das erklärt die gute Wirkung von ketogenen Mahlzeiten auf den Fettabbau.

c Daten entnommen: Eades, RE und Eades MD: Protein Power. Bantam Books, New York 1996.

bekannt, dass der Insulinausstoß hauptsächlich durch Kohlenhydrate beeinflusst wird. Entsprechend richtete sich die Aufmerksamkeit bei der Behandlung der Zuckerkrankheit (Diabetes) auch erst einmal auf diesen Nährstoff. Das auch Protein die Insulinwerte ansteigen lässt, wurde erst später bei Verzehrstudien ermittelt. Aus denen ergab sich, dass Protein und Kohlenhydrate sowie Kohlenhydrate allein den Insulinspiegel stärker ansteigen lassen als Kohlenhydrate und Fett.

Was wir daraus entnehmen können: Ganz ohne Insulin geht es nicht. Doch das ist auch gar nicht nötig. Bei der optimierten Keto-Diät nutzt man das Insulin nur für die wirklich wichtigen Funktionen, die es im Körper hat. Das „Abräumen“ von überschüssiger Glucose aus dem Blut wird dagegen durch weitgehenden Kohlenhydratverzicht unnötig. Und damit wird nicht nur die Speicherung von Körperfett unterbunden – auch die Verbrennung von überschüssigem Körperfett kann so effektiv angekurbelt werden.

2.5 Kontrolle der Fettverbrennung über den Insulinspiegel im Tagesverlauf

Mit diesem Wissen wird es möglich, den Fettabbau bei der optimierten Keto-Diät effektiv zu steuern. Wir wissen jetzt, dass der Insulinspiegel mit jeder neuen Mahlzeit, auch wenn sie keine Kohlenhydrate enthält, wieder leicht ansteigt. Natürlich ist das Glucagon in diesem Fall nicht ausgeschaltet, aber die Ketose ist zumindest eingeschränkt. Solange, bis das Insulin wieder tief abgefallen ist, läuft der Fettabbau nicht mehr hocheffektiv.

Auf das Essen können wir natürlich nicht verzichten. Doch das Problem lässt sich lösen, wenn man weniger Mahlzeiten pro Tag verzehrt. Das bedeutet zunächst, bei der optimierten Keto-Diät auf Zwischenmahlzeiten (Snacks) zu verzichten. Damit beschränkt sich der leichte Insulinanstieg allein auf die Zeit nach den Hauptmahlzeiten. Eine weitere Möglichkeit, das Insulin tief zu halten wäre dann, die Mahlzeiten des Tages in einem kürzeren Zeitfenster einzunehmen. Das führt bereits im Tagesverlauf zu einem sehr tiefen Blutzucker- und Insulinspiegel.

Die Tab. 6 auf der folgenden Seite zeigt den Insulinverlauf über den Tag bei drei ketogenen Mahlzeiten. Ein Blick auf die Skala links zeigt, wie tief das Insulin im Tagesverlauf bei einer Keto-Ernährung mit nur wenigen Mahlzeiten fallen kann: In der Spitze kommt es zu Werten, die nur etwa halb so hoch liegen, wie bei einer kohlenhydratreichen Ernährung. Und weil das Insulin nicht so stark steigt, fällt auch der „Insulinsockel“ deutlich geringer aus. Nicht nur zwischen den Mahlzeiten wird so bereits mehr Fett abgebaut. Nach der letzten Mahlzeit fällt das Insulin auch viel schneller auf ein sehr tiefes Niveau – das sind die besten Bedingungen für einen optimalen Fettabbau!

Mit dem Verzehr der Mahlzeiten in einem kürzeren Zeitfenster sind wir beim Intervallfasten (IF) angekommen. Das ist ein Konzept, das durch den Amerikaner Ari Hofmekler [13] und seiner „Warrior Diet“ (Krieger-Diät) in die Kraftsporternährung eingeführt wurde. Der Schwede Martin Berkhan und andere haben später weitere IF-Modelle entwickelt. Dabei stand allerdings eine Kohlenhydratbeschränkung nicht im Vordergrund, sondern allein der Fettverlust, bzw. die Verhinderung des Aufbaus von neuem Körperfett durch das Kurzzeit-Fasten. Bei diesen traditionellen IF-Modellen kommt es natürlich ebenfalls zu einer verstärkten Ketose, allein durch die Länge der Fastenphase. Doch mit einer Keto-Diät *und* Intervallfasten lassen sich noch einmal deutlich bessere Ergebnisse erzielen. Dazu kommt, dass der Einstieg in das Intervallfasten nach erfolgter Keto-Adaption viel leichter fällt!

Man könnte jetzt meinen, wer körperlich nicht gefordert ist, der kann sich so etwas erlauben. Aber Fasten und Kraftsport? Doch das ist

Tab. 6 Insulinspiegel beim Intervallfasten mit ketogenen Mahlzeiten

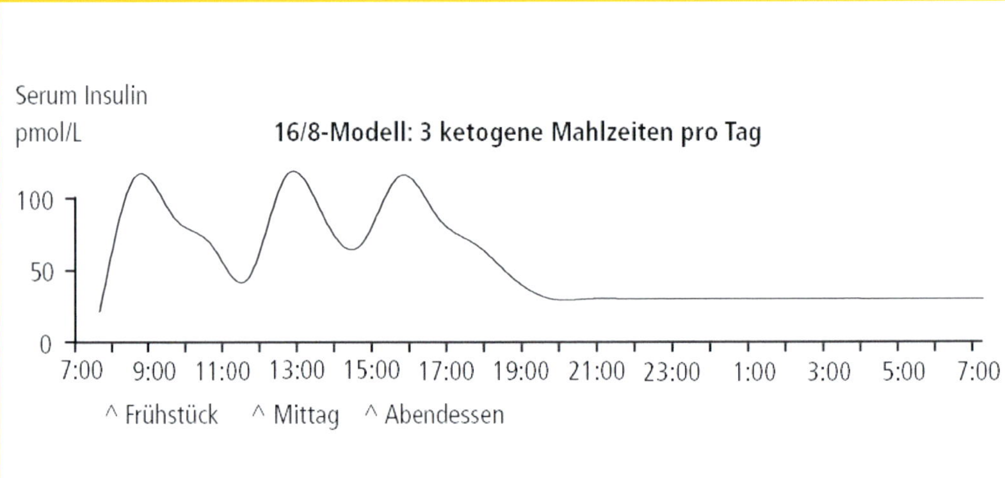

Wie stark lässt sich der Insulinspiegel durch Kohlenhydratverzicht senken? Welche Insulinspiegel kann man bei der optimierten Keto-Diät erwarten? Untersuchungen dazu sind vor allem mit Übergewichtigen und Diabeteskranken durchgeführt worden. Deren Ergebnisse sind eigentlich nur eingeschränkt auf gesunde Sportler zu übertragen. Bei einer Studie [d] mit Übergewichtigen fiel das Insulin nach vier und acht Wochen um ein Viertel, nach 12 Wochen um ein Drittel ab. Eine weitere Studie [e] mit Übergewichtigen ergab einen Insulinabfall nach 12 Wochen um die Hälfte.

Zwei Studien mit Sportlern führten aber zu ähnlichen Ergebnissen: Eine Untersuchung an Radfahrern [f] ergab, dass der Insulinspiegel bei keto-adaptierten Athleten in Ruhe nur halb so hoch ausfiel, wie bei der mit Kohlenhydraten ernährten Vergleichsgruppe. Eine weitere [g] kam zu dem Ergebnis, dass nach vier Wochen ein Insulinabfall um die Hälfte bei den keto-adaptierten Athleten eintrat, die Omega-3-Supplements erhalten hatten. Die Vergleichsgruppe, keto-adaptierte Sportler ohne eine Omega-3-Zufuhr, verzeichneten einen Insulinabfall um ein Viertel. Das unterstreicht die Bedeutung einer guten Versorgung mit Omega-3-Fettsäuren. Statt Supplementen ist allerdings eine Zufuhr über Kaltwasser-Fisch und Fleisch von grasgefütterten Tieren vorzuziehen (mehr dazu im Abschnitt 9.8.1).

Wenn wir diese Ergebnisse mit den Verzehrstudien zum Food Insulin Index (siehe dazu im Abschnitt 2.9) zusammenbringen, ergibt sich ein nur etwa halb so hoher Insulinanstieg wie bei einer kohlenhydratreichen Ernährung. Der Nüchtern-Insulinspiegel fällt nach erfolgter Keto-Adaption ebenfalls auf halb so hohe Werte wie beim mit Kohlenhydraten Ernährten. Durch zusätzliches Intervallfasten lässt sich das Insulin vermutlich noch etwas stärker absenken, siehe die Grafik oben, welche den Insulinspiegel in der optimierten Keto-Diät im Tagesverlauf bei drei Mahlzeiten zeigt.

d Noakes M et al: Comparison of isocaloric very low carbohydrate/high saturated fat and high carbohydrate /low saturated fat diets on body composition and cardiovascular risk. Nutrition & Metabolism 3.1 (2006): 7.

e Volek, J et al. Carbohydrate restriction has a more favorable impact on the metabolic syndrome than a low fat diet. Lipids 44.4 (2009): 297-309.

f Zajac, A et al: The effects of a ketogenic diet on exercise metabolism and physical performance in off-road cyclists. Nutrients 6.7 (2014): 2493-2508.

g Paoli, A et al: Effects of n-3 Polyunsaturated Fatty Acids Supplementation on Some Cardiovascular Risk Factors with a Ketogenic Mediterranean Diet. Marine Drugs 13.2 (2015): 996-1009.

nicht so abwegig, wie es klingt, sondern die logische Steigerung einer echten, optimierten Keto-Diät. Das Problem beim Intervallfasten ist vordringlich nicht der Nahrungsentzug, sondern der damit verbundene, sehr tiefe Blutzuckerspiegel. Wer daran nicht gewöhnt ist, dem fällt es zunächst schwer, das Fasten zu ertragen. Wie zuvor schon angesprochen, fehlt dem an Kohlenhydrate gewöhnten Menschen nicht nur der Zucker als Stimulus für das Gehirn. Er verbindet einen niedrigen Blutzuckerspiegel auch mit Hunger. Das macht verständlich, warum selbst das kurzfristige Fasten häufig als große Einschränkung empfunden wird.

Tab. 7 Intervallfasten: Modelle

Die Länge des Fastenfensters in Stunden wird immer zuerst angegeben; die zweite Zahl zeigt die Länge des Essensfensters. „12/12" bedeutet also: 12 Stunden Fasten und 12 Stunden Essen.

12/12 14/10	einfache IF-Modelle, gut geeignet zum Einstieg oder zur Erhaltung eines niedrigen Körperfettanteils
16/8	das Standardmodell, von den strengeren IF-Varianten am besten durchzuhalten und in den Tagesablauf zu integrieren; erlaubt bis zu 3 volle Mahlzeiten.
18/6	leichte Vorteile hinsichtlich des Fettabbaus, 2-3 Mahlzeiten pro Tag
20/4	noch besser für den Fettabbau, im kurzen Essensfenster nur noch 1 oder 2 Mahlzeiten.
24/0	ein voller Fastentag, gefolgt von nur noch einer großen Mahlzeit. Die Unterschiede zum vorhergehenden IF-Modell hinsichtlich des Fettabbaus werden jetzt kleiner und das Durchhalten wird zunehmend schwieriger.

Für den Kraftsportler sind längere Fastenfenster als 24 Stunden im Sinne eines bestmöglichen Muskelerhalts abzulehnen. Doch können ohne weiteres strenge und weniger strenge Varianten kombiniert werden, siehe dazu Tab. 8.

Wenn man aber bereits auf die Ketose eingestellt ist, dann hat man die Anpassung an das Fasten schon hinter sich! Tatsächlich fällt es nach erfolgter Keto-Adaption nicht schwer, mit einem längeren Nahrungsentzug zurechtzukommen. Die „Entwöhnung" von Kohlenhydraten ist bereits geschehen und der niedrige Blutzuckerspiegel löst keinen Hunger mehr aus. Darüber hinaus wird beim Intervallfasten regelmäßig und ausreichend gegessen – so wird der Körper weiterhin mit allen Nährstoffen versorgt. Lediglich die Zeitspanne des Nahrungsverzichts nach der letzten Mahlzeit des Tages wird ausgedehnt. Das geschieht, indem der Tag in Fasten- und Essensfenster eingeteilt wird.

Der erste Schritt zur Einbindung des Intervallfastens in die optimierte Keto-Diät (siehe dazu Tab. 7) wäre die Einteilung in 12/12: 12 Stunden Fasten und 12 Stunden, in denen drei Mahlzeiten verzehrt werden. Oder, etwas strenger, in 14/10: 14 Stunden Fasten und 10 Stunden, in denen drei Mahlzeiten zugeführt werden. Dabei muss es zu keiner Kalorienbeschränkung kommen. Man isst in den Essensfenstern alles, was für den Tag vorgesehen ist. So profitiert man bereits von den niedrigen Insulinwerten und dem guten Fettabbau, die sich aus dem Verzicht auf Kohlenhydrate ergeben.

Doch nach der letzten Mahlzeit kommt es zu einem sehr tiefen Insulinabfall, der bis zum Frühstück am nächsten Tag anhält. In dieser Zeit läuft nicht nur die Ketose und damit der Fettabbau hocheffizient. Durch den sehr niedrigen Blutzuckerspiegel kann auch das Wachstumshormon stark ansteigen. So wird der Fettabbau weiter angekurbelt – soweit, dass man tatsächlich von einem „Turbolader" für den Fettabbau sprechen kann!

Das Intervallfasten ist eine starke Waffe im Kampf gegen unerwünschtes Körperfett. Eine ketogene Ernährung wie die anabole Diät bzw. eine Low-Carb-Diät kann hinsichtlich des Fettverlusts etwa das bewirken, was ein strengeres Intervallfasten (20/4- oder 24/0-Modell) schon ohne Kohlenhydratbeschränkung leisten kann. Ganz einfach deshalb, weil die Ketose beim strengen Intervallfasten länger ausfällt. Eine Keto-Diät, kombiniert mit Intervallfasten, ist aber noch einmal deutlich effektiver. Hier wird das Beste aus beiden Ansätzen vereint: Essens- *und* Fastenfenster werden optimal für die Ketose genutzt. So ist es möglich, nach erfolgter Keto-Adaption und bereits sehr gutem Fettverlust durch „Zuschalten" des Intervallfastens innerhalb kurzer Zeit noch einmal etliche Kilogramm Körperfett abzubauen – ohne Muskelverlust!

Das Intervallfasten nach dem 12/12-Modell ist zunächst den Leuten zu empfehlen, die bisher noch keine Keto-Diät durchgeführt haben. Nach 14 Tagen ketogener Ernährung dürfte die Gewöhnung an den Kohlenhydratverzicht weitgehend gelungen sein. Dann sollte zunächst dieses sehr moderate IF-Modell dazugenommen werden, was den Fettabbau weiter beschleunigt. Wer sich gut dabei fühlt, kann auch schnell zu den strengeren Modellen übergehen.

Weitere Steigerungsmöglichkeiten wären der Schritt zu 14/10 oder gar 16/8: 16 Stunden Fasten und 8 Stunden, in denen drei Hauptmahlzeiten verzehrt werden. Oder 20/4: 20 Stunden Fasten und 4 Stunden, in denen immer noch zwei oder nur eine größere Hauptmahlzeit eingenommen wird. Eine weitere IF-Möglichkeit: Man fastet ein bzw. mehrmals pro Woche für 24 Stunden (24/0-Modell), verzichtet also jeweils einen ganzen Tag auf Nahrung.

Dabei können alle diese IF-Modelle nach Belieben gestaltet oder gar miteinander kombiniert werden. Man kann 5 Tage pro Woche das 16/8-Modell anwenden und zwei Tage essen, wann man Lust dazu hat. Oder drei Tage pro Woche das 20/4-Modell und an den anderen vier Tagen ohne Zeitbeschränkung essen. Ebenso ist es möglich, an einem Tag in der Woche das

Tab. 8 Intervallfasten: Kombinierte Modelle

Man muss nicht unbedingt ein IF-Modell auswählen und zwingend dabei bleiben. Die unterschiedlichen Modelle können problemlos kombiniert werden. Das soll an einigen Beipielen verdeutlicht werden. Die Ketose steigert sich mit zunehmender Länge und mit zunehmender Anzahl der Fastenfenster.

Optimierte Keto-Diät mit 3 Mahlzeiten pro Tag. Stärkster und längster Insulinabfall nach der letzten Mahlzeit am Abend bis zum Frühstück am nächsten Morgen. Länge des Essensfensters nicht eingeschränkt, also kein Intervallfasten eingesetzt.

3 Tage wie oben und 2 Tage 16/8-Modell: Das führt an den Tagen mit 16/8 zu einem längeren Fastenfenster und einer gesteigerten Fettverbrennung.

4 Tage 16/8 und 1 Tag 24/0. Hier wird am fünften Tag komplett gefastet, bis zum Frühstück am 6. Tag.

4 Tage 16/8 und 3 Tage 20/4. Weniger streng als zuvor, weil kein ganzer Tag mit Nahrungsverzicht anfällt, aber durch die längeren Fastenfenster auf Wochensicht noch etwas effektiver.

Am Wochenende ist bei den vorgenannten Modellen eine andere Mahlzeitenplanung und ein Refeed vorgesehen. Ein Refeed ist aber nicht zwingend nötig, schließlich werden ja, zumindest bei den weniger strengen IF-Modellen, noch mehrere Mahlzeiten pro Tag eingenommen. Wer den Fettabbau längerfristig anlegt, der sollte aber auf einen moderaten Refeed pro Woche zurückgreifen, das erleichtert das Durchhalten ungemein (mehr dazu im Abschnitt 9.6.2).

20/4-Modell einzusetzen und einen ganzen Fastentag (24/0) einige Tage später (siehe dazu auch Tab. 8).

Die Effektivität dieser frei gestalteten IF-Modelle für den Fettabbau lässt sich anhand der Auswirkungen auf den Insulinspiegel abschätzen: Je länger die tiefen ketogenen Phasen, also die Fastenfenster dauern, desto größer ist die Wirkung auf den Fettabbau. Natürlich wird der Abbau von Körperfett auch durch weitere Fak-

Tab. 9 Berechnung des Fettabbaus anhand der Länge der Fastenfenster

IF-Kombi-Modell	Fastenfenster in Stunden pro Woche	Wirkung auf den Fettabbau
2 Tage 16/8	32	
5 Tage 14/10	70	
4 Tage 16/8 + 1 Tag 24/0	88	
6 Tage 16/8	96	
6 Tage 20/4	120	
4 Tage 16/8 + 3 Tage 20/4	124	

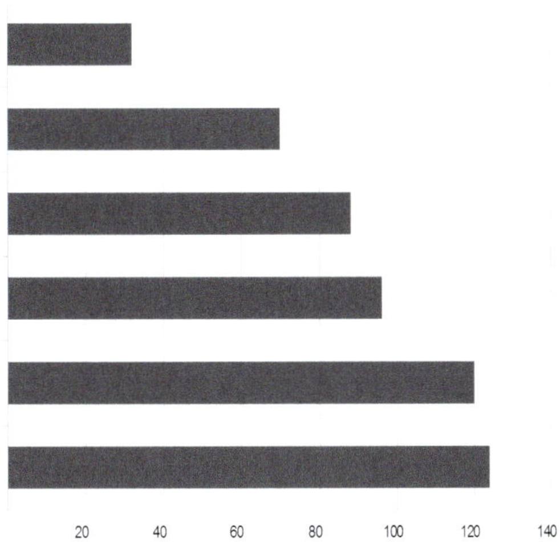

Die Wirkung des Intervallfastens auf den Fettabbau lässt sich einfach berechnen. Dafür werden über eine Woche die Fastenfenster in Stunden zusammengezählt.

Wir wissen bereits, dass nach der letzten Keto-Mahlzeit das Insulin nur wenig ansteigt und auch sehr schnell wieder auf Tiefstwerte fällt. Deshalb werden die Fastenfenster bei der optimierten Keto-Diät viel effektiver für den Fettabbau genutzt als bei einer kohlenhydratreichen Ernährung. Der Anwender kann mittels der Berechnung der Fastenfenster auf Wochensicht ziemlich genau abschätzen, wie stark die fettabbauende Wirkung eigener IF-Modelle ausfallen wird.

Wichtig dabei: Eine Kalorienbeschränkung ist für die Kombination von Keto-Diät und Intervallfasten nicht erforderlich. Damit ist das Risiko, Muskelmasse zu verlieren, sehr gering – vorausgesetzt, es wird weiter regelmäßig trainiert.

Bei strengeren Modellen wie zwei ganzen Fastentagen pro Woche ist ein Muskelabbau aber nicht mehr auszuschließen, weil die so eingesparten Kalorien in den Folgetagen vermutlich nicht wieder zugeführt werden können. Deshalb kommen sehr strenge IF-Modelle für den Kraftsportler nur in Frage, wenn kurzfristig ein kompromissloser Fettabbau im Vordergrund steht, z.B. in den letzten Tagen vor einem Wettkampf.

toren beeinflusst, wie z.B. die Nahrungsmenge oder die körperliche Aktivität. Doch in der Praxis hat es sich bewährt, die Wirkung des Intervallfastens anhand der Methode abzuschätzen, die in Tab. 9 aufgeführt ist.

Wer schon einmal die Anabole Diät oder eine andere Keto-Diät durchgeführt hat, vielleicht sogar mehrmals, der bringt andere Voraussetzungen mit als der Anfänger. Er wird sich in die optimierte Keto-Diät leicht einfinden, hat er die Umstellung auf die Ketose doch bereits einmal oder vielleicht gar mehrfach hinter sich gebracht. Daher kann dem Erfahrenen empfohlen werden, nach einer Einführungswoche mit der ketogenen Ernährung gleich zum Intervallfasten nach dem 16/8-Modell überzugehen.

Ich selbst nutze seit zwei Jahren eine ketogene Kost, wie in diesem Buch vorgestellt, in Verbindung mit dem 16/8-Modell an sechs Wochentagen, nur an einem Tag in der Woche weiche ich von diesem Schema ab. Man gewöhnt sich sehr schnell daran und schon nach kurzer Zeit bereitet das längere Fastenfenster keine Probleme mehr. Dann kommt es nur noch selten zu kurz dauernden Hungergefühlen, die man schon mit einem Schluck Wasser unterbinden kann.

Dabei begeistert es mich immer wieder, wie problemlos man vom 16/8-Modell auf ein oder zwei Wochen mit dem 20/4-Modell umsteigen kann, um die Fettverbrennung zu steigern: Der Körper verlangt zwar in den ersten Tagen seine Mahlzeiten nach dem gewohnten Schema. Da die letzte Mahlzeit „fehlt", meldet sich der Hunger kurz, wenn die Uhrzeit für die dritte Mahlzeit im zuvor angewendeten 16/8-Modell erreicht wird. Doch nur vorübergehend und lange nicht in der Intensität, wie es bei einer herkömmlichen, kalorienreduzierten aber kohlenhydratreichen Diät der Fall ist. Denn der an die Ketose gewöhnte Organismus greift bereitwillig auf die Körperfettreserven zurück, wenn er keine weitere Nahrung erhält und das Hungergefühl verschwindet schnell.

Beim 20/4-Modell ist es noch möglich, ohne Kalorienbeschränkung auszukommen, obwohl es schon nicht mehr so einfach ist, die gesamte Nahrungsmenge für den Tag in zwei oder nur einer Mahlzeit zu verzehren. Doch wer mehr als zwei volle Fastentage (24/0) pro Woche einführt, der landet zwangsläufig bei einer deutlichen Unterversorgung mit Kalorien, also bei einer echten „Diät". Ein Muskelverlust ist mit zwei oder mehr Fastentagen pro Woche nicht mehr auszuschließen, denn die fehlenden Kalorien können an den anderen Tagen wohl kaum noch ausgeglichen werden. Daher empfiehlt sich diese Vorgehensweise für solche Fälle, in denen kurzfristig sehr schnell Körperfett abgebaut werden muss. Entweder bei starkem Übergewicht oder in den letzten Tagen und Wochen vor einem Wettkampf im Bodybuilding oder Kraft- und Kampfsport.

Bei den mittelschweren IF-Modellen wie 16/8 und 20/4 kann ein Muskelverlust dagegen ausgeschlossen werden. Das haben aktuelle wissenschaftliche Untersuchungen ergeben. Eine Studie aus Italien [14] ist besonders aussagekräftig, da die Auswahl der Probanden sehr gewissenhaft vorgenommen wurde. Es wurden 34 erfahrene männliche Bodybuilder ausgewählt, die bereits seit 5 Jahren trainierten, davon mindestens drei Jahre nach einem Split-System. Sie mussten darüber hinaus nachweisen, niemals in ihrem Leben Steroide eingenommen zu haben. Damit sind die Ergebnisse ohne Einschränkungen auch auf Natural Bodybuilder übertragbar.

Die Teilnehmer der Studie wurden in zwei Gruppen aufgeteilt und erhielten eine isokalorische, also gewichtserhaltende, Ernährung. Bei weitgehend gleicher Kalorienzahl (im Durchschnitt 2.800 kcal. pro Tag) und Makronährstoffverteilung (ca. 53 % Kohlenhydrate, 25 % Fett und 22 % Protein) absolvierten beiden Gruppen das gleiche, dreimalige Krafttraining pro Woche. Dabei nahm die eine Gruppe ihre drei Mahlzeiten pro Tag in einem 12-Stunden-

Fenster ein (die erste um 8:00 Uhr morgens und die letzte um 20:00 Uhr abends) und die andere ihre drei Mahlzeiten in einem 8-Stunden-Fenster (die erste um 13:00 Uhr und die letzte um 20:00 Uhr): Es wurde also Intervallfasten nach dem 16/8-Modell angewandt.

Nach acht Wochen wurden die Ergebnisse ermittelt. Die fettfreie Körpermasse war bei beiden Gruppen gleich geblieben, es wurde also keine Muskelmasse abgebaut. Die Kontrollgruppe mit dem 12/12-Modell hatte 2,8 % Körperfett verloren, doch die 16/8-Gruppe hatte 16,4 % Körperfett abgebaut – beinahe die 6-fache Fettmenge! Dieses gute Ergebnis wurde allein dadurch erzielt, dass das Fastenfenster um vier Stunden ausgedehnt wurde! Dabei hatten beide Gruppen an Kraft gewonnen, was anhand der Leistung im Beinpressen festgestellt wurde. Die

Tab. 10 Kritik am Intervallfasten im Sport

Das Intervallfasten stösst nicht bei allen Vertretern der ketogenen Ernährung auf Zustimmung. Die amerikanischen Wissenschaftler Stephen Phinney und Jeff Volek zählen zu den Pionieren der Keto-Kost im Sport; sie forschen bereits seit Jahrzehnten zu diesem Thema. Ihre Hauptargumente gegen das Intervallfasten sind eine mögliche Verlangsamung des Stoffwechsels, zu hohe Proteinverluste aus Muskeln und Organen und eine nachlassende sportliche Leistungsfähigkeit. [h] Dazu ist anzumerken, dass sich die Kritik der beiden US-Wissenschaftler vor allem auf die sehr strengen Ausgestaltungen des Intervallfastens konzentriert.

Zwei oder mehr echte Fastentage (24/0) pro Woche sind beim Kraftsportler aber nur angebracht, wenn ein höchst effektiver Fettabbau in kürzester Zeit gewünscht ist, wie etwa kurz vor einem Wettkampf. Der Ausdauersportler mit seinem geringen Körperfettanteil wird sich dagegen kaum dafür entscheiden. Bei seinem hohen Kalorienverbrauch wird er vermutlich eher Mühe haben, genug zu essen.

Für die mittelstrengen Varianten des Intervallfastens, wie beim 16/8- und 20/4-Modell, können Muskelverluste (und damit auch Proteinverluste aus den Organen) ausgeschlossen werden, wie die Studien von Moro et al [14] und Tinsley et al [15] ergeben haben. Eine Stoffwechsel-Verlangsamung kann bei diesen IF-Modellen ebenfalls ausgeschlossen werden, denn sonst hätte sich bei den vorgenannten Studien nicht so ein markanter Fettabbau ergeben.

Ein wichtiger Aspekt dabei ist aber das regelmäßige Training, was dem Körper vermittelt, dass die Muskulatur „gebraucht" wird. Ein Weiteres leistet eine gute Ernährung im Essensfenster mit ausreichend hochwertigem Protein und Kalorien, die dem Körper eben keinen Mangel signalisiert. Damit entspricht das Intervallfasten in Kombination mit der optimierten Keto-Diät den Essgewohnheiten von Jäger- und Sammlervölkern, die sich nicht den ganzen Tag lang mit Essen vollstopfen. Statt dessen werden nur wenige größere oder gar nur eine sehr große Mahlzeit am Tag verzehrt. Und diese Völker erfreuen sich einer ausgezeichneten Gesundheit (siehe dazu in Kapitel 7).

So kommt es, dass die sehr strengen Modelle des Intervallfastens bzw. echtes Fasten über eine Woche oder länger vor allem für stark übergewichtige oder kranke Menschen in Frage kommen. In diesen Fällen steht die Heilwirkung der Ketose im Vordergrund (siehe dazu Kapitel 6), nicht aber sportliche Höchstleistungen. Darüber hinaus muss bedacht werden, dass in den meisten Studien zum Intervallfasten eine kohlenhydratreiche Ernährung gewählt wurde. Die höheren Blutzuckerspiegel im Essensfenster erschweren aber eine optimale Keto-Adaption. Deshalb sind Proteinverluste eher denkbar, weil immer noch zuviele Aminosäuren für die Gluconeogenese eingesetzt werden.

h Phinney S, Volek J: To Fast or Not to Fast: What Are the Risks of Fasting? Published December 5, 2017. https://blog.virtahealth.com/science-of-intermittent-fasting/

Autoren der Untersuchung wiesen darauf hin, dass vorangegangene Studien zum Fasten häufig widersprüchliche Ergebnisse erbracht haben, was den Muskelverlust angeht. Doch sei das darauf zurückzuführen, dass häufig eine Kalorienbeschränkung erfolgte oder kein Krafttraining durchgeführt wurde.

Obwohl die anabolen Hormone IGF-1 und Testosteron bei der 16/8-Fastengruppe abgenommen hatten (auf die hormonellen Veränderungen gehen wir in Kapitel 3 noch genauer ein), kam es bei ihnen nicht zu einer nachteiligen Veränderung der Körperzusammensetzung oder der Muskelkraft! Auch die Blutzucker- und Insulinwerte der 16/8-Gruppe waren deutlich abgefallen, während bei der Vergleichsgruppe in dieser Hinsicht keine Veränderungen festgestellt wurden. Es bleibt also festzuhalten: Das Intervallfasten wirkt durch einen sehr guten Fettabbau, während die Muskelmasse vollständig erhalten wird.

Bei der Bewertung der Ergebnisse dieser Studie muss bedacht werden, dass einerseits eine moderate Variante des Intervallfastens eingesetzt wurde. 16 Stunden Fasten pro Tag stellen ja noch keine lange Einschränkung des Insulinhaushalts dar, verglichen mit 20, 24 oder gar 48 Stunden. Andererseits wurden mehr als die Hälfte der Kalorien pro Tag in Form von Kohlenhydraten zugeführt, was bedeutet, dass das Essensfenster nicht für die Insulinabsenkung genutzt wurde.

Zudem sinkt der Insulinspiegel nach drei kohlenhydratreichen Mahlzeiten deutlich langsamer ab, als bei einer Keto-Diät. Ein hocheffektiver Fettabbau stellt sich aber erst ein, wenn das Insulin auf Tiefstwerte gefallen ist! Vergleichen Sie dazu noch einmal die Insulinkurven aus Tab. 3 mit denen der Tab. 6: Erst dann wird deutlich, welche Möglichkeiten der Insulinabsenkung die Kombination von Keto-Diät und Intervallfasten bietet.

2.6 Kein Muskelabbau trotz deutlicher Kalorienreduktion?

Beim Intervallfasten kommt es zu paradoxen Effekten, welche die immer noch vorherrschende Kalorientheorie in Frage stellen. Der Kraftsportler berechnet die für den Muskelerhalt nötige Kalorienzufuhr normalerweise nach Grund- und Leistungsumsatz. Das bedeutet, zum Grundumsatz, d.h. den Kalorien, die der Körper in Ruhe benötigt, wird der Leistungsumsatz addiert. Also die Kalorienmenge, welche für die Arbeit und das Training verbraucht wird. Das ergibt die Anzahl Kalorien, die für den Muskelerhalt täglich verzehrt werden muss.

Wer abnehmen will, muss den Kalorienverzehr einschränken. In der Regel werden für eine Diät 500 kcal. pro Tag weniger angesetzt. So soll der Körper gezwungen werden, die fehlende Energie aus den Fettdepots des Körpers zu holen. Nach diesem Modell geht eigentlich jeder Kraftsportler heute vor. Und ein Muskelverlust kann bei diesem Ernährungsmodell kaum vermieden werden.

Doch beim Intervallfasten verhält es sich anders. Offensichtlich läuft der ketogene Stoffwechsel derart effizient, dass trotz eines nicht unbeträchtlichen Minderverzehrs an Kalorien keine Muskulatur abgebaut wird! Das ergab eine weitere aktuelle Studie [15] mit jungen Kraftsportlern, die dreimal pro Woche trainierten. Diese wurden in zwei Gruppen eingeteilt; die eine durfte essen, was und wann sie wollte.

Die andere durfte ebenfalls essen, was sie wollte, musste aber an vier Tagen pro Woche alle Kalorien in einem 4-Stunden-Fenster zu sich nehmen; die anderen drei Wochentage waren ohne Beschränkung. Nach acht Wochen hatten beide Gruppen keine Muskelmasse verloren, sondern an Muskelumfang leicht zugelegt. Es ergaben sich in der Fastengruppe zusätzlich leichte Vorteile hinsichtlich der Muskelkraft und -ausdauer, doch das Verblüffendste war, dass ihre Energieaufnahme an den Fastentagen im Durchschnitt um 650 kcal. geringer ausfiel. Vier Tage mit 650 kcal. weniger, das ergibt auf Wochensicht eine Kalorienreduktion von 2.600 kcal.! Und trotz dieses hohen Nahrungsdefizits wurden in acht Wochen noch Muskeln aufgebaut und die Kraft gesteigert!

Man kann jetzt mutmaßen, ob die Zeit zum Essen im kurzen Essensfenster gefehlt hat oder ob es an einer besseren Appetitregulierung lag. Durch das lange Fastenfenster von 20 Stunden löst dieses IF-Modell eine tiefe Ketose aus. Die appetithemmende Wirkung von ketogenen Diäten ist wissenschaftlich nachgewiesen. So ergab eine Untersuchung, die eine ketogene Ernährung mit einer normalen, kohlenhydratreichen verglich, dass nicht nur die Kalorienaufnahme bei der ketogenen Diät deutlich geringer ausfiel. Das Hungergefühl war – verglichen mit der herkömmlichen Ernährung – ebenfalls deutlich verringert. [16]

Auch bei regelmäßig trainierenden Kraftsportlern kommt es bei einer ketogenen Ernährung, stärker noch in Verbindung mit Intervallfasten, häufig dazu, dass weniger verzehrt wird, als geplant. Das geschieht besonders häufig bei kurzen Essensfenstern. Und trotzdem kann

Tab. 11 Der Ablauf der optimierten Keto-Diät

Der Anfänger, der noch nie eine ketogene Diät durchgeführt hat, braucht einen sanfteren Einstieg in die optimierte Keto-Diät, als der Erfahrene, der schon eine oder mehrere Keto-Diäten hinter sich hat. Sonst ist die Gefahr zu groß, vorzeitig abzubrechen.

In Kapitel 9 wird die Vorgehensweise inklusive Kalorienberechnung und Verteilung der Makronährstoffe ausführlich erklärt. Doch an dieser Stelle soll schon einmal ein Hinweis darauf erfolgen, wie man Keto-Diät und Intervallfasten verbindet.

Es wird begonnen, indem man die Kohlenhydrate reduziert – nicht mehr als 50 g pro Tag. Die Kohlenhydrat-, Fett- und Proteinmenge pro Tag sollte auf drei Hauptmahlzeiten verteilt werden. Es ist wichtig, dass jede Mahlzeit die relevanten Makronährstoffe enthält, also stets Protein und Fett – doch den größten Gewichtsanteil sollten pflanzliche Lebensmittel mit einem geringen Kohlenhydratgehalt ausmachen.

Beim Anfänger steht die vollständige Keto-Adaption im Vordergrund. Trotzdem muss er nicht vier Wochen warten, bevor er das Intervallfasten hinzu nimmt. Kommt er mit der ketogenen Ernährung gut zurecht, spricht nichts dagegen, sich nach zwei Wochen an einem moderaten IF-Modell wie 12/12 oder 14/10 zu versuchen. Es können zunächst einige Tage eines solchen IF-Modells pro Woche eingefügt werden, bevor man nach abgeschlossener Keto-Adaption, also nach vier Wochen, zu einem strengeren Modell übergeht.

Wer schon einmal eine ketogene Diät durchgeführt hat oder sich bereits schon länger Low-Carb ernährt, der kann natürlich schneller voranschreiten. Er weiß nicht nur, wie die Mahlzeiten zu gestalten sind sondern auch, wie sein Körper auf den Kohlenhydratentzug reagiert. Ein vorzeitiger Abbruch der optimierten Keto-Diät ist dann weniger wahrscheinlich.

Ich würde trotzdem für die erste Woche empfehlen, erst einmal zu versuchen, mit drei Mahlzeiten pro Tag auszukommen und auf Snacks zu verzichten. Wenn das funktioniert, kann auch schon ein IF-Modell nach Wahl „zugeschaltet" werden. Vielleicht beginnt man zunächst mit einigen Tagen 14/10 oder 16/8 pro Woche, um die Reaktion des Körpers auf die längeren Fastenfenster herauszufinden. Wenn man sich daran gewöhnt hat, können nach Belieben mehr Fastentage oder andere IF-Modelle gewählt werden.

Refeeds, also eine kurzzeitige, etwas höhere Kohlenhydratzufuhr, sind nicht unbedingt nötig. Doch die Abwechslung von der Routine kann ein wichtiges Instrument darstellen, um die optimierte Keto-Diät lange Zeit durchzuführen. Die Vorgehensweise wird im Abschnitt 9.6.2 erklärt.

noch Muskulatur aufgebaut werden und die Kraft- bzw. Ausdauerleistung steigt an!

Das hängt in erster Linie damit zusammen, dass der Stoffwechsel im Fastenfenster hocheffizient funktioniert: Die Nahrung wird bis aufs Letzte ausgenutzt, die Oxidation von Aminosäuren zur Energiegewinnung fällt auf Tiefstwerte und die Ketose läuft dann so „rund“, dass die Energie für Grundumsatz und Arbeitsstoffwechsel fast nur noch aus Fettsäuren und Ketonen bestritten wird. Einen Teil liefert das Fett aus der Nahrung, doch ein großer Teil stammt aus den Körperfettreserven. Darüber hinaus sind auch die Ketone selbst dafür verantwortlich, die neben ihrem Beitrag zum Energiestoffwechsel noch weitere erstaunliche Eigenschaften aufweisen. Doch darauf wollen wir an anderer Stelle im Buch genauer eingehen.

Zunächst soll noch eine weitere Besonderheit der ketogenen Diät angesprochen werden, die bei vielen Anwendern einen effektiven Fettabbau unterbinden kann.

2.7 Zu viel Protein beinflusst den Insulinspiegel

Die Obergrenze von 50 g Kohlenhydraten pro Tag als Garant für eine effektive Ketose wurde bereits erwähnt. Trotzdem kann es selbst bei einem noch geringeren Kohlenhydratverzehr vorkommen, dass keine Ketose eintritt. Denn die verstärkte Nutzung anderer Energiesubstrate kann das verhindern! Bei einer hohen Proteinzufuhr – im Kraftsport ja nicht unüblich – geht der Körper nämlich trotz fehlender Kohlenhydrate dazu über, sich die Energie durch die Umwandlung von Aminosäuren vorwiegend aus Glucose zu holen.

Wir erinnern uns: Eigentlich ist die Nutzung von Muskelprotein zur Glucosebildung bei einer ketogenen Ernährung schon nach einigen Tagen auf nur wenige Gramm Aminosäuren gefallen. Doch unser Körper verschwendet nichts: Solange mehr Protein zugeführt wird, als er für den Muskelerhalt bzw. den Muskelaufbau bei hartem Training benötigt, werden die Überschüsse ebenfalls zur Energiegewinnung genutzt. Das kann dazu führen, dass trotz strengster Kohlenhydratbeschränkung über 14 Tage immer noch ein normaler Blutzuckerspiegel vorhanden ist!

Das berichtete kurz nach Erscheinen der „Anabolen Diät“ ein verzweifelter Leser. Er hatte pro Tag nicht mehr als 5-12 g Kohlenhydrate zugeführt und trotzdem nach zwei Wochen noch keinen Abfall des Blutzuckerspiegels messen können. Wie gesagt, es liegt am Protein! Bereits in den 1920er Jahren wurde bei traditionell lebenden Eskimos ebenfalls keine, bzw. nur eine leichte Ketose festgestellt. Schon damals wurde angenommen, dass trotz kohlenhydratarmer Nahrung die hohe Proteinzufuhr über Fleisch und Fisch dafür verantwortlich war. [17] Die tägliche Nahrungsmenge dieser Eskimos wurde damals mit 280 g Protein, 135 g Fett und 54 g Kohlenhydraten errechnet. Die Kohlenhydrate stammten dabei hauptsächlich aus dem Glycogen des verzehrten Muskelfleisches.

Eine tägliche Proteinzufuhr von 280 g würde am Beispiel eines 80 kg schweren Kraftsportlers bedeuten, dass dieser – trotz einer Kohlenhydratmenge, die ihn in der Ketose halten würde – bei 3,5 g Protein pro Kilogramm (kg) Körpergewicht noch sehr viel Glucose aus Aminosäuren herstellen kann. Daraus folgt: Nicht nur die Kohlenhydrate müssen bei der optimierten Keto-Diät beschränkt werden, auch die Proteinmenge darf nicht zu hoch ausfallen! Doch das ist gar kein Problem, denn durch den proteinsparenden Effekt der optimierten Keto-Diät – eine bislang übersehene „Nebenwirkung“ der Ketose – wird ohnehin weniger Protein benötigt, als bei einer kohlenhydratreichen Ernährung. Darauf werden wir im 4. Kapitel noch genauer eingehen.

2.8 Protein und der Food Insulin-Index

Bei der optimierten Keto-Diät muss nicht allein die Gesamtmenge an Protein im Auge behalten werden. Bestimmte Proteine eignen sich darüber hinaus weniger gut als andere. Denn der Insulinausstoß nach dem Verzehr von proteinhaltigen Lebensmitteln fällt z.T. deutlich höher aus als früher gedacht.

Eine sehr starke Erhöhung des Insulins verursachen die Zweigketten-Aminosäuren (engl. Branch Chain Amino Acids – BCAA) Leucin, Isoleucin und Valin. Das hängt vor allem damit zusammen, dass sie den mTOR-Stoffwechselweg aktivieren, was mit einem starken Insulinanstieg einhergeht (mehr zur mTOR-Problematik im Abschnitt 6.2.7). Diese Aminosäuren sind in hohen Anteilen im Molkenprotein (Laktalbumin, engl. Wey) enthalten, was deshalb auch zu einer starken Insulinerhöhung führt. Das Gleiche gilt für Milch und Milchprodukte, die den Insulinspiegel ebenfalls deutlich ansteigen lassen – höher als nach dem Verzehr von Weißbrot! Die andere Fraktion des Milchproteins, das Casein, führt dagegen zu einem deutlich geringeren Insulinausstoß (mehr zur Milchproblematik im Abschnitt 9.7.12).

In den letzten Jahren sind einige Untersuchungen durchgeführt worden, welche die insulinogenen Eigenschaften von Lebensmitteln durch Verzehrstudien ermittelt haben. [18,19,20] Daraus ergab sich der sog. Food Insulin Index (FII, deutsch: Lebensmittel-Insulin-Index). Diese Liste umfasst heute noch vergleichsweise wenig Lebensmittel. Sie ermöglicht aber eine bessere Abschätzung der insulinerhöhenden Wirkungen als jene Listen, die auf den Kohlenhydratgehalt allein, den Glykämischen Index (GI) oder die sog. Glykämische Last (GL – eine Kombination aus Kohlenhydratgehalt und GI) setzen.

Allerdings zeigt sich bereits jetzt, dass der neue FII ähnliche Probleme bereitet wie seine Vorgänger. So lässt sich die Wirkung eines Lebensmittels auf den Insulinspiegel anhand des Kohlenhydrat- oder Proteingehaltes nicht sicher abschätzen. Im Gegenteil: Es kommt zu paradoxen Ergebnissen. Bei gleichem Kohlenhydratgehalt (50 g) führen Kartoffeln zu einem doppelt so hohen Insulinausstoß wie Nudeln. Und proteinreiche Lebensmittel wie Fisch, Rindfleisch, Käse und Eier führen zu höheren Insulinreaktionen, als einige andere, die überwiegend Kohlenhydrate enthalten. [18]

Darüber hinaus stellte man fest, dass bei gesunden Personen der Proteinanteil eines Lebensmittels häufig eine ähnliche Insulinreaktion nach sich zog wie die Glucose, die aus dem Kohlenhydratanteil von langsam verdaulichen, kohlenhydratreichen Nahrungsmitteln gebildet wurde. [20] Ein mageres Rindersteak erzeugte eine ebenso hohe Insulinreaktion wie brauner Reis und mageres, weißes Fischfilet (Kabeljau) eine Insulinreaktion wie Vollkornbrot! [18]

Es wird aber noch komplizierter, wenn man Mahlzeiten vergleicht, die aus mehreren Lebensmitteln bestehen. Dann ist die Insulinreaktion aus den Komponenten nicht abschätzbar und auch die gemessenen Ergebnisse sind widersprüchlich. Trotz fast gleichem Kohlenhydratgehalt erzeugt die Kombination von Rindfleisch mit Kartoffeln (40 g Kohlenhydrate) einen doppelt so hohen Insulinausstoß, wie die Kombination von Vollkornbrot, Erdnussbutter und Milch (37 g Kohlenhydrate) [20] (siehe dazu Tab 12).

Der Food-Insulin-Index kann uns daher die Insulinreaktion auf einzelne Lebensmittel liefern, die bereits daraufhin untersucht wurden. Wegen der großen Bandbreite der Ergebnisse erlaubt er aber keine Schlüsse auf ähnliche Nahrungsmittel bzw. Kombinationen davon. Die Insulinreaktion nach dem Verzehr einer Mahlzeit hängt eben nicht nur mit dem Gehalt an Makronährstoffen zusammen. Ganz offensichtlich wirken noch weitere, z.T. noch nicht bekannte Faktoren dabei mit.

Tab. 12 Auszüge aus dem Food Insulin Index (FII)

Lebensmittel	FII (Daten aus [i])
• Weißbrot	100 +/- 0 %
• Jellybeans (aus Glucosesirup, entspricht Gummibärchen)	160 +/- 16 %
• Kartoffeln	121 +/- 11 %
• Erdbeerjoghurt	115 +/- 13 %
• Erdnüsse, geröstet, gesalzen	20 +/- 5 %
• Hühnerei	31 +/- 6 %
• Cheddarkäse, gereift	45 +/- 13 %
• Rindfleisch	51 +/- 16 %
• Fischfilet (Leng, ähnlich Kabeljau)	59 +/- 18 %

Je höher der Wert, desto größer der Insulinausstoß. Weißbrot als Referenz ist hier mit einem FII-Wert von 100 festgelegt. Die z.T. hohen Abweichungen zeigen die Bandbreite der Insulinreaktion bei den Testpersonen an.

FII bei Mahlzeiten	FII (Daten aus [j])
Weißbrot	100
• Eier, gekocht	31
• Vollkornbrot	96
Gesamte Mahlzeit	**64**
• Rindersteak	51
• Kartoffeln, gekocht	121
Gesamte Mahlzeit	**86**
• Nudeln	40
• Linsen	58
Gesamte Mahlzeit	**49**
• Croissant	85
• Himbeermarmelade	79
• Eistee	95
Gesamte Mahlzeit	**83**

Lebensmittel	FII (Daten aus [k])
• Weißbrot	73
• Vollkornbrot	44
• Kartoffeln	88
• Pudding, mit Milch zubereitet	57
• Natur-Joghurt	46
• Schokoladenmilch	46
• Erdbeerjoghurt, fettarm	84
• Eiscreme, Vanille	65
• Cheddarkäse	33
• Frischkäse mit hohem Fettgehalt	18
• Brie-Käse	7
• Rindfleisch	37
• Lammfilet, gegrillt	22
• Kabeljau	89

Weißbrot als Referenz ist hier (oben) mit einem FII-Wert von 73 festgelegt. In dieser Relation (etwa 25 %) weichen die Werte bei gleichen Lebensmitteln von denen der Holt-Studie (siehe links oben) ab.

Der FII ist im täglichen Einsatz kaum von Nutzen, da bei einer Mahlzeit stets mehrere Lebensmittel kombiniert werden (siehe links). Doch dann ist die Insulinreaktion nicht zuverlässig abschätzbar. Hilfreicher sind die Ergebnisse aus Tabelle 13.

i Holt S et al: An insulin index of foods: the insulin demand generated by 1000-kJ portions of common foods. Am J Clin Nutr. 1997

j Bao J et al: Food insulin index: physiologic basis for predicting insulin demand evoked by composite meals. Am J Clin Nutr. 2009 Oct;90(4):986-92.

k Bell K: Clinical Application of the Food Insulin Index to Diabetes mellitus. Master Thesis, eingereicht an der School of Molecular and Microbial Bioscience, University of Sidney, Australia am 05.09.2014.

Für die optimierte Keto-Diät können wir daraus Folgendes entnehmen: Die Kombination von Kohlenhydraten und Protein, ebenso wie die Kombination von Kohlenhydraten und Fett in einer Mahlzeit zieht stets eine stärkere Insulinreaktion nach sich, als der Verzehr von Protein allein bzw. von Protein und Fett (siehe dazu Tab. 13). Darüber hinaus gilt: Je mehr Fett ein proteinreiches Nahrungsmittel enthält, desto geringer fällt der Insulinanstieg nach seinem Verzehr aus.

Die ketogene Ernährung funktioniert über eine Reduzierung des Insulins, auch wenn proteinreiche Nahrungsmittel ebenfalls eine nicht unbeträchtliche Insulinreaktion nach sich ziehen. Da aber der Insulinausstoß geringer ausfällt als beim Verzehr von vielen Kohlenhydraten, kommt es zu einer Glucagonausschüttung, die eine gesteigerte Fettverbrennung erlaubt. Wegen ihrer ungewöhnlich starken Insulinreaktion sollten Milchprodukte bei der optimierten Keto-Diät aber nur in geringen Mengen verzehrt werden, ebenso das beliebte Whey-Proteinpul-

Tab. 13 Insulinreaktion auf Protein & Kohlenhydrate, sowie Protein & Fett

Lebensmittel, proteinreich aber fettarm	Insulinreaktion im Vergleich zu gleicher Menge Glucose (Daten aus [k])
• Mageres Rindfleisch 50 g	28 %
• Mageres Rindfleisch 50 g und Glucose 50 g	127 %
• 50-100 g Casein oder Gelatine	21 %
• Glucose und Casein oder Gelatine	166 %

Lebensmittel, proteinreich aber fettarm	Insulinreaktion auf gleiche Menge fettreicher Lebensmittel (Daten aus [k])
• fettarme Milch, fettarmer Käse, fettarmer Joghurt	mehr als zweimal so hoch wie auf gegrilltes Hähnchen, Rindersteak oder Walnüsse
• fettarme Milch	mehr als zweimal so hoch wie auf Vollmilch

Die obere Tabelle zeigt, dass die Kombination von proteinreichen Lebensmitteln und Kohlenhydraten zu sehr hohen Insulinwerten führt, viel höher, als die Reaktion auf Einfachzucker oder Proteinträger allein. Deswegen muss bei der optimierten Keto-Diät auf eine hohe Kohlenhydratzufuhr verzichtet werden.

Die untere Tabelle verdeutlicht, dass durch die Kombination von Protein und Fett der Insulinanstieg viel geringer ausfällt. Daraus ergibt sich die Forderung, zur bestmöglichen Insulinkontrolle stets Protein und Fett zusammen zu verzehren.

k Bell K: Clinical Application of the Food Insulin Index to Diabetes mellitus. Master Thesis, eingereicht an der School of Molecular and Microbial Bioscience, University of Sidney, Australia am 05.09.2014.

ver und BCAA-Supplements (mehr dazu im Abschnitt 9.7.12). Eine weitere Forderung wäre, nach Möglichkeit fettreiche Proteinträger zu verzehren, bzw. mageren Proteinträgern Fett zuzugeben, um von der dadurch verringerten Insulinreaktion zu profitieren.

Ein weiterer Faktor, der bei der optimierten Keto-Diät eine verringerte Insulinreaktion erlaubt, ist die im Vergleich zu anderen Low-Carb-Diäten bzw. einer kohlenhydratreichen Sporternährung geringere Proteinmenge (siehe dazu unter 4.7 sowie im Abschnitt 9.7). Wenn nach den Kohlenhydraten das Protein der Makronährstoff ist, der den stärksten Insulinausstoß hervorruft, dann kann eine verringerte Proteinaufnahme ebenfalls dazu beitragen, die Insulinmenge im Tagesverlauf gering zu halten.

Der Verzicht auf Zwischenmahlzeiten und gesüßte Getränke führt ebenfalls dazu, die Insulinmenge zu begrenzen. Der Einsatz des Intervallfastens bei der optimierten Keto-Diät erweist sich aber als stärkste Waffe, denn die tiefste und am längsten anhaltende Insulinabsenkung geschieht durch den Nahrungsverzicht im Fastenfenster.

2.9 Weitere Nahrungs- und Genussmittel mit insulinogener Wirkung

Neben dem Protein gibt es auch andere, an sich unverdächtige Lebensmittel und Substanzen, die den Insulinspiegel stark in die Höhe treiben.

Vielen Proteinriegeln, die es auch in Low-Carb-Ausführungen gibt, sind sog. Zuckeralkohole wie z.B. Glyzerin (engl. Glycerol) zugesetzt. Damit lassen sich – zumindest auf dem Etikett – Kohlenhydrate einsparen und das Produkt schmeckt trotzdem süß. Doch 1 g Glyzerin muss mit 1 g Kohlenhydrate gleichgesetzt werden. [21] Damit liefern viele Proteinriegel deutlich mehr Kohlenhydrate, als vermutet und scheiden als echte Keto-Nahrungsmittel aus. Auch weitere Zuckeralkohole werden in verarbeiteten Keto-Lebensmitteln gern eingesetzt, weil sie süß schmecken und nicht als Kohlenhydrate ausgewiesen werden müssen. Dazu zählen Xylit (eng. Xylitol), Mannit (engl. Mannitol) und Sorbit (engl. Sorbitol). Mauro G. DiPasquale empfiehlt, 1 g dieser Substanzen wie 0,75 g Kohlenhydrate zu zählen (siehe dazu Tab. 15 auf der folgenden Seite). [21]

Generell sollten die Zuckeralkohole gemieden werden. Noch schlimmer als deren Wirkung auf den Insulinspiegel ist nämlich die Tatsache, dass man sich mit ihrem Verzehr die Prägung auf „Süßes" erhält. Das gilt auch für künstliche Süßstoffe. Wer diese Substanzen bei der optimierten Keto-Diät einsetzt, der macht es sich deutlich schwerer, die Abhängigkeit von Zucker zu überwinden, denn nach vollzogener Keto-Adaption ist man eigentlich darüber hinweg. Dann ist man in der Lage, die natürliche Süße von Karotten oder geschmorten Zwiebeln zu schmecken, die aus den wenigen Gramm Kohlenhydrate stammt, die in diesen Gemüsen enthalten sind. Die unnatürliche, ungleich stärkere Süße aus echtem Zucker bzw. aus Zuckeralkoholen oder Süßstoffen vermißt man dann nicht mehr.

Auch Laktat und Pyruvat sind wie Kohlenhydrate zu behandeln: Jeweils 1 g dieser Substanzen entsprechen 1 g Kohlenhydrate. [21] Laktat ist das Salz der Milchsäure, es fällt im Körper bei der Muskelarbeit an und kann in der Leber wieder in Glucose umgebaut werden. Bei der optimierten Keto-Diät kommt es unter Belastung zu erniedrigten Laktat-Spiegeln im Blut, was sich leistungssteigernd auswirkt (siehe dazu unter 4.2). Auch Pyruvat entsteht im Körper des Menschen als Zwischenprodukt im Energiestoffwechsel und kann zu Glucose umgebaut werden.

Natrium- (E 325) und Kaliumlaktat (E 326) sind als Lebensmittelzusatzstoffe vor allem Fleisch- und Geflügelprodukten bzw. Wurst, sowie häufig auch Fisch als Feuchthaltemittel zu-

Tab. 14 Kohlenhydratähnliche Substanzen

Dr. Mauro Di Pasquale hat in seinem Buch „Die Radikaldiät" [l] die kohlenhydratähnlichen Substanzen unter die Lupe genommen. Obwohl es sich auf den ersten Blick nicht um Kohlenhydrate handelt, werden manche Stoffe im Körper zu verwertbaren Kohlenhydraten abgebaut. Ein Gramm der nachfolgend aufgeführten Substanzen entspricht folgender Menge Kohlenhydrate:

Zuckeralkohole

• Glyzerin	1,0 g
• Mannit	0,75 g
• Xylit	0,75 g
• Sorbit	0,75 g
• Erythrit*	0,1 g

Lebensmittelzusatzstoffe, Supplements

• Lactat	1,0 g
• Pyruvat	1,0 g

Lösliche Ballaststoffe

• Pektin	0,5 g
• Inulin	0,3 g
• Galakto-Oligosaccharide	0,3 g
• Oligofructose	0,3 g
• Resistente Stärke	0,3 g

Alkoholische Getränke

- Kohlenhydrate im Getränk
- reiner Alkohol (7,1 kcal. pro Gramm)

Die Zuckeralkohole finden sich eigentlich nur in verarbeiteten Lebensmitteln (z.B. in den beliebten Low-Carb-Proteinriegeln). Wer diese meidet, muss sich über deren möglichen Einfluss auf den Insulinstoffwechsel keine Sorgen machen.

Auch alkoholische Getränke unterbrechen die Fettverbrennung. Hier müssen die im Getränk enthaltenen Kohlenhydrate ebenso berücksichtigt werden, wie der kalorische Wert des Alkohols. So enthält ein Glas Rotwein (0,2 l, 13 % Alkohol) neben den Kohlenhydraten im Getränk (5 g) noch 20 g Alkohol – das entspricht einem Brennwert von 142 kcal.! Die Kohlenhydrate in einem Glas Cognac (0,02 l, 40 % Alkohol) machen nur 0,4 g aus, doch der Alkoholanteil entspricht knapp 40 kcal.

Die löslichen Ballaststoffe stellen ein kleineres Problem dar, sie kommen in vielen Früchten und Gemüsen in kleinen Mengen vor. 100 g Apfel enthält in der Schale 1-1,5 g Pektin, das entspricht etwas mehr als 1 g Kohlenhydrate; Möhren weisen pro 100 g 1,4 g Pektin auf, also ebenfalls etwa 1 g Kohlenhydrate [m]. Diese wären, streng genommen, zum Kohlenhydratgehalt hinzu zu zählen. Inulin und Oligofructose sind in geringen Mengen in Gemüsen wie Zwiebeln, Lauch und Artischocken enthalten, werden aber auch als sog. Präbiotika verarbeiteten Lebensmitteln (z.B. präbiotische Joghurts) zugesetzt, die bei der optimierten Keto-Diät wegen des Milchproblems (siehe dazu unter 9.7.12) besser nicht verzehrt werden. Galakto-Oligosaccharide sind in geringen Mengen (0,2-0,6 g pro 100 g) in Milch und Joghurt enthalten. Auch dieses sind Lebensmittel, die bei der optimierten Keto-Diät nicht oder nur in geringen Mengen verzehrt werden sollten. Resistente Stärke findet sich in stärkehaltigen Nahrungsmitteln wie Kartoffeln und Nudeln, die bei der optimierten Keto-Diät aber ohnehin zu meiden sind.

Ein Verzicht auf die löslichen Ballaststoffe würde den Gemüseverzehr zu stark einschränken und könnte die Darmflora beeinträchtigen. Wer es genau nimmt, der sollte dem Rat von Dr. Di Pasquale folgen und pro Portion Gemüse jeweils 1 g zum Kohlenhydratgehalt hinzu zählen. Bei drei Hauptmahlzeiten pro Tag wären das neben dem Kohlenhydratgehalt der Gemüse noch einmal 3 g Kohlenhydrate, die auf kohlenhydratähnliche Substanzen zurückgehen.

* Erythrit wird fast unverändert über den Urin wieder ausgeschieden.

l Daten aus: Di Pasquale, M: Die Radikaldiät. Novagenics-Verlag, Arnsberg 2008.

m Werte aus Römpp Online. Georg Thieme Verlag, zitiert nach Wikipedia: https://de.wikipedia.org/wiki/Pektine#cite_note-roempp-2

Tab. 15 Kohlenhydratähnliche Substanzen in Low-Carb Proteinriegel

Hier die Inhaltsstoffe in einem Low Carb Proteinriegel, der alles andere als „Low Carb" ausfällt. Hier ist man wenigstens so ehrlich und weist den gesamten Kohlenhydratgehalt extra aus, das ist aber nicht immer der Fall. Es ist also Vorsicht geboten, wenn Zuckeralkohole in der Liste der Inhaltsstoffe auftauchen (die Kohlenhydrat-Träger sind **fett** hervorgehoben).

Serving Size 1 bar (85g), Amount Per Serving:

Calories	310
Fat Cal.	120
Total Fat	13 g
Saturated Fat	4.5 g
Trans Fat	0 g
Cholesterol	0 mg
Sodium	125 mg
Total Carbohydrate	**30 g**
Dietary Fiber	3 g
Sugars	**2 g**
Sugar Alcohol	**24 g**
Protein	30 g
Vitamin A	0 % des Tagesbedarfs
Vitamin C	0 %
Calcium	10 %
Iron	15 %

Inhaltsstoffe: Protein Blend (Isolated Soy Protein, Whey Protein Isolate, Whey, Protein Concentrate, Calcium Caseinate), Coating (**Maltitol Powder,** Palm Kernel Oil, Non-Fat Dry Milk Solids, Cocoa Powder, Soya Lecithin, Salt, Natural Flavor), Hydrolyzed Collagen, Canola Oil, **Maltitol Syrup, Glycerine**, Water, **Maltodextrin, Corn Syrup**, Coated Chocolate Chips (**Sugar, Chocolate Liquor**, Cocoa Butter, **Dextrose**, Soy Lecithin, Salt, Artificial Flavor), Natural and Artificial Flavor, **Rolled Oats**, Caramel Color, Sucralose, Salt, Soya Lecithin.

gesetzt. In Marmeladen und Konfitüren dienen sie als Säureregulator, doch diese „Zuckerbomben" fallen bei einer ketogenen Ernährung ohnehin weg. Natrium- und Kaliumlaktat gelten als gesundheitlich völlig unbedenklich, deshalb ist die Beimischung beider Stoffe ohne Mengenbeschränkung erlaubt; das gilt auch für Bio-Lebensmittel.

Das ergibt eine Quelle von versteckten Kohlenhydraten in proteinhaltigen Lebensmitteln, die sich schlecht kalkulieren lässt. Deshalb sollten Fleisch, Geflügel und Fisch nach Möglichkeit unverarbeitet – also nicht als Wurst, Chicken Nuggets oder Tiefkühl-Fertiggerichte – gekauft werden. Das erhöht die Chance, Produkte ohne Laktat zu erhalten. Beim Metzger sollten Sie sich nicht scheuen, nach unbehandeltem Fleisch zu fragen. Eier und unverarbeitetes Fleisch von einheimischem Wild sind dagegen garantiert frei von Laktat.

Pyruvat wird als Sportnährmittel angeboten, es soll die Fettverbrennung beschleunigen. Der exakte Wirkmechanismus ist noch ungeklärt, es wird ein insulinsenkender Effekt vermutet. Bei der optimierten Keto-Diät ist der Einsatz von Pyruvat allerdings überflüssig, denn die Insulinabsenkung erfolgt zuverlässig über den Verzicht auf Kohlenhydrate und andere insulinerhöhende Substanzen.

Eine Sonderrolle nimmt der Alkohol ein. Bei alkoholischen Getränken muss nicht nur der Kohlenhydratgehalt gezählt werden, denn die Kohlenhydrate im Alkohol stören die Ketose. Darüber hinaus ist auch die enthaltene Alkoholmenge von Bedeutung. Der kalorische Wert des Alkohols, gemessen durch Verbrennen, liegt bei 7,1 kcal. pro Gramm. Im Körper des Menschen ist dieser Wert jedoch variabel; kleine Mengen Alkohol werden anders verstoffwechselt als große.

So kommen beträchtliche Kalorienmengen zustande: Ein Glas Weißwein (200 Milliliter/ml) mit einem Alkoholgehalt von 10 % weist neben den Kohlenhydraten im Getränk (5 g) noch 17 g Alkohol auf, das entspricht 120 kcal. Höhere Alkoholgehalte, wie etwa 13-14 % in einem schweren Rotwein, führen natürlich zu noch höheren Kalorienwerten (siehe dazu auch Tab. 14 und Tab. 30).

Mauro G. Di Pasquale zählt auch den Alkohol zu den Kohlenhydrat-Äquivalenten. Doch die Bezeichnung ist irreführend. Denn der Alkohol wird nicht in Kohlenhydrate umgewandelt und hat auch keinen Einfluss auf den Insulinspiegel. Im Gegenteil, die Gluconeogenese, also die Neubildung von Glucose, wird durch Alkohol gehemmt und es kommt zu einer Senkung des Glucosespiegels im Blut. Die Ketose wird durch den Genuss von Alkohol also nicht unterbunden. Aber der Fettabbau wird für längere Zeit gestoppt.

Denn die Kalorien des Alkohols sind zu berücksichtigen. Sie werden in der Leber vorrangig verstoffwechselt und stören die Erzeugung körpereigener Ketone. Dabei wird der Alkohol über mehrere Schritte in Acetyl-CoA umgewandelt. Daraus entstehen dann Ketone, die über den Citratzyklus in den Zellen des Körpers Energie in Form von ATP liefern. Solange, bis die Kalorien aus dem Alkohol verbraucht sind, wird kein Körperfett mehr abgebaut, um Ketone zu erzeugen. Der Genuss von Alkohol wirkt also auf diese Weise diätunterbrechend. Zudem liefert der Alkohol vom Nährwert her nur „leere" Kalorien – er enthält weder Vitamine, noch Mineralien oder Spurenelemente.

Wer auf Alkohol verzichten kann, der muss über diese Problematik nicht nachdenken. Wer dagegen nicht ohne auskommt, dem sei gesagt, dass ein oder zwei Gläser trockener Weiß- oder Rotwein am Tag den Fettabbau nicht übermäßig behindern. Auch ein oder zwei Klare (Wodka, Korn, Aquavit) oder Whiskey bzw. Cognac pro Tag sollten kein Problem darstellen. Bier, süße Liköre und Cocktails (wie z.B. Mai Thai, Wodka-Orange oder die beliebte Mischung von Wodka und Red Bull) sollten aber gemieden werden – sie enthalten schon deutlich mehr Kohlenhydrate. Vor allem dürfen die im Alkohol enthaltenen Kohlenhydrate nicht dazu führen, die bei der optimierten Keto-Diät erlaubten 50 g pro Tag zu überschreiten.

Es bleibt festzuhalten: Auf insulinerhöhende Nahrungsmittel und Substanzen sollte, zumindest an den ketogenen Tagen, verzichtet werden, um eine effektive Ketose zu ermöglichen.

2.10 Insulin – im Kraftsport überschätzt

Ein Grund für die Ablehnung der Keto-Diät unter Kraftsportlern ist in der Auffassung zu suchen, ein niedriger Insulinspiegel führe zu einer Behinderung des Muskelaufbaus. In der Tat übt Insulin auch anabole Wirkungen aus. Dies geschieht vor allem durch die verstärkte Einschleusung von Glucose in die Muskelzellen und die Verhinderung des Proteinabbaus. Besteht dann nicht die Gefahr, dass bei einem sehr niedrigen Insulinspiegel, wie ihn die optimierte Keto-Diät erfordert, der Muskelaufbau behindert wird?

Nein, so verhält es sich nicht. Unsere Auffassung von den Funktionen des Insulins stammt von fehlinterpretierten Studien aus den 1950er Jahren. [22] Damals hatte man anhand von in-vitro-Experimenten, also mit isolierten Zellkulturen in der Petrischale, erkannt, dass Insulin die Aufnahme von Glucose in die Muskel- und Fettzellen von Ratten fördert. Es dauerte nicht lange, bis die Zuckerkrankheit (Diabetes) damit erklärt wurde, ein Mangel an Insulin führe dazu, dass der erhöhte Blutzucker nicht in die Zellen befördert werden könne. So entstand auch die These, dass Insulin für die Aufnahme von Glucose in die Muskelzellen nötig wäre. Dieser Grundsatz gilt in der wissenschaftlichen Literatur noch heute, obwohl er schon lange widerlegt wurde. Tatsächlich sind alle Zellen in der Lage, Glucose aus dem Blut mit eigenen Transportsystemen aufzunehmen, sogar bei Abwesenheit von Insulin. Dabei wird stets genug Glucose aufgenommen, um die Zellatmung und damit eine optimale Mitochondrienfunktion zu gewährleisten. Und beim Diabetiker mit seinem hohen Blutzuckerspiegel ist dieser Mechanismus sogar gesteigert! Insulin führt natürlich dazu, dass einige Zellen mehr Glucose aufnehmen – das hatten die Forscher in den 1950er Jahren richtig erkannt. Doch Insulin ist keinesfalls zwingend notwendig, um die Zellen mit Glucose zu versorgen; diese Schlussfolgerung war definitiv falsch.

Ebenso falsch ist die Annahme, dass die Glucoseaufnahme in die Zellen bei einem niedrigen Insulinspiegel verringert ist. [22] Denn Insulin wirkt auch beim Diabetiker nicht, indem es die Glucoseaufnahme in die Zellen signifikant *steigert*. Statt dessen *hemmt* es effektiv die Glucoseneubildung in der Leber, was dann zu einer Senkung des Blutzuckers führt.

Insulin hat auch keine direkten Auswirkungen auf den Protein*aufbau*, sondern es hemmt den *Abbau* von Muskeleiweiß. Dieser Abbau erfolgt im mit Kohlenhydraten ernährten Organismus immer dann, wenn der Blutzuckerspiegel abfällt. So wird im Wege der Gluconeogenese aus Aminosäuren neue Glucose gewonnen, um Energie bereitzustellen. Das ist natürlich eine wichtige Funktion, die aber im keto-adaptierten Stoffwechsel an Bedeutung verliert. Denn hier kommt die Energie aus Fettsäuren und Ketonen, die im Übermaß vorliegen – da herrscht kein Mangel an Energie! Wir wissen bereits, dass nach wenigen Tagen in Ketose der Abbau von Muskelprotein auf nur wenige Gramm pro Tag fällt, ganz einfach, weil Aminosäuren als Baustein für Glucose *nicht* benötigt werden. Statt dessen wird die Glucose überwiegend aus Glyzerin gewonnen, das bei der Aufspaltung der aus den Fettdepots freigesetzten Triglyzeride anfällt.

Insulin soll angeblich auch dabei helfen, mehr Protein in die Muskelzellen einzuschleusen. Deshalb wird von vielen Ernährungsexperten empfohlen, einem Proteindrink nach dem Training immer auch Kohlenhydrate beizugeben, um den Muskelaufbau zu fördern. Diese Annahme ist aber mittlerweile widerlegt worden, sowohl für die Proteinzufuhr nach dem Training als auch in Ruhe. In einer Studie [23] wurde untersucht, was die Proteinsynthese im Quadrizeps der Beinmuskulatur stärker zu steigern vermag: 25 g Whey-Protein oder die gleiche Menge Whey zusammen mit 50 g Kohlenhydraten.

Das Ergebnis war eindeutig: Der Insulinanstieg im Blut durch die zusätzlichen Kohlenhydrate fiel zwar fünfmal höher aus, als durch das Protein allein. Die Proteinsynthese wurde durch Kohlenhydrate und Protein aber nicht stärker angeregt als durch den Drink, der nur Protein enthielt. Und selbst die Rate des Proteinabbaus wurde durch die Kohlenhydrate nicht beinflusst, obwohl der durch sie ausgelöste Insulinausstoß doch wenigstens diese Funktion ausüben sollte.

Die Wissenschaftler kamen zu dem Schluß, das allein hochwertiges Protein ausreicht, um einen maximalen Proteinaufbau auszulösen. Dabei führen einige Aminosäuren wie z.B. Leucin ohnehin zu einem Insulinausstoß, der eine optimale Einschleusung von Protein in die Muskelzellen bewirken sollte. Zusätzliche Kohlenhydrate vermögen diesen Effekt nicht zu steigern – deshalb kann ruhigen Gewissens darauf verzichtet werden.

Für den Muskelaufbau des Sportlers sind hohe Insulinspiegel also nicht nötig. Ebensowenig aus physiologischen Gründen, also zur Gesunderhaltung und für das ordnungsgemäße Funktionieren des Stoffwechsels. Andererseits erfährt der Organismus des keto-adaptierten Kraftsportlers durch einen niedrigen Insulinspiegel keine Nachteile. Da muss man sich um Leistungsfähigkeit und Muskelaufbau keine Sorgen machen!

*

3. Veränderte Hormonwerte durch die Keto-Adaption

Wir wissen bereits, dass die einschneidende Stoffwechselumstellung bei der Keto-Adaption mit dem Absinken des Insulinspiegels beginnt. Gleichzeitig steigt das Glucagon an, was dafür sorgt, dass weiterhin geringe Glucosemengen im Körper produziert werden. Der Löwenanteil der Energieversorgung wird jetzt durch Fettsäuren und Ketone bestritten – der Körper befindet sich im Zustand der Ketose.

Doch in der Ketose ändern sich auch andere Hormonwerte. Bei einer normalen Keto-Diät treten diese Veränderungen schon deutlich zutage, denn sie erfüllt bereits das Kriterium eines geringeren Insulinspiegels im Tagesverlauf. Am deutlichsten zeigen sie sich, wenn die Keto-Diät mit Intervallfasten kombiniert wird. Je länger und tiefer der Insulinspiegel abfällt, desto markanter treten diese ausgesprochen positiven Hormonverschiebungen zutage.

3.1 Wachstumshormon steigt an und wird häufiger ausgeschüttet

Weil bei einer Keto-Diät kaum noch Kohlenhydrate verzehrt werden, kommt es zu einem sehr niedrigen Blutzuckerspiegel. Dieser fällt am tiefsten, wenn lange nichts gegessen wird, also Intervallfasten angewandt wird. Ein niedriger Blutzucker erlaubt aber einen deutlichen Anstieg des Wachstumshormons.

Wachstumshormon ist das stärkste Hormon des Körpers. Eine Erhöhung des Wachstums hormons führt zu einem „Neuverteilungseffekt" in dem Sinne, dass die verzehrten Kalorien vor allem dem Muskelaufbau und weniger dem Fettaufbau zugute kommen. Denn die erste Hauptwirkung von Wachstumshormon ist die Steigerung der Proteinsynthese; hier ist es mindestens ebenso wirksam, wie das Testosteron. Die zweite Hauptwirkung ist die Lipolyse, also die Freisetzung von Fettsäuren aus den Fettzellen zur Energiegewinnung. Beide Wirkungen fallen sehr stark aus: Wird einem Menschen mit einem Wachstumshormon-Mangel dieses Hormon in „physiologischer Dosis" verabreicht, also der Menge, die dem normalen Wachstumshormon-Haushalt bei kohlenhydratreicher Ernährung entspricht, kommt es innerhalb eines Monats zum Aufbau von 5 kg Muskelmasse. Gleichzeitig werden etwa 5 kg Körperfett abgebaut, vor allem am Bauch und in der Hüftregion. Dieses Beispiel zeigt das Potenzial, das eine Wachstumshormon-Erhöhung über eine gezielte ketogene Ernährung birgt.

In der Ketose – und Fasten führt in eine noch tiefere Ketose, als der Kohlenhydratverzicht allein – kommt es zu einer enormen Verbesserung des Wachstumshormon-Haushalts: Bei Übergewichtigen, die bislang von den Wirkungen dieses starken Hormons kaum profitieren konnten, weil ihre Blutzuckerspiegel und damit das Insulin durch eine viel zu hohe Nahrungs- und Kohlenhydratzufuhr dauerhaft hoch lagen, stellen sich durch die tiefe Ketose nach 40 Tagen Fasten um bis zu 1.200 % erhöhte Wachstumshormonspiegel ein. Doch auch bei normalgewichtigen Männern erhöhte eine nur 2-tägige Fastenperiode den Wachstumshormonspiegel um das 5-fache [24].

In der Ketose kommt es auch zu einer Veränderung des Sekretionsmusters: Während bei kohlenhydratreicher Ernährung die größte Ausschüttung von Wachstumshormon in der Nacht erfolgt, weil nur dann, ohne Nahrungszufuhr, der Insulinspiegel deutlich absinkt, wird in der tiefen Ketose nicht nur nachts, sondern auch mehrmals am Tage Wachstumshormon ausgestoßen. [25]

Für den Kraftsportler mit seiner im Vergleich zum Unsportlichen deutlich größeren Muskelmasse ist die Erhöhung des Wachstumshormons in der Ketose wie ein „Sechser" im Lotto: Er profitiert maximal von den anabolen Wirkungen dieses starken Hormons, da es die Muskelmasse bestmöglich erhält und sogar weiter aufbaut! Die Muskulatur trägt auch maßgeblich zu einem hohen Grundumsatz bei. Damit verbraucht der Körper mehr Energie, die in der Ketose zu großen Teilen aus den Fettdepots des Körpers kommt. Deshalb wird in rasantem Maße Körperfett abgebaut! Es kommt sehr schnell zu einer athletischen Figur, da durch das Wachstumshormon der Muskelaufbau parallel zum Fettabbau geschieht.

3.2 IGF-1 fällt ab

Das anabole Hormon Insulin-like Growth Factor 1 (IGF-1, deutsch: „insulinähnlicher Wachstumsfaktor 1") wird in der Leber produziert. Die Ausschüttung von IGF-1 wird, zeitverzögert, durch Wachstumshormon ausgelöst. Das IGF-1 führt zu starken Wachstumsprozessen in fast allen Körpergeweben. Es regt auch das Wachstum der Zellen von Muskeln und Bindegewebe an. Doch für den Muskelaufbau und -erhalt ist es weniger wichtig, als gemeinhin angenommen wird. Dafür wird ja das stärkere Wachstumshormon erhöht. Ein Abfall von IGF-1 bedeutet theoretisch, dass Aufbauprozesse wie der Zugewinn von Muskelmasse abnehmen. Doch so einfach ist es nicht. Denn IGF-1 ist nur einer von „...hunderten, vielleicht gar tausenden von Markern...", [22] die für Aufbauprozesse produziert werden. Darüber hinaus muss man wissen, dass eigene Wachstumshormon-Rezeptoren in allen Zellen vorhanden sind. Das bedeutet, das Wachstumshormon wirkt nicht nur über Vermittler wie IGF-1, sondern auch direkt.

Obendrein darf man nicht vergessen, dass Wachstumshormon in der Ketose nicht nur vermehrt produziert, sondern auch häufiger ausgeschüttet wird. In der Summe muss man deshalb davon ausgehen, dass der Muskelaufbau nicht beeinträchtigt wird. Das hatten auch die bereits erwähnten Untersuchungen zum Intervallfasten von Moro et al [14] und Tinsley et al [15] ergeben. Moro wies nach, dass trotz des erniedrigten IGF-1 die Muskulatur in vollem Umfang erhalten bleibt, wenn regelmäßig trainiert wird. Und Tinsley hatte herausgefunden, dass beim Intervallfasten sogar noch Muskulatur aufgebaut wurde, obwohl deutlich weniger Kalorien verzehrt wurden.

Vor diesem Hintergrund darf der Abfall von IGF-1 in der Ketose nicht zu negativ gesehen werden. Denn ein niedriger Spiegel von IGF-1 hat bedeutende Vorteile für die Regeneration von Gewebe, wie wir später noch sehen werden. Obendrein hemmt das IGF-1 eine wichtige Funktion des zellulären Immunsystems, die sog. Apoptose, den programmierten Zelltod. Diese Wirkung des IGF-1 kann sich ausgesprochen negativ auswirken; mehr dazu im Kapitel 6 über die Heilwirkungen der Ketose.

3.3 Adrenalin und Noradrenalin steigen an

Wir haben schon festgestellt, dass eine tiefe Ketose hinsichtlich Muskelmasse und Kraft keine Einschränkung mit sich bringt. Zusammen mit dem Wachstumshormon steigen aber auch die Spiegel von Adrenalin und Noradrenalin an. In geringerem Umfang treten die Auswirkungen des erhöhten Adrenalinspiegels schon bei einer ketogenen Diät auf. Doch viel deutlicher äußern sie sich in Kombination mit Intervallfasten: Bereits nach einem halben Tag Nahrungsverzicht werden die Wirkungen dieser „Wachheitshormone" spürbar: Man wird sehr aufmerksam, fühlt sich energiegeladen und das Wichtigste: Die Stoffwechselrate sinkt nicht ab!

Dauert der Zustand der tiefen Ketose länger an, kommt es sogar zu einem deutlichen Hochgefühl. Nach vier Tagen Fasten steigt das Adrenalin auf bis zu 200 % des Normalniveaus. [26] Das regt den Stoffwechsel weiter an und der Grundumsatz steigt um bis zu 12 %! Da der Körper jetzt im Fettverbrennungsmodus läuft, wird so natürlich auch mehr Fett verbrannt. Obendrein sind Adrenalin und Noradrenalin auch an der Lipolyse beteiligt; die Verstoffwechselung von Fetten zur Energiegewinnung wird auch auf diese Weise unterstützt. Es gibt allerdings Hinweise darauf, dass Adrenalin und Noradrenalin bei einer längeren Fastenperiode auch wieder abfallen. Das hängt damit zusammen, dass bei einem lang dauernden Nahrungsverzicht die Einsparung von Energie Vorrang bekommt, um die Hungerperiode möglichst lange durchstehen zu können.

Die Erhöhung der Stoffwechselrate in der Ketose stellt einen bedeutenden Unterschied zu herkömmlichen, kalorienreduzierten Diäten dar. Bei der ketogenen Diät, noch stärker in Kombination mit Intervallfasten, kommt es deshalb *nicht* zum gefürchteten „Einschlafen" des Stoffwechsels und damit zu einer Absenkung des Grundumsatzes. Denn im Gegensatz zu einer langen Fastenkur wird ja ausreichend Nahrung zugeführt. Wir sehen also: Auch in dieser Hinsicht schlägt die optimierte Keto-Diät jede herkömmliche Diät!

Der in der Ketose deutlich erhöhte Adrenalinspiegel führt neben der Stoffwechsel-Beschleunigung auch zu Wachheit und geistiger Klarheit: Man fühlt sich energiegeladen und tatendurstig. Dies ist ein weiterer, deutlicher Gegensatz zur herkömmlichen Diät, bei der man sich häufig müde und wenig leistungsfähig fühlt.

3.4 Cortisol wird durch die Ketose kaum beeinflusst

Sinkt der Insulinspiegel, wird Cortisol freigesetzt. Dieses Hormon ist in der Leber an der Gluconeogenese beteiligt. Mehr oder weniger stark ausgeprägt, findet dieser Prozess andauernd im Körper statt. Schon ein intensives Training führt zu fallendem Blutzucker und damit zu einem Rückgang des Insulins. Jetzt wird mit Glucagon auch Cortisol ausgeschüttet, um neuen Blutzucker zu gewinnen. Morgens, nach dem Aufwachen, ist der Cortisolspiegel am höchsten, da durch die relativ lange Zeit ohne Nahrung das Insulin ziemlich niedrig liegt. Cortisol ist also ein lebenswichtiges Hormon, das im Stoffwechsel normalerweise unbemerkt seinen Dienst versieht.

Cortisol kann aber auch aktiviert werden, wenn wir Stress ausgesetzt sind. Der Grund für die Entstehung dieses Mechanismus ist in unserer Geschichte zu finden. Wenn sich unsere Vorfahren plötzlich einem Raubtier oder einer anderen Gefahrensituation ausgesetzt sahen, reagierte ihr Organismus, indem er den Stoffwechsel umstellte: Es wurde ein große Menge Cortisol ausgeschüttet, um den Körper in Verteidigungsbereitschaft zu bringen.

Damit steigen der Blutdruck und die Aufmerksamkeit, obendrein wird die Gluconeogenese hochgefahren, um mehr Energie bereitzustellen. Die in dieser Situation weniger wichtigen Systeme des Körpers, wie z.B. der Knochenaufbau und das Immunsystem, werden heruntergefahren. Damit war unser Vorfahr von einem Augenblick auf den anderen bereit, entweder den Kampf aufzunehmen oder die Flucht anzutreten. Solche Gefahrensituationen waren aber meistens schnell vorüber und der Cortisolspiegel fiel wieder auf normale Werte ab. Eine überschießende Cortisolausschüttung hat unseren Vorfahren also manches Mal das Leben gerettet; im Sinne der Evolution hatte sich dieser Mechanismus so bewährt, dass er beibehalten wurde.

Wir führen heute ein weniger gefahrvolles Leben. Raubtiere befinden sich bei uns im Zoo hinter Gittern und andere Feinde lauern auch nicht hinter jeder Ecke. Trotzdem ist uns diese starke Cortisolreaktion erhalten geblieben, nur wird sie heute durch andere Stressoren ausgelöst, wie z.B. Schlafmangel, Ärger am Arbeitsplatz oder im Straßenverkehr – kurz, fast alles, was die zivilisierte Welt an Unpässlichem für uns bereithält. Viele Menschen leiden daher an einem durch Stress chronisch erhöhten Cortisolspiegel, der eine Vielzahl von negativen Begleiterscheinungen mit sich bringt. Anhaltender Bluthochdruck, unerwünschte Gewichtszunahme, ein geschwächtes Immunsystem, eine verringerte Knochendichte und viele weitere Auswirkungen eines dauerhaft erhöhten Cortisolspiegels haben diesem Hormon den Ruf eingetragen, ein „Stresshormon" zu sein.

In der Ketose wird die Gluconeogenese allerdings weniger stark gefordert, als im mit Kohlenhydraten ernährten Organismus. Denn die jetzt in hoher Zahl vorliegenden Fettsäuren und Ketone ersetzen die Glucose zu großen Teilen. Das bedeutet, Cortisol wird nicht mehr in großen Mengen benötigt, auch nicht in Stress-Situationen.

Im Kraftsport hat das Cortisol keinen guten Ruf, da es nicht nur in den Proteinstoffwechsel eingreift und Aminosäuren für die Gluconeogenese abzweigt, sondern auch das Immunsystem schwächt. Da ist die Frage naheliegend, ob Cortisol bei einer länger dauernden Ketose zum Problem werden kann. Doch die Wissenschaft gibt Entwarnung – die Ketose beeinflußt das Cortisol weit weniger, als man annehmen möchte. Drei Tage Fasten ergaben keinen Anstieg des Cortisols über das normale Level hinaus und zwei- bis dreiwöchiges Intervallfasten, bei dem – zwar in kleineren Zeitfenstern, aber regelmäßig – Nahrung zugeführt wurde, hatten gleichfalls keinen auffälligen Cortisolanstieg zur Folge. Es scheint so, als ob die Ketose für den Körper eher eine Art „Eustress", also positiven Stress darstellt, der mit einem weitgehend normalen Cortisolhaushalt einhergeht.

3.5 Ghrelin fällt ab

Ghrelin wird in der Magenschleimhaut und in den Inselzellen der Bauchspeicheldrüse produziert. Die Bezeichnung „Ghrelin" steht für „Growth Hormone Release Inducing", also „die Sekretion von Wachstumshormon anregend". Entsprechend sorgt eine Erhöhung des Ghrelins dafür, dass Wachstumshormon ausgeschüttet wird. Doch diese Gesetzmäßigkeit gilt wohl nur im mit Kohlenhydraten ernährten Organismus. Denn in der Ketose bleibt das Ghrelin niedrig, [27] obwohl das Wachstumshormon stark erhöht ist. In einer weiteren Studie [28] führten die Wissenschaftler den bei ketogenem Stoffwechsel häufig auftretenden Minderverzehr an Kalorien auf den niedrigen Spiegel an Ghrelin zurück. Bei herkömmlichen Diäten dagegen steigt das Ghrelin an und Hungergefühle stellen sich verstärkt ein.

Denn Ghrelin gilt als „Hungerhormon", da ein niedriger Insulinspiegel und, bei einer kohlenhydratreichen Ernährung daraus folgend, ein hoher Ghrelinspiegel, den Appetit fördert. Nach dem Essen, mit steigendem Insulinspiegel, sinkt das Ghrelin wieder ab. Der geringere Ghrelinabfall nach einer Mahlzeit beim Übergewichtigen wird auch für dessen überschießenden Kalorienverzehr verantwortlich gemacht.

In der Ketose kommt es vermutlich auch deshalb zu niedrigeren Ghrelinspiegeln und, daraus folgend, zu einem verminderten Appetit, weil stets ausreichend Energie in Form von Fettsäuren und Ketonen vorliegt. Allerdings ist die Appetitkontrolle beim Menschen durch sehr viele Faktoren gesteuert und noch lange nicht in allen Aspekten verstanden, so dass hier noch keine endgültigen Aussagen getroffen werden können, wie Paoli in einer umfangreichen Übersichtsarbeit darlegt. [29] Für uns ist wichtig, dass es nach der Gewöhnung an eine ketogene Ernährung zu einem verminderten Hungergefühl kommt, selbst wenn weniger Kalorien verzehrt werden.

3.6 Testosteron bleibt gleich oder fällt ab

Wie wir bis hierher festgestellt haben, sind die hormonellen Veränderungen des Stoffwechsels in der Ketose ausgesprochen positiv. Doch was ist mit dem Testosteron? Dieses Hormon sorgt für die Ausprägung der Geschlechtsmerkmale beim Mann, den Haar- und Bartwuchs und ist für die stärkere Muskulatur verantwortlich. Bei Frauen liegt der Testosteronspiegel niedriger, bei ihnen dominiert das weibliche Hormon Östrogen. Trotzdem können auch sie den Testosteronspiegel durch ein regelmäßiges Muskeltraining zu ihrem Vorteil beeinflussen; die Mechanismen sind bei Männern und Frauen gleich.

In den westlichen Industrieländern weisen die Männer heute einen höheren Testosteronspiegel auf als ihre Vorfahren. Das wurde in einer aktuellen britischen Untersuchung bestätigt [30]: Die Männer der Tsimane, ein Jäger- und Sammlervolk, das am Amazonas in Bolivien lebt, weisen deutlich niedrigere Testosteronwerte auf, als gleichaltrige Männer in den Industriestaaten. Als Grund dafür nahmen die Wissenschaftler ein stressvolles Leben mit vielen Parasiten und nicht so üppiger Nahrungsversorgung an. Eine erhöhte Testosteronbildung, wie sie im Westen erfolge, sei dagegen vornehmlich unserer „Luxusversorgung" mit Nahrung und der modernen Medizin geschuldet, welche die Abwehr von Krankheiten und Parasiten übernimmt. Beides erlaube dem Körper, mehr Testosteron zu bilden, weil die immunschwächenden Wirkungen des Testosterons dadurch ausgeglichen würden.

Die Stoffwechsellage, die sich bei einer ketogenen Diät, stärker noch in der Kombination von Keto-Diät und Intervallfasten einstellt, ähnelt der von Jäger- und Sammler-Gesellschaften: Erhöhte Wachstumshormonspiegel, kombiniert mit niedrigeren Insulin-, IGF-1 und Testosteronspiegeln. Das klingt erst einmal negativ, doch wenn man die Abwesenheit von Zivilisationskrankheiten bei solchen primitiven Völkern in Betracht zieht, so scheint sich diese hormonelle Lage auf die Gesundheit deutlich positiver auszuwirken als die bei uns, in der westlichen Welt vorherrschende (mehr dazu in Kapitel 7).

Zwar steigen die Leistungsfähigkeit der Muskulatur und die Stoffwechselrate durch Testosteron an. Der Kraftsportler profitiert von hohen Testosteronspiegeln durch einen verstärkten Muskelaufbau. Doch viel Testosteron führt auch zu gravierenden Nachteilen. So lösen die entzündungssenkenden Effekte des Testosterons eine kurzfristig immunstärkende Wirkung aus. Doch bei dauerhaft erhöhten Testosteronspiegeln kommt es paradoxerweise zu einer Schwächung des Immunsystems. Einfach, weil Entzündungsprozesse eben auch dazu dienen, die Immunreaktion auszulösen und sie zu steuern. So ist bekannt, dass Männer, durch ihren im Vergleich zu Frauen höheren Testosteronspiegel, häufiger unter viralen, bakteriellen und Pilzinfektionen leiden sowie öfter mit Parasiten zu kämpfen haben.

Durch einen hohen Testosteronspiegel wandern vermehrt weiße Blutkörperchen, sog. Leukozyten, in die äußeren Gewebe. So können Verletzungen schneller abheilen. Doch es kommt auch zu einer Steigerung des Blutdrucks und zu einer erhöhten Produktion der Sauerstoff transportierenden roten Blutkörperchen. Das hat natürlich eine Leistungssteigerung zur Folge, doch mehr rote Blutkörperchen können über eine stärkere Verklumpungsneigung die Adern verstopfen. Ein dauerhaft erhöhter Blutdruck schädigt die Gefäße ebenfalls; beides kann Herzinfarkte und Schlaganfälle auslösen. Das zeigt sich auch in den vielen frühen Todesfällen von gedopten Top-Athleten, die ihren Testosteronspie-

Tab. 16 Ketose ohne Einfluss auf den Testosteronspiegel?

Eine aktuelle Studie [n] hat über 11 Wochen eine isokalorische, also gewichtserhaltende, ketogene Diät mit einer kohlenhydratreichen Ernährung verglichen. Doch in der 11. und letzten Woche dieser Studie wurden der Keto-Gruppe auch wieder Kohlenhydrate verabreicht. Zwar ergab sich danach ein deutlicher Testosteronanstieg in der Keto-Gruppe. Da aber keine Zwischenwerte ermittelt wurden, sondern nur der Zustand am Anfang und am Ende festgehalten wurde, bleibt unklar, ob der Testosteronanstieg auf die vorausgegangenen 10 Wochen mit ketogener Ernährung oder auf die Kohlenhydratzufuhr in der letzten Woche zurückzuführen war.

Eine ältere Untersuchung aus dem Jahre 2004 [o] enthielt eine Studie, bei der die Testosteronwerte ermittelt wurden. Bei dieser lag die gewichtserhaltende Kalorienverteilung im Durchschnitt bei 7 % Kohlenhydraten und 64 % Fett, der Rest war Protein. Nach acht Wochen ergaben sich keine Änderungen beim Gesamt-Testosteron und beim freien Testosteron. Allerdings nahmen an dieser Studie nur 10 Männer teil, was ihre Aussagekraft stark einschränkt.

Demgegenüber stehen die vielen Studien, die einen Abfall des Testosterons beim Verzicht auf Kohlenhydrate und bei einem Minderverzehr an Kalorien, der bei ketogenen Diäten häufig auftritt, bestätigen. Bei der optimierten Keto-Diät ist aber das stark anabole Wachstumshormon deutlich erhöht, so dass sich in der Summe kein negativer Einfluss auf die sportliche Leistungsfähigkeit ergibt.

n Roberts MD et al: The Effects of Ketogenic Dieting on Body Composition, Strength, Power, and Hormonal Profiles in Resistance Training Males. J Strength Cond Res. 2017 Apr 7. [Epub ahead of print]

o Volek JS, Sharman MJ: Cardiovascular and Hormonal Aspects of Very-Low-Carbohydrate Ketogenic Diets. Obesity, Volume 12, Issue S11, November 2004; 115S-123S.

gel mit Anabolika künstlich erhöht hatten: Nicht wenige von ihnen sterben vorzeitig an Erkrankungen des Herz-Kreislaufsystems.

Darüber hinaus sind viele Krebsarten androgenabhängig. Entartete Zellen können bei einem hohen Testosteronspiegel schneller wachsen und Tumoren bilden. Da ist der Haarausfall beim Mann – durch hohe Testosteronspiegel ebenfalls gefördert – ein vergleichsweise kleines Problem. Viel Testosteron ist also ausgesprochen positiv für kurz andauernde Verteidigungs- und Wettkampfsituationen. Doch ein dauerhaft erhöhter Testosteronspiegel bringt ernste gesundheitliche Nachteile mit sich.

Der Testosteronspiegel der Tsimane-Indianer ist aber nicht konstant niedrig, sondern er reagiert umgehend auf Wettkampfsituationen. Anhand von Speichelmessungen bei einem Fußballspiel wurde festgestellt, dass die Testosteronwerte sehr schnell um bis zu 30 % anstiegen und noch eine Stunde nach dem Spiel um 15 % erhöht waren. [30] Die Forscher schlossen daraus, dass bei Jäger- und Sammlervölkern der Testosteronspiegel im Jahresverlauf, wenn das Überleben und die Aufzucht der Kinder im Vordergrund steht, niedrig ausfällt und nur für bestimmte Situationen, wie sexuelle Aktivität, Konkurrenz um Frauen, Statuskämpfe und Verteidigung ansteigt. Allein in diesen Situationen wird die Testosteronproduktion hochgefahren und die Nachteile eines erhöhten Testosteronspiegels werden vorübergehend in Kauf genommen. Bei Sportlern im Westen wurde im Prinzip der gleiche Mechanismus nachgewiesen: In Training und Wettkampf kommt es ebenfalls zu kurzfristigen Erhöhungen des Testosterons.

Die Höhe des Testosteronspiegels soll mit einer „üppigen“ Nahrungsversorgung zusammenhängen. Tatsächlich ist es wohl eher ein hoher Kohlenhydratverzehr, der den dauerhaften Testosteronanstieg auslöst. Denn wissenschaftliche Studien [31,32] fanden heraus, dass bei sinkendem Kohlenhydratgehalt der Nahrung auch der

Testosteronspiegel abnimmt. Zwar haben einige Untersuchungen [33,34] davon abweichende Ergebnisse gezeigt, doch sind sie wenig aussagekräftig, wie in Tab. 16 dargelegt wird.

Sicher ist die Studienlage vor allem bei Diäten, die weniger Kalorien zuführen, als für den Gewichtserhalt nötig. Diese sind dafür bekannt, dass das Testosteron abfällt. Das ist auch bei ketogenen Diäten nicht anders. Wie schon erwähnt, kommt ein Minderverzehr – auch ungewollt – häufiger vor, als man denkt. Fett und Protein sättigen nun einmal besser als Kohlenhydrate. Zusätzlich wird nach erfolgter Keto-Adaption das Hungergefühl nicht mehr über den Blutzuckerspiegel gesteuert, die vielen Ketone wirken appetithemmend und das Ghrelin ist erniedrigt; auch deshalb isst man häufig weniger.

Beim Intervallfasten – das ja ebenfalls eine tiefe Ketose hervorruft – steigt das Testosteron zunächst an. Dabei spielt die Körperzusammensetzung eine wichtige Rolle: Übergewichtige Männer reagieren zunächst nicht mit einer Testosteronerhöhung, während bei normalgewichtigen das Testosteron schnell um bis auf 180 % zunimmt. Doch die Länge der Fastenperiode spielt eine wichtige Rolle: Nach etwa zwei Tagen sinkt das Testosteron wieder ab und zehn Tage Nahrungsverzicht führen zu einem deutlich niedrigeren Testosteronniveau. Dabei spielt es keine Rolle, ob für eine oder mehrere Wochen gänzlich auf Nahrung verzichtet wird oder ob ein Intervallfasten gewählt wird.

Daraus ergibt sich folgendes Bild: Bei einer überkalorischen und bei einer gewichtserhaltenden ketogenen Ernährung werden sich vermutlich nur geringfügig negative Auswirkungen auf den Testosteronspiegel ergeben. Doch bei einer länger dauernden Ketose und wenn zuwenig Kalorien verzehrt werden, kommt es zu einem Abfall des Testosterons.

Allerdings darf man diese Erkenntnis nicht überbewerten. Denn einerseits existieren nur sehr wenige Untersuchungen zum Thema, die regelmäßig trainierende Kraftsportler untersucht haben. Die Studienlage ist damit nicht als zufriedenstellend zu bezeichnen. Andererseits müssen bei der optimierten Keto-Diät zum Gewichtserhalt bzw. zum Muskelaufbau in der Regel *nicht* weniger Kalorien verzehrt werden, selbst wenn sie mit Intervallfasten kombiniert wird.

Darüber hinaus werden gerade im Kraftsport unterschiedliche Refeed-Modelle eingesetzt, bei denen kurzfristig wieder Kohlenhydrate zugeführt werden. Das reicht von zwei Tagen „Laden“ mit Kohlenhydraten bei der Anabolen Diät bis hin zu moderaten Formen wie der im vorliegenden Buch angeführten optimierten Keto-Diät, wo zwar weniger Kohlenhydrate, aber immer noch mehr, als an den ketogenen Tagen zugeführt werden. In diesen Fällen ergibt sich ein schwankender Testosteronverlauf. Dieser kann durchaus auch überschießend ausfallen, d.h. von einem niedrigen Niveau in der ketogenen Phase zu deutlich erhöhten Testosteronspiegeln an den Tagen mit mehr Kohlenhydraten, wie die Studie von Roberts et al gezeigt hat [33]. In der Summe, z.B. über eine Woche, kommt es deshalb wahrscheinlich nicht zu merklichen Testosteronverlusten.

Ein tiefer und anhaltender Abfall des Testosterons ist bei der Keto-Diät allein bei sehr strengen Ausgestaltungen zu erwarten. Das wären z.B. eine starke Kalorienreduktion über einige Wochen oder wochenlanges „echtes“ Fasten ohne Nahrungszufuhr. Doch dem wird sich der Sportler wohl kaum aussetzen oder wenn doch, dann nur kurzfristig. Solche strengen Formen der Keto-Diät werden eher zur Bekämpfung von starkem Übergewicht bzw. bei schlimmen Erkrankungen eingesetzt.

Der Kraftsportler muss bei einer ketogenen Ernährung, mit in der Tendenz niedrigeren Testosteronwerten, aber nicht um seine sportliche Leistungsfähigkeit fürchten. Im Gegenteil: Er profitiert weiterhin durch die schnelle

Erhöhung des Testosterons in Training und Wettkampf (um 30 % bis zu 10 Minuten nach dem Wettkampf, siehe das Beispiel der Tsimane oben), sowie vom gesteigerten Proteinaufbau direkt nach dem Training (noch 15 % erhöhtes Testosteron 1 Stunde nach dem Wettkampf).

Obendrein übt das erhöhte Wachstumshormon ebenfalls deutliche anabole Wirkungen aus (wir erinnern uns, es kommt bei niedrigen Insulinspiegeln zu mehreren Ausschüttungen im Tagesverlauf, statt, wie bei hohem Kohlenhydratverzehr, nur einmal in der Nacht). Außerdem verbrennt das bei einer ketogenen Stoffwechsellage erhöhte Wachstumshormon vermehrt Körperfett. Zu guter Letzt kommt es bei der optimierten Keto-Diät auch zu einem starken Anstieg des Adrenalins. Dieses Hormon unterstützt ebenfalls den Fettabbau und es steigert über seine anregende Wirkung die Leistung in Training und Wettkampf.

Was die hormonelle Situation angeht, ist deshalb die ketogene Diät als Sporternährung einer Mischkost mit vielen Kohlenhydraten überlegen. Der Sportler profitiert nicht nur von den anabolen Wirkungen der beiden starken Hormone Wachstumshormon und, etwas eingeschränkt, Testosteron. Sondern auch durch eine bessere Immunreaktion, weil die hemmenden Wirkungen eines *dauerhaft* erhöhten Testosteronspiegels (und des IGF-1, dazu später mehr) wegfallen. Auf lange Sicht – siehe die negativen Auswirkungen eines chronisch erhöhten Testosteronspiegels auf die Entstehung von Herzkrankheiten und Krebs – leistet er seiner Gesundheit ebenfalls bessere Dienste. Tatsächlich berichten viele Sportler nach abgeschlossener Keto-Adaption von einem guten Muskelaufbau und Kraftzuwachs sowie von einer gesteigerten Trainingsmotivation.

3.7 Schilddrüsenhormone in der Ketose

Die Schilddrüse speichert das lebenswichtige Mineral Jod und produziert die jodhaltigen Hormone Tri-Jodthyronin (T3) und Thyroxin (T4). Dabei dient das T4 als Vorläufer, aus dem das aktive Schilddrüsenhormon T3 gebildet wird. Dieses Hormon spielt eine wichtige Rolle im Energiestoffwechsel und beim Wachstum aller Zellen. Je höher die Spiegel an aktivem T3, desto schneller läuft der Stoffwechsel und desto mehr Kalorien werden verbrannt. Im Kraftsport, vor allem im Bodybuilding, wo es auf einen sehr niedrigen Körperfettanteil ankommt, um die Muskeln „definiert", also ohne Unterhautfettgewebe gut sichtbar zu präsentieren, wird es z.T. auch als Dopingmittel eingesetzt. Das geht allerdings immer auch auf Kosten der Muskelmasse, denn hohe Spiegel an Tri-Jodthyronin (T3) sorgen gleichzeitig für einen Abbau von Muskulatur.

Es ist bekannt, dass Diäten, die weniger Kalorien zuführen, als für den Gewichtserhalt gebraucht, die Schilddrüse hemmen; der Spiegel an aktivem T3 fällt dann ab. Beim mit Kohlenhydraten ernährten Sportler bewegt sich dieser Abfall durch Kalorienreduzierung im Bereich von 5-15 %. Beim ketogen ernährten Sportler, selbst wenn ausreichend Kalorien zugeführt werden, kommt es allerdings mit bis zu 40 % zu einem deutlich stärkeren Abfall des T3. Es ist noch nicht abschließend geklärt, ob das an der geringeren Kohlenhydratzufuhr oder an den vergleichsweise hohen Blutspiegeln von Ketonen liegt. Trotzdem kommt es in der Ketose nicht zu einer Unterfunktion der Schilddrüse mit gesundheitsschädlichen Auswirkungen.

Eine Ausnahme sind hier Kinder, bei denen erniedrigte Werte von Schilddrüsenhormonen zu Entwicklungsstörungen führen können. Eine aktuelle Studie empfahl deshalb für eine ketogene Diät, die z.B. bei epilepsiekranken Kindern gute Erfolge zeigt, die Zufuhr von künstlichem Schilddrüsenhomon. [35]

Hunderttausende, wenn nicht Millionen Menschen haben bereits eine ketogene Diät, bzw. Fastenkuren durchgeführt, doch von Problemen wegen einer Schilddrüsenunterfunktion ist nie etwas bekannt geworden. Es scheint eher so, als wenn die Stoffwechselumstellung in der Ketose dazu führt, dass die Empfänglichkeit für das aktive Schilddrüsenhormon T3 ansteigt und durch diese gesteigerte Sensitivität für die gleiche Wirkung weniger T3 benötigt wird als im mit Kohlenhydraten ernährten Organismus. [36] Dr. Steven Phinney, einer der Gurus der ketogenen Ernährung, hält den Abfall an aktiven T3 in der Ketose auf etwa 60 % des Wertes vor der Keto-Diät deshalb für vernachlässigbar. Interessanterweise bleibt die Menge des Vorläufers T4 nämlich fast unverändert, sie fällt nur um 10 %. Diese Werte wurden in der Studie zum Intervallfasten von Moro et al [14] bestätigt; auch hier ergaben sich keine negativen Auswirkungen auf den Fettabbau.

Eine echte Unterfunktion der Schilddrüse (Hypothyreose) würde sich in Leistungs-/Konzentrationsschwäche und Müdigkeit äußern.

Tab. 17 Hormone in der Ketose

Die Umstellungen im ketogenen Stoffwechsel betreffen auch die Hormone im Körper. Im Vergleich zum kohlenhydraternährten Athleten kommt es zu deutlichen Hormonverschiebungen, die sich in Summe gesundheits- und regenerationsfördernd sowie leistungssteigernd auswirken.

Wachstumshormon
Steigt stark an und wird öfter ausgeschüttet. Dadurch kommt es zu einem erhöhten Proteinaufbau und einem verstärkten Fettabbau.

Insulin
Fällt bei der optimierten Keto-Diät noch stärker ab, als bei anderen ketogenen oder Low-Carb-Diäten. Das ermöglicht einen deutlich verbesserten Fettabbau.

IGF 1
Fällt ab, doch ohne Auswirkungen auf die Anabolie. Niedrigere Spiegel von IGF-1 erlauben eine bessere Regeneration von Gewebe und verstärkte Autophagie.

Adrenalin, Noradrenalin
Steigen zunächst an, fallen später aber wieder etwas ab. Trotzdem bleibt der Spiegel dieser beiden Wachheitshormone, die auch den Fettabbau unterstützen, langfristig leicht erhöht.

Cortisol
Kein Einfluss der Ketose, der Spiegel bleibt im Normbereich.

Ghrelin
Dieses appetitfördernde Hormon fällt ab. Im keto-adaptierten Organismus wird Hunger nicht mehr so quälend empfunden, wie bei kohlenhydratreicher Ernährung.

Testosteron
Fällt ab. In der tiefen Ketose kommt es zu niedrigeren Testosteronwerten, mit kurzfristig deutlichen Erhöhungen bei Training und Wettkampf, sowie beim Refeed mit mehr Kohlenhydraten. Es kommt aber nicht zu Leistungseinbußen oder Störungen im Muskelaufbau, da das stark erhöhte Wachstumshormon mit seinen anabolen Wirkungen den Muskelaufbau fördert. Denkbar wäre auch eine gesteigerte Empfindlichkeit der Rezeptoren und damit eine bessere Testosteronwirkung, wie bei den Schilddrüsenhormonen angenommen.

Schildrüsenhormone
Fallen ab, ohne dass es zu einer Unterfunktion der Schilddrüse kommt. Trotzdem sinkt die Stoffwechselrate bei der optimierten Keto-Diät nicht ab, sondern es kommt – auch ohne dass hohe Spiegel an aktivem Schilddrüsenhormon vorliegen – zu einer deutlich gesteigerten Fettverbrennung.

Weitere Symptome einer Unterfunktion sind Bewusstseins- und Gedächtnisstörungen sowie eine deutlich gesteigerte Kälteempfindlichkeit. Die Ketose zeichnet sich aber durch das genaue Gegenteil aus: Sie steigert Konzentration und Leistungsfähigkeit, führt zu größerer Wachheit und geistiger Klarheit. Auch von einer vermehrten Kältempfindlichkeit als deutlichstes Anzeichen für eine verringerte Stoffwechselrate ist nichts bekannt.

Die enge Verbindung zwischen T4 und T3, die im kohlenhydraternährten Organismus besteht, scheint in der Ketose aufgehoben zu sein: Obwohl die Schilddrüse weiterhin fast konstante T4-Spiegel produziert, werden nur noch deutlich kleinere Menge T3 im Körper gebraucht. Darauf deutet auch der Umstand hin, dass es trotz niedriger T3-Spiegel in der Ketose nicht zu einem Abfall des Grundumsatzes kommt. Das wurde anhand von zwei Studien ermittelt, bei denen eine kohlenhydratreiche Ernährung mit einer ketogenen Diät verglichen wurde. [36]

Insgesamt ist die Studienlage zu den Auswirkungen des T3-Abfalls in der Ketose nicht als zufriedenstellend zu bezeichnen. Doch das Ausbleiben von negativen Auswirkungen deutet darauf hin, dass es sich um eine normale Reaktion des Körpers beim Wechsel der Hauptenergiesubstrate handelt. Wird die ketogene Ernährung eingestellt und man kehrt zur kohlenhydratreichen Kost zurück, wird die „normale“ Funktion der Schilddrüsenhormone auch schnell wieder hergestellt.

*

4. Plädoyer für eine ketogene Sporternährung

Von den Vorteilen der optimierten Keto-Diät für den Fettabbau muss wohl niemand mehr überzeugt werden. Ihre Effektivität hat diese Ernährungsform schließlich über Jahrzehnte bewiesen. Doch während viele Athleten diesen Umstand bereitwillig akzeptieren, sehen sie die ketogene Ernährung häufig immer noch als Ausnahme an. Die Frage, ob sie vielleicht auch der üblichen, kohlenhydratbetonten Sporternährung überlegen ist, stellen sich viele Sportler nicht. Damit folgen sie den Empfehlungen der Experten. Denn die Sportwissenschaft vertritt fast ausnahmslos die hergebrachte Ernährungsform als das Non-Plus-Ultra für alle Disziplinen.

Dem kann man allerdings gute Argumente entgegensetzen. Bei genauer Betrachtung erweist sich nämlich die optimierte Keto-Diät sowohl in den Kraft- als auch in den Ausdauerdisziplinen der herkömmlichen Sporternährung als überlegen. Wenn sich aber sportliche Höchstleistungen, ein niedriger Körperfettanteil und eine robuste Gesundheit ohne Kohlenhydratmast erreichen lassen, dann sollte in der Sportwissenschaft endlich umgedacht werden. Es gilt, alte Dogmen über Bord zu werfen und neuen Ufern zuzustreben.

4.1 Ohne Kohlenhydrate keine sportlichen Höchstleistungen?

Die Sportwissenschaft empfiehlt für den Athleten immer noch sehr hohe Kohlenhydratmengen. Dazu muss man wissen, dass einige Studien zwar nahelegen, dass sich bei einer hohen Glycogeneinlagerung in den Muskeln eine Steigerung der Ausdauerleistung ergibt. So kam es auch zu den Empfehlungen für einen erhöhten Verzehr beim Sportler. Es darf aber nicht vergessen werden, dass man dabei vor allem die Leichtathletik und die Ausdauerdisziplinen im Radsport vor Augen hatte, nicht aber den Kraftsport, der stets ein Stiefkind der Sportwissenschaft war.

Der Empfehlung für einen hohen Kohlenhydratverzehr liegt die Annahme zugrunde, dass die im Muskel als Glycogen gespeicherte Glucose die notwendige Energie für die Muskelarbeit liefert. Je größer die Glycogenspeicher und je besser diese gefüllt sind, desto länger kann der Muskel optimal arbeiten. Erst wenn die Glycogenvorräte erschöpft sind, muss der Organismus auf Fett als Energielieferanten umschalten. Doch dieser Übergang ist mit Problemen verbunden, die jeder Sportler kennt. Es kommt schlagartig zu einem Gefühl der Kraftlosigkeit, leichtem Schwindel und Muskelzittern. Der Kraftsportler hasst dieses Schwächegefühl und ist bemüht, es schnell abzuschalten, indem er Kohlenhydrate zuführt – häufig in Form der beliebten, süßen Sportdrinks. Der Ausdauerathlet nennt diesen Zustand „Hungerast" – auch er fühlt sich beim Übergang zur Fettverbrennung unwohl und sieht seine Leistung eingeschränkt. Also greift er ebenfalls zu Sportdrinks oder verzehrt schnell verdauliche Kohlenhydratspender wie z.B. Bananen.

Die unangenehmen Symptome des Hungerasts treten beim Training immer wieder auf, denn die Glycogenvorräte der Muskulatur sind begrenzt. Schon eine Stunde hartes Krafttraining kann dazu führen und bei einem längeren Dauerlauf tritt der Hungerast mit Bestimmtheit auf. Doch der Grund für den Hungerast liegt nicht primär darin, dass zuwenig Kohlenhydrate vorhanden sind, sondern dass überhaupt auf Kohlenhydrate als Energiequelle vertraut wird! Denn selbst der optimal „aufgeladene“ Athlet kann höchstens 2.000 kcal. an Kohlenhydratenergie speichern. Ist diese Menge verbraucht, ist der Körper gezwungen, auf Fett umzuschalten. Da der Organismus aber auf Kohlenhydrate „eingestellt“ ist, kann er die viel ergiebigeren Fettreserven jetzt nicht optimal nutzen. Das ist der wahre Grund für die unangenehmen Symptome des Hungerasts!

Wir erinnern uns: Sind die Kohlenhydrate verbraucht, geht der Körper zur Gluconeogenese über. Doch setzt er in dieser Situation zunächst auf Aminosäuren aus dem Muskeleiweiß, um Glucose zu gewinnen. Das Gefühl der Schwäche ist also begründet: Die Muskeln leiden tatsächlich! Die vorteilhaftere Nutzung von Glyzerin aus den Triglyzeriden des Körperfetts zur Herstellung von Glucose kommt dagegen nur eingeschränkt zum Tragen, da sie nicht sofort reibungslos funktionieren kann.

Denn dafür bedarf es einer echten Umstellung der Energiegewinnung im Muskel, die sich nur bei einem längerdauernden Kohlenhydratverzicht einstellt. Erst dann verändern die Muskelzellen ihren Stoffwechsel und lagern statt Glycogen mehr Fettsäuren ein, um sofort Zugriff darauf zu haben. Und die Mitochondrien als Kraftwerke der Zellen optimieren den Einsatz von Fettsäuren und Ketonen zur Energiegewinnung. Um diese Energiesubstrate richtig nutzen zu können, ist also eine abgeschlossene Keto-Adaption notwendig! Die kann natürlich nicht in Sekundenschnelle erfolgen, wenn plötzlich die Glycogenvorräte beim Training verbraucht sind.

Doch ist der Körper erst einmal an die Ketose angepasst, dann kann er die enormen Energievorräte, die im Körperfett gespeichert sind – 40.000 kcal. und mehr – auch problemlos nutzen. Diese Menge an Energie in den Fettreserven hat ein sehr schlanker Athlet zur Verfügung, ein höherer Körperfettanteil kann natürlich weitaus mehr liefern. Das Leber- und Muskelglycogen (400-500 g Kohlenhydrate) eines sehr muskulösen Kraftsportlers ergibt dagegen nur 1.600-2.000 kcal. an Energie. Während die Glucosevorräte des Körpers also höchstens für einige Stunden Sport ausreichen, kann man mit den Fettreserven theoretisch mehrere Tage ohne Unterbrechung trainieren!

Darin liegt das eigentliche Problem der Kohlenhydratmast: Wer jeden Tag reichlich Kohlenhydrate zuführt, der verhindert die Anpassung an Fett als Energiequelle! Dem nicht daran gewöhnten Organismus fällt es natürlich schwer, sofort von Kohlenhydraten zu Fett überzugehen – er brauchte es bislang ja nicht, da er regelmäßig Glucose zugeführt bekam. Entsprechend „holprig“ verläuft dieser Übergang dann auch und die nicht optimal funktionierende Nutzung der Fette und Ketone führt zu dem als „Hungerast“ bekannten Leistungseinbruch.

Der keto-adaptierte Sportler hat dieses Problem hinter sich gelassen. Bei ihm wird ebensoviel Energie in Form von Fettsäuren in den Muskeln eingelagert, wie das Glycogen bei einer kohlenhydratreichen Ernährung liefern würde. Er braucht zudem weder eine Mahlzeit vor, noch eine Glucosezufuhr während des Trainings. Und selbst danach hat er es nicht eilig mit dem Essen, da er keinen Hunger verspürt. Trotzdem kann er sein Training mit voller Kraft angehen und durchhalten, denn er kann auch einen erhöhten Energiebedarf problemlos aus den Körperfettreserven decken. Die Muskeln haben die Nutzung von Fettsäuren und Ketonen optimiert und ein niedriger Blutzuckerspiegel führt bei ihm zu einem Hochgefühl. Sowohl der Kraftsportler, als auch der Ausdauerathlet können in Ketose Höchstleistungen erbringen, wenn der Körper erst einmal daran gewöhnt ist.

4.2 Enorm gesteigerte Fettverbrennungsrate in der Ketose

Die Optimierung des Fettstoffwechsels führt auch zu einer besseren Fettverbrennung, was dem Abnehmwilligen besonders zugute kommt. In der Sportwissenschaft gilt immer noch die These, dass man höchstens 60 g Fett pro Stunde verstoffwechseln kann, das entspricht 540 kcal. Energie. Doch dieser Wert gilt nur für eine kohlenhydratreiche Ernährung!

Tatsächlich läuft die Fettverbrennung nach erfolgter Keto-Adaption mit einer deutlich höheren Rate. Denn ebenso wie Glucose sind auch Ketone wasserlöslich und können problemlos im Blutstrom zu den Muskeln transportiert werden. Eine Untersuchung an keto-adaptierten Ausdauersportlern (Radrennfahrer) ergab, dass Fettsäuren und Ketone die Glucose als Energielieferant vollständig ersetzen können. Nach vier Wochen mit einer Ernährung aus 80 % Fett, 20 g Kohlenhydraten und 1,75 g Protein pro kg Körpergewicht kamen die Athleten damit problemlos zurecht. Bei ihnen wurde unter Belastung eine Fettverbrennung zwischen 74 und 112 g pro Stunde ermittelt – das ist in der Spitze fast zweimal soviel, wie mit einer kohlenhydratreichen Ernährung! [37,38,39]

Doch Spitzenathleten verfügen in der Regel über sehr günstige genetische Anlagen, die in der Natur nur selten vorkommen. Wichtiger ist deshalb der Wert, der für den Durchschnitt ermittelt wurde und wohl auf die meisten Sportler zutrifft: Die keto-adaptieren Athleten verbrannten mehr als dreimal soviel Fett (90 g pro Stunde), wie die mit Kohlenhydraten ernährten (28 g; siehe dazu Tab. 18 auf der folgenden Seite).

Um diese erhöhte Rate der Fettverbrennung richtig einschätzen zu können, ist ein Vergleich sinnvoll. Im Kraftsport ist der Einsatz von sog. Stoffwechsel-Beschleunigern verbreitet. Coffein, grüner Tee, Carnitin, Hydroxy-Zitronensäure und manchmal sogar das schädliche Ephedrin sollen die Fettverbrennung ankurbeln und so helfen, den Körperfettanteil zu reduzieren. Doch diese Mittel können die Fettsäurenoxidation nur um wenige Prozentpunkte steigern – aber nicht verdoppeln oder gar verdreifachen, wie nach erfolgter Keto-Adaption! Das führt natürlich dazu, dass Cardio-Einheiten beim keto-adaptierten Kraftsportler viel besser Fett abbauen. Mit einem niedrigen Glycogengehalt in der Muskulatur nutzt der Körper nicht nur *sofort* Fett als Energiequelle, sondern er kann dieses auch mit deutlich erhöhter Rate verbrennen.

Dabei kommt es zu einer weiteren Umstellung im Muskelgewebe. Mit abnehmenden Glucosevorräten wird während der ersten Wochen einer ketogenen Ernährung die Energie für die Muskelarbeit vor allem aus Ketonen und Fettsäuren gewonnen. Doch nach erfolgter Keto-Adaption werden im Muskel vor allem Fettsäuren verbrannt, die Energiegewinnung aus Ketonen tritt in den Hintergrund. So stehen mehr Ketone für das Gehirn und andere Organe zur Verfügung. Dieser Umstand erklärt auch die Ermüdung beim Hungerast, denn beim mit Kohlenhydraten ernährten Sportler verbrauchen die Muskeln zu viele Ketone, wenn das Glycogen erschöpft ist. So bleiben zuwenig Ketone für das Gehirn übrig, was zu Schwindel, Konzentrationsmangel und Erschöpfung führt. Ein nicht optimierter Fettstoffwechsel ist also der eigentliche Grund für diese Leistungsminderung.

Gleichzeitig wird bei einer ketogenen Ernährung immer mehr Fett in den Muskeln eingelagert, um die Energie daraus schneller verfügbar zu haben. Auch deshalb wirkt sie als „Turbolader" für den Fettabbau: Überschüssiges Nahrungsfett wird nicht mehr nur in den üblichen Depots an Bauch und Hüften gespeichert, sondern auch dort, wo es sofort oxidiert werden kann. Sowohl in Ruhe, als auch unter Belastung verbrennen die Muskeln jetzt vorwiegend Fettsäuren. Auch auf diese Weise kommt es zu einer athletischen Figur, mit einer schlanken Taille und ausgeprägter Muskulatur.

Tab. 18 Fettverbrennung beim Training in der Ketose

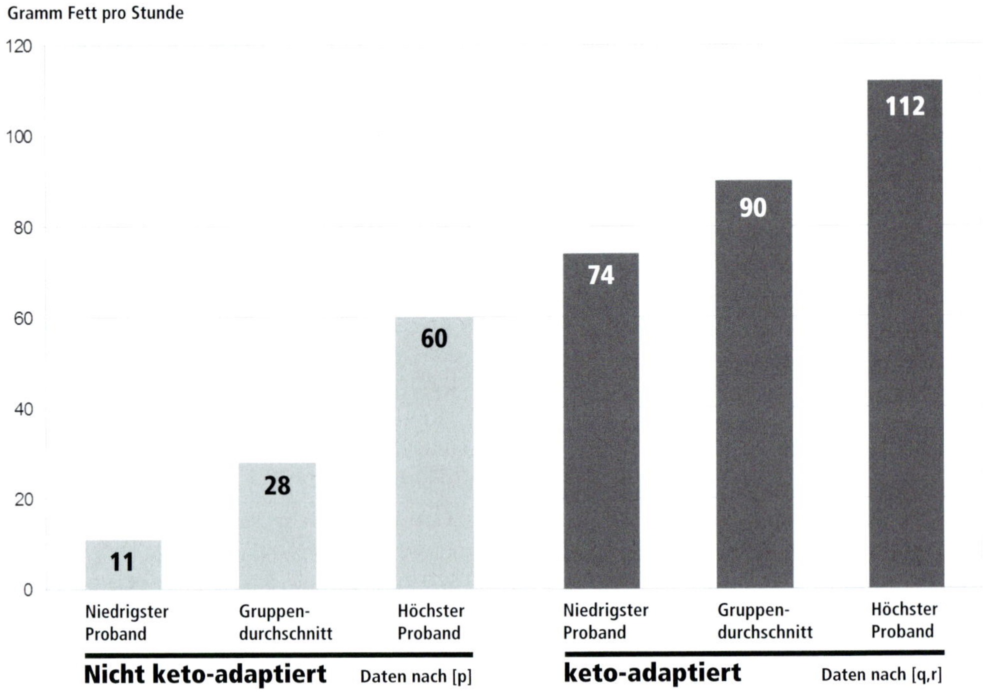

Diese Grafik zeigt die Rate der Fettverbrennung bei mit Kohlenhydraten ernährten und bei keto-adaptierten Athleten. In der Spitze wurde in der Kohlenhydrat-Gruppe ein Wert von 60 g Fett pro Stunde ermittelt. In der Gruppe der keto-adaptierten Sportler wurde dagegen in der Spitze ein Wert von 112 g Fett pro Stunde erreicht – das ist fast zweimal soviel! Noch bedeutender ist aber der Durchschnittswert, der wohl auf die meisten Sportler zutreffen wird: Die Keto-Gruppe verbrannte mehr als dreimal soviel Fett pro Stunde (90 g) wie die Kohlenhydrat-Gruppe (28 g)!

Dazu muss bedacht werden: Unter Belastung, also beim sportlichen Training, wird beim keto-adaptierten Athleten bereits ab der ersten Minute Fett in einer höheren Rate verstoffwechselt. Ganz anders beim kohlenhydraternährten Athleten: Bei ihm wirken sich Cardio-Einheiten erst merklich auf die Fettverbrennung aus, wenn die Glycogenvorräte erschöpft sind. Und selbst dann deutlich weniger effektiv, wie hier gezeigt wird.

p Venables et al: Determination of fat oxidation during exercise in healthy men and women: A cross-sectional study. J Appl Physiol 2005, 98(1): 160-167

q Phinney SD et al: The human metabolic response to chronic ketosis without caloric restriction: physical and biochemical adaption. Metabolism 1983, 32(8): 775-768.

r Phinney SD et al: The human metabolic response to chronic ketosis without caloric restriction: preservation of submaximal exercise capability with reduced carbohydrate oxidation. Metabolism 1983, 32(8): 769-776.

Auch die immer wieder angeführte These, ein weitgehender Kohlenhydratverzicht führe zu deutlichen Muskelverlusten, beruht auf falschen Annahmen. Es wird nämlich vorausgesetzt, dass bei einem Mangel an Kohlenhydraten in der Nahrung Muskelprotein aufgespalten werden müsse, um auf dem Wege der Gluconeogenese neuen Blutzucker zu bilden. Doch das gilt nur für den mit Kohlenhydraten ernährten Athleten! Zuweilen wird behauptet, das Gehirn benötige auch in der Ketose 110-120 g Glucose am Tag, die dann aus Muskeleiweiß hergestellt werden müssten. Auch das ist Unsinn: Da 1,6 g Aminosäuren benötigt werden, um 1 g Glucose herzustellen, würden allein dafür 160-200 g Protein am Tag verbraucht – das entspräche beinahe 1 kg Muskelgewebe! [40] Der wirkliche Verlust an Muskelprotein in der beginnenden Ketose liegt selbst beim Untrainierten deutlich niedriger und schon nach wenigen Tagen in der Ketose werden pro Tag nur noch wenige Gramm Aminosäuren für die Gluconeogenese verbraucht.

Man muss einfach umdenken und den Verzicht auf Kohlenhydrate nicht länger als einen „Mangel" sehen. Der Organismus reagiert ganz anders, als in der Kathedrale der Kohlenhydrat-Gläubigkeit gepredigt: Werden nur wenig Kohlenhydrate über die Nahrung zugeführt, sinkt neben dem Blutzuckerspiegel auch die Insulinausschüttung und die Gluconeogenese wird auf das wirklich nötige Maß heruntergefahren. Statt dessen können jetzt, da die hemmenden Wirkungen des Insulins auf die Freisetzung von Fettsäuren aus dem Fettgewebe und die Herstellung von Ketonkörpern wegfallen, diese Energiesubstrate viel besser genutzt werden.

4.3 Laktat sinkt ab

Ohne Kohlenhydrate wird der Glucosehaushalt sogar optimiert, da ein niedriger Insulinspiegel zur Inaktivierung des Enzyms Pyruvat-Dehydrogenase führt. Die vom Gewebe verbrauchte Glucose wird deshalb zu Pyruvat und Laktat abgebaut, beides Moleküle, die in der Leber durch die Gluconeogenese wieder zu Glucose „recycelt" werden können. So wird der Proteinverbrauch zur Herstellung von Glucose noch weiter verringert. Obendrein führt die geringe Glucosemenge im Körper zu weniger großen Laktat-Ansammlungen. Laktat gilt als Gradmesser der muskulären Erschöpfung: Bei stärkerem Laktatanfall sinkt der pH-Wert, der Säuregrad im Blut steigt an und die Leistungsfähigkeit nimmt ab.

Weniger Laktat im Organismus bedeutet deshalb eine verbesserte Muskelausdauer – wieder ein Feld, auf dem sich die optimierte Keto-Diät einer kohlenhydratbetonten Sporternährung überlegen zeigt. Und eine weitere Stoffwechselumstellung bei der ketogenen Ernährung vermag ebenfalls, die Ausdauer zu steigern.

4.4 Der respiratorische Quotient sinkt ab

Der respiratorische Quotient (RQ) bezeichnet das Verhältnis Kohlendioxid (CO2) und Sauerstoff im Körper. Mit jedem Atemzug nehmen wir Sauerstoff auf, der von der Lunge durch das Blut zu den Geweben transportiert wird. Dort ermöglicht er die Zellatmung und Verbrennung der Energiesubstrate Kohlenhydrate, Protein und Fett. Dabei entsteht CO2, welches wieder an das Blut abgegeben und über die Lunge abgeatmet wird.

Ebenso wie das Laktat senkt auch das CO2 den pH-Wert des Blutes, was wiederum die Leistungsfähigkeit einschränkt. Der Körper hilft sich, indem er die Atmung verstärkt. So soll das CO2 im Blut schnellstmöglich ausgeschieden werden. Das merkt man besonders bei der Ausführung von schweren Übungen wie z.B. Kreuzheben; nach einem Satz ist erst einmal „Luft holen" angesagt: Man atmet eine zeitlang sehr schwer, um den hohen CO2-Anfall durch die große Belastung loszuwerden und den Säuregehalt des Blutes zu verringern.

Je niedriger der Respiratorische Quotient ausfällt, desto weniger CO2 wird gebildet. Entsprechend steigt die Leistungsfähigkeit, wenn weniger CO2 im Blut zirkuliert. Die Höhe des RQ hängt aber entscheidend vom Energiesubstrat ab. Kohlenhydrate erzeugen einen RQ von „1", Proteine einen RQ von „0,83" und Fette nur einen RQ von „0,71". [41] Eine ketogene Ernährung, bei der fast ausschließlich Fettsäuren verbrannt werden, führt deshalb dazu, dass der RQ deutlich absinkt. Das macht sich besonders unter Belastung, also beim Training oder im Wettkampf bemerkbar. So kommt es beim keto-adaptierten Athleten unter Ausdauerbelastungen zu einem RQ von 0,75 und tiefer! [42]

Die Verbesserung des RQ um 25 % ist eine bedeutende Stoffwechselveränderung. Das führt zu einer geringeren Säurebelastung des Blutes und damit zu einer gesteigerten Ausdauerleistungsfähigkeit. Der keto-adaptierte Kraftsportler profitiert davon, indem er schwere Belastungen länger durchhält und sich davon auch schneller wieder erholt. Das ermöglicht ein härteres Training, was auch schneller durchgezogen werden kann – beides Kriterien, die einen optimalen Muskelaufbau unterstützen. Wiederum erweist sich also die ketogene Ernährung einer herkömmlichen, kohlenhydratbetonten Kost als überlegen.

4.5 Ketone liefern mehr Energie als Glucose

Wer sich jetzt immer noch fragt, ob Glucose nicht doch das bessere „Muskelbenzin" ist, der kann mit weiteren Fakten überzeugt werden. Ketone können die Glucose mehr als ersetzen, sie sind keinesfalls nur ein „Notsystem" für schlechte Zeiten! Wir wissen bereits: Mit sinkendem Insulinspiegel übernehmen Fettsäuren und Ketone die Energieversorgung. Bei der dafür nötigen Oxidation von Fettsäuren entsteht Acetyl-Coenzym A (Acetyl-CoA). Das ist ein kleines Molekül, dessen Transportformen im Blut – das sind die wasserlöslichen Verbindungen Aceton, Acetoacetat und Beta-Hydroxybutyrat – als „Ketonkörper" bezeichnet werden. Während das Aceton ausgeschieden oder abgeatmet wird, dienen Acetoacetat und Beta-Hydroxybutyrat als Energieträger. Diese beiden Ketonkörper werden in den Zellen des Körpers wieder in Acetyl-CoA umgewandelt und liefern in den Mitochondrien über den Citratcyklus und die Atmungskette Energie in Form von Adenosintriphosphat (ATP). Das ATP ist der Hauptenergieträger in den Muskelzellen; ohne ATP ist Muskelarbeit nicht möglich.

Dabei sind Ketone als Energiesubstrat deutlich effektiver als Glucose. Der Körper kann aus 100 g Glucose nur 8,7 kg ATP herstellen, doch aus 100 g des Ketons Acetoacetat schon 9.4 kg und aus 100 g des Ketons Beta-Hydroxybutyrat sogar 10,5 kg ATP! [40] Ketone liefern also 8-20 % mehr Energie als Glucose und sind damit ähnlich wirksam wie das beliebte Supplement Creatin, das ebenfalls für eine vermehrte ATP-Produktion im Muskel eingesetzt wird. Damit ist die Behauptung, Glucose wäre das bessere Energiesubstrat für die Muskelarbeit, klar widerlegt.

Tatsächlich ist die ATP-Steigerung durch Ketone sogar deutlich spürbar. Wer sich schon länger ketogen ernährt und Kraftsport betreibt, hat es vermutlich schon selbst erlebt: Wenn man z.B. beim Bankdrücken die Belastungsgrenze erreicht – jeder Kraftsportler kennt das Gefühl, wenn „gleich Schluss ist" – dann ist es fast immer möglich, noch ein bis zwei Wiederholungen mehr zu schaffen. Es ist, als ob man am Ende des Satzes einfach weiter machen kann – die Muskeln sind noch nicht völlig erschöpft. Statt dessen gelingen auch diese letzten Wiederholungen noch relativ problemlos. Es darf dabei aber nicht vergessen werden, dass die längere Belastbarkeit auch auf den geringeren Laktat- und CO2-Anfall zurückzuführen ist. Insgesamt wirkt sich eine ketogene Stoffwechsellage ausgesprochen positiv auf den Muskelaufbau aus, denn es sind ja gerade diese letzten Wiederholungen, die das Meiste bringen.

4.6 Bessere Regeneration durch die Ketose

Die Keto-Adaption bringt noch weitere Vorteile für den Sportler mit sich. Unter Belastung kommt es im Muskel zu einem hohen Anfall von sog. freien Radikalen. Das sind Moleküle, welche besonders die hoch ungesättigten Fettsäuren in der Hülle der Zelle, der sog. Zellmembran, beschädigen. Dadurch leidet der Transport von Nährstoffen in die Muskelzelle und die Regeneration nach dem Training wird behindert. Darüber hinaus führt die Abnahme von intakten, hoch ungesättigten Fettsäuren in der Zellmembran auch zur Insulinresistenz.

Im ketogen ernährten Organismus kommt es allerdings zu deutlich weniger Beschädigungen dieser Fettsäuren und auch die wichtigsten Entzündungsmarker sinken ab. [43] Das bedeutet, die Regeneration nach einer anstrengenden Trainingseinheit verläuft besser und schneller, als bei einer kohlenhydratreichen Ernährung.

Dieser Punkt ist erheblich bedeutsamer, als es auf den ersten Blick erscheint. Denn die hoch ungesättigten Fettsäuren (darunter auch die sog. Omega-3-Fettsäuren) können im Körper nicht in ausreichender Menge hergestellt werden. Wenn ihre Zufuhr über die Nahrung zu gering ausfällt, kommt es schnell zu Mangelerscheinungen, die sich nicht nur in einer nachlassenden sportlichen Leistungsfähigkeit äußern, sondern auch zu gesundheitlichen Problemen führen. Neben ihrer unverzichtbaren Funktion in den Zellmembranen sorgen hoch ungesättigte Fettsäuren auch für eine optimale Funktion des Gehirns (tatsächlich besteht das Gehirn überwiegend aus diesen Fettsäuren). Sie dienen darüber hinaus als Vorläufer von Hormonen und wirken in der Entzündungskette des Körpers. Das hat nicht nur Auswirkungen auf den Immunstatus, sondern auch auf den Muskelaufbau, der ebenfalls durch eine Entzündungsreaktion ausgelöst wird.

Wenn die hoch ungesättigten Fettsäuren durch Muskelarbeit bei einer kohlenhydratbetonten Ernährung stärker beschädigt werden als bei der optimierten Keto-Diät, dann folgt daraus, dass in der Ketose weniger dieser Fettsäuren zugeführt werden müssen. Das geht soweit, dass sich auch in einer länger dauernden Ketose, wie beim echten Fasten, über viele Wochen keine Mangelerscheinungen einstellen. Andererseits kommt es durch regelmäßige Nahrungszufuhr bei der optimierten Keto-Diät, die auf „schlechte“ Fette verzichtet und mehr „gute“ Fette zuführt, zu einer hohen Versorgung mit diesen wichtigen Fettsäuren. Das verhindert chronische Entzündungen, steigert die Abwehrkräfte und hat letztlich enorme gesundheitliche Vorteile.

Gerade im Hinblick auf die Verhinderung von degenerativen Erkrankungen spielt das eine Rolle. Die deutsche Ärztin Johanna Budwig hat bereits in den 1950er Jahren darauf hingewiesen, dass es sich bei der Entstehung von Krebs vor allem um ein Fettsäurenproblem handelt. Nach Budwig kommt es zur Entgleisung des Stoffwechsels und zum Krebs, wenn über lange Zeit zu viele „schlechte“ Fette und zuwenig „gute“, d.h. hoch ungesättigte Fette, zugeführt werden! Trotz der guten Heilerfolge mit der von ihr entwickelten Quark-Leinöl-Kost, häufig bei von der Medizin schon aufgegeben Patienten, konnte sich Johanna Budwig nicht gegen das medizinische Establishment durchsetzen. Doch ihre Anti-Krebs-Diät wird auch heute noch von spezialisierten Ärzten und Heilpraktikern durchgeführt.

Wir können daraus entnehmen, dass eine ketogene Ernährung eine effektive Krebsvorsorge darstellen kann, indem sie die wichtigen, hoch ungesättigten Fettsäuren im Körper schützt!

4.7 Die Ketose spart Protein

Die US-Wissenschaftler Volek und Phinney [44] betonen die proteinsparende Wirkung einer ketogenen Ernährung. Ein solcher Effekt wird sonst den Kohlenhydraten zugeschrieben, weil ein hoher Muskelglycogengehalt die Oxidation von Aminosäuren aus dem Muskelprotein hinausschiebt. Erst wenn beim mit Kohlenhydraten ernährten Sportler das Muskelglycogen erschöpft ist, wird Glucose aus Aminosäuren hergestellt. Dann werden aber besonders die wichtigen Zweigketten-Aminosäuren (BCAA) angegriffen: Der Gehalt an Leucin, Isoleucin und Valin im Muskel sinkt deutlich.

Wie Untersuchungen an Radfahrern ergeben haben, ist das bei einer ketogenen Ernährung nicht der Fall. [38] Die Sportler wiesen unter Belastung deutlich höhere Werte an BCAA auf als bei einer kohlenhydratreichen Ernährung. Dabei war der Proteinanteil bei beiden Ernährungsformen gleich, es wurden also nicht mehr BCAA zugeführt. Die Forscher schlossen daraus, dass im ketogenen Stoffwechsel weniger BCAA zu Energiegewinnung oxidiert werden, weil die im Übermaß vorliegenden Ketone das gleiche Kohlenstoffgerüst liefern und deshalb ebenso gut genutzt werden können. Das ist von besonderer Bedeutung für den Kraftsportler, der so unter Belastung, also in Training und Wettkampf, weniger Muskulatur abbaut.

Bei ketogener Ernährung wird besonders das Leucin geschont, wie eine andere Studie ergeben hat. [45] Das ist wichtig, da die Proteinsynthese im Muskel vor allem durch diese Aminosäure gefördert wird. Bei einer weiteren Untersuchung [46] wurden isokalorische (gewichtserhaltende) Ernährungsformen mit unterschiedlichem Kohlenhydratgehalt (30, 60 und 104 g pro Tag) verglichen. Es ergab sich, dass bei der Kost mit dem geringsten Kohlenhydratanteil (30 g) die Muskulatur am besten erhalten wurde. Dabei kam es auch zur höchsten Menge an Ketonen im Blut, welche die BCAA als Energielieferant ersetzen.

Eine so niedrige Kohlenhydratzufuhr ist bei der optimierten Keto-Diät aber nicht erforderlich; die Obergrenze bis zu 50 g Kohlenhydraten pro ketogenem Tag ist nicht von Nachteil. Denn durch das zugeschaltete Intervallfasten wird eine längere und deutlich tiefere Ketose erzielt, als eine strenge Kohlenhydratbeschränkung bringen könnte. Und die Auswahl an Lebensmitteln wird mit 50 g Kohlenhydraten pro Tag nicht so stark eingeschränkt. Deshalb muss auf die so wichtige, hohe Zufuhr von Gemüse auch nicht verzichtet werden, mehr dazu an anderer Stelle im Buch.

Wir können daraus schließen, dass der Körper nach erfolgter Keto-Adaption den Proteinhaushalt ökonomisiert. Das bedeutet, er braucht weniger Protein als bei einer kohlenhydratreichen Ernährung! Nach der Auffassung von Volek und Phinney kann deshalb der Proteinanteil bei einer ketogenen Ernährung abgesenkt werden, ohne dass die Muskelkraft oder der Muskelaufbau darunter leidet. [47] (Mehr zur Proteinzufuhr bei der optimierten Keto-Diät unter 9.7.)

4.8 Verringerte Katabolie durch die Ketose

Der optimierte Proteinstoffwechsel in der Ketose spart nicht nur Protein in der Ernährung, sondern hat noch eine weitere Folge, die den Muskelaufbau unterstützt: Eine verringerte Katabolie! „Katabolie" bedeutet den Abbau von Muskelprotein unter Belastung. Das geschieht besonders in solchen Phasen, wenn zuwenig oder gar keine Nahrung zugeführt wird. Dann wird, besonders stark beim mit Kohlenhydraten ernährten Organismus, auf Muskelprotein zurückgegriffen, um Glucose aus Aminosäuren herzustellen. Bei einem harten Training kommt es dadurch natürlich zu einem verstärkten Abbau von Muskulatur, die nach dem Training wieder aufgebaut werden muss.

Bei einer ketogenen Ernährung ist das anders, denn der Körper kann keinen Mangel an Energie feststellen. Es steht nicht nur reichlich Körperfett zur Verfügung, sondern die darin enthaltenen Fettsäuren können auch in erhöhter Rate freigesetzt und zur Energiegewinnung genutzt werden. Damit erübrigt sich der Einsatz von Muskelprotein zu diesem Zweck! Entsprechend kommt es beim ketogen ernährten Sportler zu einer verringerten Katabolie nach dem Training und die Muskulatur wird besser erhalten. Auch die nächtliche Katabolie – normal bei einer herkömmlichen, kohlenhydratreichen Ernährung – fällt deutlich geringer aus. Auf diese Weise

Tab. 19 Leistungssteigernde Aspekte der optimierten Keto-Diät im Sport

Athlet mit optimierter Keto-Diät	**Mit vielen Kohlenhydraten ernährter Athlet**
Bei der optimierten Keto-Diät kommt es zu gravierenden Umstellungen im Organismus, die sich auf vielen Wegen leistungssteigernd auswirken.	Bei der herkömmlichen, kohlenhydratreichen Sporternährung treten deutliche Nachteile auf.
Energiesubstrate Glucosespiegel durch geringe Kohlenhydratzufuhr und reduzierte Gluconeogenese auf niedrigem Niveau, ausreichend für alle glucoseverarbeitenden Organe. Freie Fettsäuren und Ketone ersetzen die Glucose. Stark gesteigerte Fettverbrennung, daher kommt es schnell zu einem sehr niedrigen Körperfettanteil.	**Energiesubstrate** Glucosespiegel ständig erhöht, daher Fettabbau langfristig unterbunden. Bei fallendem Blutzuckerspiegel werden vorrangig Aminosäuren für die Gluconeogenese eingesetzt, dafür muss Muskulatur abgebaut werden. Fettsäuren und Ketone können in Energiemangel-Situation nicht optimal genutzt werden.
Proteinstoffwechsel Optimiert: Nur noch wenige Gramm Aminosäuren werden pro Tag für die Energiegewinnung verbraucht, Protein wird eingespart. Verminderte Katabolie durch die Ketose, auch die BCAA werden geschont. Dadurch wird ein besserer Muskelerhalt und -aufbau möglich.	**Proteinstoffwechsel** Hohe Katabolie durch den Einsatz von Aminosäuren zur Energiegewinnung unter Belastung. Vor allem die BCAA werden stark angegriffen.
Energiestoffwechsel im Muskel Freie Fettsäuren und Ketone ersetzen die Glucose; Ketone liefern pro Molekül mehr ATP als Glucose	**Energiestoffwechsel im Muskel** Leistungsabfall, wenn das Muskelglycogen absinkt. Fettsäuren und Ketone können in diesem Fall nicht optimal genutzt werden.
Ausdauerleistung Steigt an, da der Respiratorische Quotient (RQ) um bis zu 25 % fällt, auch das leistungsmindernde CO2 und Laktat fallen ab. Leistungsmindernder Hungerast tritt nicht mehr auf, der Körper funktioniert in Ruhe und unter Belastung problemlos mit den ketogenen Energiesubstraten.	**Ausdauerleistung** Respiratorischer Quotient (RQ) um bis zu 25 % höher als beim keto-adaptierten Athleten. Hoher Laktatanfall erhöht den Säuregrad des Blutes und wirkt leistungsmindernd. Hungerast wirkt ebenfalls leistungsmindernd und ermüdend, da Fettsäuren und Ketone bei Energiemangel nicht optimal genutzt werden können.

kommt es zu einer beschleunigten Regeneration nach dem Training. Denn es müssen nur noch beschädigte Muskelfasern repariert werden, aber keine zur Energiegewinnung abgebauten Muskelstrukturen neu aufgebaut werden.

4.9 Fazit

Die in diesem Kapitel angeführten Vorteile einer ketogenen Ernährung für den Sportler sollten auch den letzten Zweifler überzeugt haben, dass er beim Verzicht auf Kohlenhydrate keine Leistungseinbußen erleidet. Im Gegenteil – die optimierte Keto-Diät erweist sich einer herkömmlichen, kohlenhydratbetonten Sporternährung als weit überlegen: Kein leistungsmindernder Hungerast mehr in Training und Wettkampf, ein niedriger Respiratorischer Quotient und ein geringerer Laktatanfall sorgen für eine gesteigerte Ausdauer, Ketone erzeugen mehr ATP als Glucose, die Regeneration nach dem Training ist durch weniger freie Radikale und eine verringerte Katabolie beschleunigt und die Ketose optimiert den Proteinstoffwechsel, so dass weniger Eiweiß benötigt wird.

*

5. Bestimmung der Ketose

Viele Anwender der ketogenen Ernährung möchten sich vergewissern, ob sie sich tatsächlich in der Ketose befinden. Sie befürchten, etwas falsch gemacht zu haben und möchten ganz sicher sein, dass die Diät bei ihnen wirkt. Dazu bestimmen sie den Gehalt an Ketonkörpern entweder im Urin, im Blut oder in der Atemluft. Doch ist das wirklich nötig? Und wie zuverlässig sind die Messungen wirklich? Das soll in diesem Kapitel untersucht werden.

5.1 Ketonwerte im Blut

Die Verfahren der Ketonmessung wurden entwickelt, um eine gefährliche Übersäuerung des Blutes anzuzeigen, die gefürchtete Ketoazidose beim Diabetiker. Doch dabei fallen viel höhere Ketonmengen an (mehr als 15 mmol/l), als bei der gutartigen Ketose (1-3 mmol/l) oder im ketonen Belastungsstoffwechsel (7-8 mmol/l, [48]), welche durch eine kohlenhydratarme Ernährung oder Fasten ausgelöst werden (mmol = tausendstel der Mengeneinheit „mol" pro Liter Blut, siehe dazu auch Tab. 20).

Entsprechend kommt es bei einer gutartigen Ketose auch nicht zu einem Abfall des Blut-pH-Wertes, sondern er bleibt stabil. Sobald die Ketonkonzentration zu hoch steigt, wird nämlich etwas Insulin ausgeschüttet, um den pH-Wert zu stabilisieren.

Nur beim Typ-I-Diabetiker, der kein eigenes Insulin mehr produziert sowie beim fort geschrittenenTyp-II-Diabetiker kann es zur Ketoazidose kommen. Daher müssen an Diabetes Erkrankte eine ketogene Ernährung oder gar Fasten auch mit besonderer Vorsicht angehen. Natürlich können gerade sie davon beträchtlich profitieren – weniger Kohlenhydrate erfordern kleinere Verabreichungen von Insulin im Tagesverlauf – doch die neuen Insulinmengen müssen unter ärztlicher Aufsicht ermittelt werden.

Bei einer Ernährung mit mehr als 100 g Kohlenhydraten pro Tag liegen die Ketonwerte im Blut in der Regel unter 0,2 mmol. Werden dagegen pro Tag nicht mehr als 50 g Kohlenhydrate zugeführt, steigt der Ketongehalt des Blutes auf 0,5 mmol oder mehr. Bei noch geringeren Kohlenhydratmengen, d.h. bei weniger als 10 g pro Tag, werden Ketonlevel von 2,0 bis 2,5 mmol erreicht. Diese Werte kommen auch in der tieferen Ketose nach dem Training zustande. [49] Allein durch Intervall- oder echtes Fasten kommt es zu noch höheren Werten – je nach Länge des Fastenfensters. Auch deshalb ist die Kombination von Keto-Diät und Intervallfasten nicht zu schlagen: Sie führt über einen längeren Zeitraum pro Tag zu höheren Ketonwerten im Blut

Tab. 20 Ketonwerte im Blut

mmol/l	Zustand
< 0,2	Keine Ketose
0,2 - 0,5	Milde Ketose
0,5 - 3,0	Nahrungsinduzierte Ketose
2,5 - 3,5	Ketose nach Belastung
3,0 - 7,0	Hunger-Ketose
15,0 - 20,0	Ketoazidose

mol = Mengeneinheit: $6x10^{32}$ Teilchen

Tab. 21 Messverfahren für Ketone

Keto-Sticks: Die einfachste und preisgünstigste Methode. Hierbei werden kleine Teststreifen mit Urin benetzt. Die Verfärbung des Teststreifens zeigt den Acetoacetat-Wert an, der anhand einer Farbtabelle bestimmt werden kann.

Bei längerer Durchführung einer Keto-Diät kann es allerdings zu Anzeigefehlern kommen, wenn die Mengen an Acetoacetat und Aceton absinken und vermehrt Beta-Hydroxybutyrat gebildet wird. Letzteres ist nur im Blut nachweisbar, nicht aber im Urin.

Denkbar ist auch eine falsche Anzeige bei einer hohen Flüssigkeitsaufnahme; dann sinkt der Ketongehalt des Urins durch Verdünnung. Am besten misst man deshalb nur einmal täglich morgens, bevor etwas getrunken oder gegessen wird.

Messgeräte für die Atemluft: Hier wird Aceton gemessen, die Messung kann jederzeit vorgenommen werden. Eine tiefere Ketose soll eine genauere Anzeige ermöglichen. Allerdings besteht bei längerer Anwendung der Keto-Diät ebenfalls die Möglichkeit, dass fälschlicherweise zu niedrige Ketonwerte ermittelt werden. Das kann geschehen, wenn die Aceton-Menge im Körper absinkt, weil eine verstärkte Umwandlung in Beta-Hydroxybutyrat stattfindet.

Messgeräte, die mit Blut funktionieren: Gemessen wird Beta-Hydroxybutyrat; manche Geräte können sowohl den Blutzucker als auch die Ketonwerte bestimmen. Man sticht sich dafür in eine Fingerkuppe. Der austretende Blutstropfen wird auf einen Mess-Streifen gegeben und anhand des Messgerätes wird der Gehalt an Blutketonen angezeigt.

Allerdings funktioniert diese Messung nicht ohne Blut und die dafür benötigten Teststreifen sind recht teuer. Dafür erhält man aber auch sehr genaue Werte und die Messung kann jederzeit – nach einer Mahlzeit oder im Fastenfenster vorgenommen werden.

als eine ketogene Diät allein. Eine Ketoazidose stellt sich aber beim Gesunden nicht ein, einfach weil bei ihm, im Gegensatz zum Diabetiker, die Regelung des Säuregehaltes im Blut durch geringe Insulinmengen reibungslos funktioniert.

Volek und Phinney sehen bei der ketogenen Ernährung eine Ketonkonzentration von 0,5-3,0 mmol als ausreichend an. Höhere Ketonwerte bringen dem Sportler ihrer Meinung nach keine Vorteile. [49] Zur Behandlung von ernsten Erkrankungen können diese Werte durch längeres Fasten aber gesteigert werden, um größtmöglich von den Vorteilen zu profitieren.

5.2 Muß die Ketose gemessen werden?

Eine gut funktionierende Ketose ist natürlich wichtig, aber messen kann man sie nicht so einfach. Die Standardmessung der Ketose geschieht über die sog. Keto-Sticks, das sind kleine Papierstreifen, die sich beim Kontakt mit Urin verfärben. Anhand einer Farbskala kann dann der Grad der Ketose festgestellt werden. Darüber hinaus gibt es eine Reihe von z.T. recht günstigen Messgeräten auf dem Markt. Eine Apotheke kann eine gute Beratung zu diesem Thema liefern. Doch die besseren (die den Gehalt an Beta-Hydroxybutyrat ermitteln) funktionieren nicht ohne Blut und Teststreifen müssen jeweils teuer nachgekauft werden. Für die Messungen muß man sich, wie ein Diabetiker, mehrmals am Tag in die Fingerkuppe stechen. Die Geräte zur Atemanalyse messen das Aceton in der Atemluft, was aber nach erfolgter Keto-Adaption abnehmen kann. In diesem Fall liefert die Atemanalyse keine korrekten Messergebnisse mehr. Dann geben nur noch die Blutwerte genauen Aufschluss über die Ketonmenge im Körper (siehe dazu Tab. 21).

Nicht einmal der Gegenbeweis ergibt viel Sinn, denn wenn man den Blutzuckerspiegel misst, ist das Ergebnis auch nicht besonders aussagekräftig. Ein niedriger Glucosespiegel im Blut legt zwar nahe, dass der Körper dann gezwungen ist, mehr Ketone zur Energieversorgung einzusetzen. Damit müsste eine Ketose vorliegen. Doch der Anteil des Blutzuckers an der Energieversorgung, bzw. die Menge der Ketone, die im Blut zirkulieren, ist, genetisch bedingt, von Mensch zu Mensch unterschiedlich. Und nicht nur das: Die Gewichtung der Energieträger im Blut – Ketone oder Glucose – ändert sich auch ständig, je nachdem, welche Anforderungen zu erfüllen sind (z.B. eine hohe sportliche Belastung) oder welche Nahrungsmenge, bzw. Nährstoffverteilung zur Verfügung steht.

Wer nur auf dem Sofa sitzt, braucht weniger Energie als jemand, der regelmäßig schwere Kniebeugen durchführt. Entsprechend schaltet der Körper auf mehr Ketone, wenn wenig Nahrungsenergie vorhanden ist (wenn also die letzte Mahlzeit schon etwas zurückliegt). Das geschieht nicht nur bei einer Keto-Diät, sondern auch bei einer kohlenhydratreichen Low-Fat-Diät, wenn sie zuwenig Kalorien liefert. Allerdings wird der Ketongehalt des Blutes verringert, wenn mehr Kohlenhydrate verzehrt werden, denn es ist ja genügend Glucose vorhanden. Aber der Ketongehalt des Blutes fällt auch ab, wenn der Eiweißanteil in der Nahrung hoch liegt – dann wird mehr Blutzucker auf dem Wege der Gluconeogenese gebildet und Aminosäuren werden zu Glucose umgebaut.

Und selbst bei moderatem Eiweißverzehr kann das geschehen, wenn namlich die Umwandlung von Protein zu Glucose aufgrund genetischer Anlagen besonders gut funktioniert. Damit kommt also ein weiterer Faktor ins Spiel, der die Verteilung von Glucose und Ketonen im Blut regeln kann. Das Ganze wird noch einmal unübersichtlicher, wenn man sich vor Augen führt, dass die Ausschüttung von Glucagon (wie der Name schon sagt) nicht nur zur Freisetzung von Fettsäuren und damit zur Ketonbildung führt, sondern *gleichzeitig* die Glucoseneubildung in der Leber anregt!

Die Stoffwechsellage ändert sich also ständig; mal gewinnen die Ketone die Oberhand, mal die Glucose. Damit sollte man sich abfinden und die Messung der Ketose als Anzeige des „Wirkungsgrades“ der Keto-Diät aufgeben. Letztlich ist es auch wirklich nicht nötig, sich ständig auf diese Weise zu vergewissern, dass die Diät funktioniert. Denn eines ist sicher: Je tiefer der Insulinspiegel durch Kohlenhydratverzicht sinken kann und je länger er tief bleibt (z.B. durch das Fastenfenster beim Intervallfasten), desto effektiver läuft die Ketose und die Fettverbrennung. Eine Beschränkung auf die wirklich notwendige Proteinmenge tut dann ein Übriges, um eine zu hohe Umwandlung von Aminosäuren in Glucose zu unterbinden (mehr dazu unter 9.7). So kann die Ketose ungestört ablaufen.

5.3 Die Steuerung der Ketose

Mit etwas Erfahrung wird es Ihnen auch ohne Keto-Sticks oder Messgeräte gelingen, eine tiefe Ketose festzustellen. Die Anzeichen dafür sind immer dieselben: Es beginnt mit großem Durst. Man hat das Gefühl, ununterbrochen trinken zu müssen. Das ist ein Zeichen dafür, dass der Körper versucht, überschüssige Ketone loszuwerden, indem er sie über die Nieren mit dem Urin ausscheiden will. Dafür braucht er viel Flüssigkeit. Wenn man jetzt nicht ausreichend trinkt, kommt es schon bald zu einem deutlichen Mundgeruch, denn dann werden die überschüssigen Ketone über die Lunge abgeatmet. Der stechende Geruch kommt daher, weil aus dem Keton Acetoacetat auch ein weiteres Keton gebildet wird, das Aceton. Wir kennen den Geruch vor allem von Nagellack-Entferner, der Aceton als Lösungsmittel enthält. Eine weitere Begleiterscheinung der Ketose ist eine hohe Urinproduktion, man muss häufig zur Toilette.

Wer seinen Mitmenschen nicht zur Last fallen will, sorgt also stets für ausreichend Trinkbares – am besten Wasser, aber auch Kaffee oder

Tee sind geeignet. Eine weitere Möglichkeit, den Mundgeruch sofort zu unterbinden, ist der Verzehr einer ganz kleinen Menge Nahrung. Das muss nichts Süßes sein, auch einige Nüsse sorgen sofort dafür, das ein wenig Insulin ausgeschüttet wird. So wird die Ketonproduktion eine zeitlang zurückgefahren.

Dieser unangenehme Nebeneffekt einer tiefen Ketose lässt sich auch verhindern, wenn man zwar deutlich weniger, aber nicht zu wenig Kohlenhydrate verzehrt. Wir erinnern uns: Eine kleine Menge Glucose wird ohnehin im Körper benötigt. Wer diese nicht verzehrt, der bildet sie eben über die Gluconeogenese. Also kann man sie in Form von Kohlenhydraten aus Gemüse oder Beerenobst auch essen! Wer sich bis zu 50 g Kohlenhydrate pro Tag gönnt, wird zumindest tagsüber weniger häufig mit Mundgeruch zu kämpfen haben.

Das ist besonders wichtig am Morgen, wenn in der Nacht der Insulinspiegel stark abgefallen ist und eine tiefe Ketose vorliegt. Wer jetzt zum Frühstück 20-25 g Kohlenhydrate zuführt, der wird – solange er sich nicht stark unterkalorisch ernährt – die Ketose bis zur nächsten Mahlzeit auf ein moderates Niveau zurückfahren. Das bedeutet, die produzierten Ketone werden vom Gehirn und anderen Organen verbraucht und es besteht kein Anlass, einen Überschuss an Ketonen über den Atem oder den Urin auszuscheiden. Wer dagegen den beliebten Proteinshake mit Wasser und Öl – ohne Kohlenhydrate – zum Frühstück verzehrt, der darf sich über den deutlichen Mundgeruch nicht wundern.

Ein großer Vorteil der optimierten Keto-Diät liegt darin, dass sie sich nach erfolgter Keto-Adaption problemlos steuern lässt. Entweder eine moderate Ketonmenge durch die gezielte Zufuhr einer kleinen Menge Kohlenhydrate. Das ermöglicht einen guten, kontinuierlichen Fettabbau ohne lästige Begleiterscheinungen. Oder eine tiefere Ketose mit verstärktem Fettabbau. Das kann schon erreicht werden, indem auf Zwischenmahlzeiten verzichtet wird. Eine weitere, deutliche Steigerung der Ketose ergibt sich, wenn das Essensfenster verkleinert wird, also Intervallfasten hinzu kommt. Dabei können alle Methoden problemlos kombiniert und ausgewechselt werden.

So kann man z.B. den Tag mit einem Frühstück mit etwas mehr Kohlenhydraten beginnen. Dafür verzichtet man auf Snacks, das erlaubt einen recht zügigen Abfall des Insulins. Zu Mittag werden weniger Kohlenhydrate verzehrt und am Abend ebenfalls, so dass man im Tagesverlauf auf etwa 50 g davon kommt. Zusätzlich kann man das Essensfenster begrenzen, also z.B. in acht Stunden alle Kalorien verzehren, die für den Tag vorgesehen sind. Daran kann sich eine Fastenphase von 16 Stunden anschließen, in der durch die sehr tiefe Ketose vermehrt Fett abgebaut wird.

Oder man wählt das etwas strengere 20/4 IF-Modell, beschränkt das Essensfenster also auf vier Stunden. Eine andere Möglichkeit wäre, die Mahlzeiten nach Gusto einzunehmen, also ohne Planung, immer wenn man hungrig ist. Dafür können in der Woche ein oder zwei echte Fastentage (24/0) eingelegt werden, die mit einer lang anhaltenden, tiefen Ketose den Fettabbau stark beschleunigen. Oder man nutzt nur an einigen Tagen pro Woche weniger strenge Formen des Intervallfasten und isst an den anderen Tagen, wenn man Lust dazu hat.

Es gibt allerdings Situationen, wo eine möglichst hohe Ketonmenge im Körper angestrebt wird. Darunter fallen besonders ernste Erkrankungen wie z.B. Krebs. Aber auch eine Vielzahl anderer Beschwerden lassen sich durch die Ketose lindern. Hier steht nicht der Fettabbau, sondern die heilende Wirkung im Vordergrund. Dafür wird in der Regel der Fettanteil der Ernährung sehr hoch angesetzt, bis zu 80 % und mehr der verzehrten Kalorien. Die Kohlenhydrate werden stark begrenzt (sowenig wie möglich) und der Proteinanteil fällt ebenfalls niedrig aus, um die Gluconeogenese aus Aminosäuren soweit wie möglich zu unterbinden. Je nach Zustand der Patienten – sie müssen sich in einigermaßen guter körperlicher Verfassung befinden – wird auch Intervallfasten oder gar echtes Fasten bis hin zu einigen Wochen für diesen Zweck eingesetzt. Mehr zu den Heilwirkungen der Ketose im nächsten Kapitel.

*

6. Die Heilwirkungen der Ketose

In diesem Kapitel wird aufgezeigt, welche vielfältigen Heilwirkungen die Ketose auslöst. Diese erstrecken sich über so viele Bereiche, dass man durchaus von einem „Allheilmittel" sprechen kann. Das deutet darauf hin, dass es sich bei der Ketose nicht allein um ein System für Not- oder Ausnahmesituationen handeln kann, sondern vielmehr um eine grundlegende, den Stoffwechsel ins Positive verändernde Lage, die von der Natur bewusst so eingerichtet worden ist. Im Folgenden sollen zunächst die speziellen Heilwirkungen der Ketone und dann die mit der Ketose einhergehenden Heilwirkungen beschrieben werden.

6.1 Direkte Heilwirkungen der Ketone

Die Ketone Acetoacetat, Aceton und Beta-Hydroxybutyrat werden überwiegend im Mitochondriensystem der Leber produziert. Am meisten das Acetoacetat, aus einem Teil des Acetoacetats werden dann die beiden anderen Ketone hergestellt. Deshalb zirkuliert das Beta-Hydroxybutyrat in größerer Menge im Körper. Die Ketone sind aber nicht nur sehr effektive Energielieferanten. Sie verfügen darüber hinaus über weitere erstaunliche Eigenschaften, die dem Sportler ebenso wie dem Kranken zugute kommen. Von den Ketonen besonders gut untersucht ist das Beta-Hydroxybutyrat.

Beta-Hydroxybutyrat zeigt starke anti-entzündliche Wirkungen. So konnte nachgewiesen werden, dass es die Aktivierung eines Teils des körpereigenen Immunsystems, des sog. NLRP3-Stoffwechselweges, verhindert. [50] Dieser wird aktiv, wenn Gifte, zu hohe Glucosespiegel, Amyloide, Harnsäure- oder Cholesterinkristalle den Körper schädigen und er führt häufig zu chronischen Entzündungsprozessen.

Die Hemmung von NLRP3 durch Beta-Hydroxybutyrat hat bedeutende Schutzwirkungen bei den hohen Glucosespiegeln, die beim Diabetes häufig vorkommen. Ebenso bei der Behandlung der Alzheimer-Krankheit, die das Gehirn durch die sog. amyloiden Plaques schädigt und bei der Gicht, wo es durch die Ansammlung von Harnsäurekristallen in den Gelenken zu großen Schmerzen kommt. Und es kann lebensrettend sein, wenn ein Herzinfarkt oder Schlaganfall durch einen gefäßverschließenden „Schauer von Cholesterinkristallen" verhindert wird (siehe dazu auch Tab. 22 auf der folgenden Seite).

Es scheint so, als ob der Körper durch das Keton Beta-Hydroxybutyrat widerstandsfähiger gegen diese gewebszerstörenden Zustände wird und der NLRP3-Stoffwechselweg deshalb nicht benötigt wird. Wissenschaftler kamen zu dem Schluss, dass ein hoher Spiegel von Beta-Hydroxybutyrat die Behandlung der durch diesen Stoffwechselweg ausgelösten, chronisch entzündlichen Erkrankungen unterstützen kann. [50]

Auch auf einem anderen Stoffwechselweg übt das Keton Beta-Hydroxybutyrat entzündungshemmende Wirkungen aus. Im Tierversuch [51] wurde nachgewiesen, dass es offensichtlich die Gen-Expression, also die Umsetzung der Erbinformation, zum Positiven hin verändert. Bei einem hohen Vorkommen von Beta-Hydroxybutyrat, wie es in der Ketose auftritt, wird die Produktion des Enzyms Class-1-Histon-Deacetylase (HDAC) heruntergefahren.

Dieses Enzym vermindert die körpereigene Abwehr gegen oxidativen Stress und Entzündungen. Weniger HDAC bedeutet eine höhere Widerstandskraft gegen Zellgifte und eine gesteigerte Leistungsfähigkeit der Zellen.

Glutathion ist das stärkste Antioxidans im Körper. Im Tierversuch [52] konnte nachgewiesen werden, dass das Keton Beta-Hydroxybutyrat die Herstellung von Glutathion im Gehirn verdoppelt! Auch die Menge der wichtigen Alpha-Liponsäure, ein Vorläufer des Glutathions mit eigenen, stark antioxidativen Eigenschaften, steigt in den Gehirnzellen an. Mehr Glutathion und Liponsäure bedeuten einen stark verbesserten Zellschutz und eine gute Versicherung gegen degenerative Erkrankungen des Gehirns. Die zellschützende Wirkung der Liponsäure wurde bereits nachgewiesen bei einer Unterversorgung mit Sauerstoff, beim Alterungsprozess, bei der Parkinson-Krankheit, bei diabetischer Neuropathie und bei der Alzheimer-Krankheit.

Die großen Mengen des Ketons Beta-Hydroxybutyrat, die in der Ketose anfallen, führen auch zu einer verstärkten Autophagie (siehe dazu unter 6.3). Darüber hinaus sorgt das Beta-Hydroxybutyrat durch seinen Einfluss auf den Kaliumhaushalt der Gehirnzellen für eine verringerte Nervenerregbarkeit, was zu einem verminderten Auftreten epileptischer Anfälle führt. Entsprechend wirkt eine ketogene Diät sehr effektiv gegen Epilepsie. Die ausgesprochen gute Heilwirkung wurde durch einen sog.

Tab. 22 Die Bedeutung der NLRP3-Hemmung in der Ketose

Das in der Ketose in großen Mengen entstehende Keton Beta-Hydroxybutyrat (BHB) verhindert die Aktivierung eines Teils des körpereigenen Immunsystems, des sog. NLRP3-Stoffwechselweges.

Das ist besonders bedeutend, da erst vor kurzem nachgewiesen wurde, dass dieser Stoffwechselweg durch eine kohlenhydratreiche und überkalorische Ernährung übermäßig angeregt wird. [s] Das menschliche Immunsystem reagiert auf eine solche Ernährung wie auf eine bakterielle Infektion. Über die andauernde Reizung durch dieses Essen wird es auch zunehmend agressiver. Das begünstigt die Entstehung von degenerativen Erkrankungen wie z.B. Arteriosklerose und Diabetes. [t]

In deutschen Medien wurde diese wichtige Information vielfach „entschärft", indem es hieß, „Fast Food" mit zuviel Fett und Kalorien sei dafür verantwortlich. Bedeutet das, wer nicht regelmäßig die Burger-Restaurants aufsucht, muss sich keine Sorgen machen? Wohl kaum: Der Titel der Originalstudie benennt eindeutig die „Western Diet", also die Ernährung in den westlichen Industrieländern, als Verursacher der übermäßigen Aktivierung des NLRP3-Stoffwechselweges. Wenn die Aktivierung von NLRP3 aber durch die Ketose, sprich Kohlenhydratverzicht, aufgehoben wird, dann ist vermutlich nicht in erster Linie das Fett dafür verantwortlich. Sondern eher die Einfach-Kohlenhydrate, welche die „Western Diet" überreichlich liefert und die den Insulinspiegel sehr stark ansteigen lassen.

Darauf weisen auch die Ergebnisse der Kitava-Studie hin (siehe dazu in Kapitel 7). Darin wurde nachgewiesen, dass die Eingeborenen mit ihrer traditionellen Ernährung nicht nur bedeutend niedrigere Insulinspiegel aufweisen als Gleichaltrige in den westlichen Industrieländern. Sie bleiben darüber hinaus auch von degenerativen Erkrankungen verschont, die bei uns mit zunehmendem Alter gehäuft auftreten.

s Christ A et al: Western Diet Triggers NLRP3-Dependent Innate Immune Reprogramming. Cell. 2018 Jan 11;172(1-2):162-175.

t Latz E: Fast food makes the immune system more aggressive in the long term. Institute for Innate Immunity and German Center for Neurodegenerative Diseases (DZNE), Universität Bonn, 11. Januar 2018.

Tab. 23 Die Wirkungen von Beta-Hydroxybutyrat

Nach erfolgter Keto-Adaption zirkuliert das Keton Beta-Hydroxybutyrat (BHB) in großer Menge im Blut. Es entfaltet erstaunliche Eigenschaften, die dem Sportler wie dem Kranken gleichermaßen zu Gute kommen.

Bessere Gehirnnahrung als Glucose: Beta-Hydroxybutyrat kann von den Zellen des Gehirns effektiv zur Energieversorgung eingesetzt werden. Dabei profitieren besonders jene Hirnzellen, die Glucose nicht mehr richtig verstoffwechseln können, wie es z.B. bei der Alzheimer-Krankheit vorkommt.

Starke anti-entzündliche Wirkungen: Beta-Hydroxybutyrat verhindert die Aktivierung des sog. NLRP3-Stoffwechselweges. Dieser führt häufig zu chronischen Entzündungsprozessen. Beta-Hydroxybutyrat hemmt zudem die Produktion des entzündungsfördernden Enzyms HDAC. Weniger HDAC bedeutet eine höhere Widerstandskraft gegen Zellgifte und eine gesteigerte Leistungsfähigkeit der Zellen. Obendrein wird durch Beta-Hydroxybutyrat die Produktion von Glutathion und Alpha-Liponsäure im Körper gesteigert. Beide Substanzen üben stark antioxidative und antientzündliche Wirkungen aus.

Verstärkte Autophagie: Beta-Hydroxybutyrat führt zu einer verstärkten Autophagie. Bei diesem Prozess werden beschädigte oder nur eingeschränkt funktionierende Zellkomponenten durch neu aufgebaute ersetzt (siehe dazu unter 6.2.2).

Günstiger Einfluss auf den Kalium-Haushalt: Beta-Hydroxybutyrat sorgt durch seine Wirkung auf den Kalium-Haushalt für eine geringere Erregbarkeit von Nervenzellen im Gehirn, was die Häufigkeit und die Schwere von epileptischen Anfällen mildert.

Hemmt Krebswachstum: Beta-Hydroxybutyrat übt eine starke Wachstumshemmung auf Krebszellen aus.

Cochrane Review (der höchste Standard medizinischer Übersichtsstudien) bestätigt: Es ergab sich eine Verringerung der Anfälle um 30-40 % und bei Kindern waren die Wirkungen „...vergleichbar mit modernen anti-epileptischen Medikamenten." [48] Im Kindesalter längerfristig angewandt, kann eine ketogene Diät die Epilepsie sogar heilen.

Bei Typ-I-Diabetikern kommt es bei Unterzuckerung häufig zu einer gestörten Hirnfunktion. Man muss sich das stärker vorstellen als die Symptome des Hungerasts, den jeder Sportler kennt. Diese Abgeschlagenheit, Konzentrationsstörungen und Schwäche beim Diabetiker kann durch das Keton Beta-Hydroxybutyrat vermieden werden, weil es den Energiemangel der Gehirnzellen sofort behebt. Dafür muss noch nicht einmal eine ketogene Diät durchgeführt werden. Diese Wirkung lässt sich bereits durch Verabreichung von Mittelkettigen Triyglyzeriden bzw. Kokosfett erreichen: Die darin enthaltenen, kurzkettigen Fettsäuren können nur in Ketone umgewandelt werden, die sehr schnell ins Blut übertreten und in das Gehirn gelangen. [53]

Zu guter Letzt noch eine wichtige Entdeckung: Im Tierversuch wurde schon vor knapp 30 Jahren ermittelt, dass Beta-Hydroxybutyrat direkt das Wachstum von Krebszellen hemmt. Je größer die Menge dieses Ketons im Organismus, desto stärker fiel die Wachstumshemmung der entarteten Zellen aus. [54]

Zusammengefasst können wir also festhalten: Das Keton Beta-Hydroxybutyrat ist nicht nur eine hocheffektive Energiequelle für sportliche Höchstleistungen, sondern auch für geschädigte Hirnzellen, die Glucose nicht mehr richtig verstoffwechseln können. Es wirkt stark entzündungshemmend und damit ausgesprochen positiv bei der Behandlung einer Vielzahl von Gehirn- und Nervenerkrankungen. Darüber hinaus kann es Krebszellen am Wachstum hindern und so die Behandlung dieser tödlichen Erkrankung unterstützen. Der Sportler profitiert be-

Tab. 24 Besonderheiten des Langzeit-Fastens

Die Keto-Adaption ist ein natürlicher Prozess, der alle Säugetiere schon seit ihrer Entstehung begleitet. Denn wenn zeitweilig keine Nahrung vorhanden war, konnte das Überleben nur mit Hilfe der Ketose gewährleistet werden. Auch der Mensch hat schon immer in Notzeiten seine Körperfettreserven genutzt – sonst wäre unsere Art lange ausgestorben! In der heutigen Zeit wird der zeitweilige Nahrungsentzug, auch als „Fasten" bezeichnet, in speziellen Fastenkliniken immer noch eingesetzt, weil sich damit nicht nur eine gute Gewichtsabnahme erzielen lässt, sondern weil auch viele Erkrankungen dadurch gelindert werden können.

Auf den ersten Blick hat eine ketogene Ernährung mit dem Fasten nicht viel gemeinsam. Bei einer Keto-Diät hat man zwar nur eine eingeschränkte Auswahl an Nahrungsmitteln, doch man isst regelmäßig. Beim Fasten wird dagegen ganz auf Nahrung verzichtet, nur Flüssigkeit wird zugeführt. Doch im Körper sieht das nicht so aus: Sowohl die ketogene Ernährung als auch das Fasten führen zu den gleichen Stoffwechselveränderungen. Beiden gemein ist nämlich die Tatsache, dass auf Kohlenhydrate verzichtet wird! Die Energieversorgung des Organismus geschieht bei der ketogenen Ernährung vorrangig durch das Fett aus der Nahrung und anteilig durch Körperfett. Beim Fasten wird dagegen allein auf das Körperfett zurückgegriffen. Beide Diät-Formen nutzen also Fett statt Kohlenhydrate als Haupt-Energielieferanten. Daher sind die Stoffwechselveränderungen beim Fasten die gleichen wie bei einer ketogenen Ernährung, nur stärker ausgeprägt.

Beim Fasten stellt sich nach einigen Tagen Nahrungsentzug (nur Flüssigkeit wird zugeführt) eine stabile Stoffwechsellage ein, in der alle Organe ausgezeichnet funktionieren und die Proteinspeicher in den Muskeln erhalten werden. Solange genügend Körperfett vorhanden ist, läuft der Stoffwechsel reibungslos in der Ketose. Erst wenn die Fettreserven sehr stark abgeschmolzen sind, greift der Körper wieder auf Muskelprotein zurück, um Glucose zu gewinnen. Dieser Mechanismus ist bei Mensch und Tier gleich. Wird allerdings das Muskelprotein in der letzten Phase des Nahrungsentzuges angegriffen, dann dauert es nicht mehr lange, bis der Tod eintritt. Wenn die Hälfte der Proteinspeicher abgebaut sind, sterben Mensch und Tier. Der Organismus kann also eine ganze Weile „aus sich selbst heraus" existieren, aber nicht für immer. Ein 70 kg schwerer Erwachsener mit etwa 15 kg Körperfett kann – bei guter Gesundheit – etwa 40 Tage fasten, bevor er in diese letzte Phase eintritt.

Es muss dazu aber angemerkt werden, dass ein wichtiger Aspekt beim längeren Fasten die *vorsichtige Wiedereinführung von Nahrung am Ende der Fastenkur* ist. Der Körper muss nach der langen Nahrungskarenz *unbedingt* langsam und in kleinen Portionen wieder mit Nahrung versorgt werden, da er große Portionen nicht auf Anhieb verträgt! In der Literatur sind in Fällen von zu hoher Nahrungszufuhr nach einer Hungerperiode schon Todesfälle beschrieben worden. Der Grund für dieses sog. Refeeding Syndrom ist noch nicht völlig geklärt, doch es scheint mit einer zu hohen Mineralstoffzufuhr zusammenzuhängen, die der auf Einsparung von Energie und Mineralien eingestellte Körper nicht sofort verarbeiten kann. Deshalb ist für eine längere Fastenkur eine ärztliche Begleitung dringend zu empfehlen, damit solche ernsten Probleme vermieden werden.

Ist die Betreuung durch einen erfahrenen Arzt aber gewährleistet, dann kann eine mehrwöchige Fastenkur von den meisten Menschen sehr gut gemeistert werden. Allerdings ist das nur in wenigen Fällen wirklich nötig. Denn wenn sich die gleichen Stoffwechselvorgänge wie beim Fasten auch mit einer ketogenen Ernährung einstellen, stärker noch in Kombination mit Intervallfasten, wenn auch insgesamt vielleicht nicht in so starker Ausprägung – dann kann man von den positiven Stoffwechselveränderungen auch profitieren, ohne wochenlang auf Nahrung zu verzichten.

sonders von den anti-entzündlichen Wirkungen durch eine verbesserte Regeneration und ein gestärktes Immunsystem (siehe dazu Tab. 23 auf der vorausgegangenen Seite).

6.2 Mit der Ketose einhergehende Heilwirkungen

Viele der Untersuchungen, die Heilwirkungen der Ketose ergeben haben, sind nicht mit einer Keto-Diät, sondern mit Intervall- oder Langzeitfasten durchgeführt worden. Die verschiedenen Diätformen unterscheiden sich dabei durch die Intensität und die Dauer der Ketose. Eine ketogene Diät und das Intervallfasten mit kohlenhydratreicher Ernährung erzeugen die geringste Ketose, die optimierte Keto-Diät mit Intervallfasten schon eine deutlich tiefere und das echte Fasten, ganz ohne Nahrungszufuhr, erzeugt die tiefste Ketose. Die Heilwirkungen der Ketose sind natürlich am stärksten, je tiefer und länger sie ausfällt. Dabei kommt es wieder zu Effekten, die man so nicht erwartet hätte. Denn die Heilwirkung einer *einmal durchgeführten* tiefen Ketose über mehrere Wochen tritt nicht nur kurzfristig zutage, sondern kann sich in manchen Fällen über mehrere Jahre erstrecken.

Beim sog. Heilfasten wird auf Nahrung nicht völlig verzichtet, sondern häufig sind kalorienarme Lebensmittel wie Gemüse und Suppen erlaubt, ebenso wie Getränke in Form von Tee und Wasser. Die sehr starke Kalorienreduktion führt sehr schnell in einen ketogenen Stoffwechsel mit sehr niedrigen Insulinwerten, was, abgesehen von einem deutlichen Gewichtsverlust, auch vielfältige Heilwirkungen hervorruft. Damit entspricht das traditionelle Heilfasten eher einem Intervallfasten mit sehr geringer Kalorienzufuhr. Noch etwas effektiver, was die Ketose angeht, ist das sog. Wasserfasten, bei dem überhaupt keine Nahrung mehr, sondern nur noch kalorienfreie Flüssigkeit erlaubt ist (siehe dazu auch Tab. 24)

Der Schwerpunkt der Behandlung in deutschen Fastenkliniken liegt auf Rheuma und Herzerkrankungen, Darmkrankheiten, Allergien und Hautkrankheiten. In anderen Ländern, z.B. in Russland, erfreut sich das Heilfasten ebenfalls großer Beliebtheit. Dort sind auch eine Reihe weiterer Erkrankungen durch eine tiefe Ketose erfolgreich behandelt worden, siehe dazu die Tab. 25 und 26.

6.2.1 Ketose und das Herz-Kreislaufsystem

In der tiefen Ketose ändern sich viele Parameter. So fallen die Blutzucker-, Cholesterin-, Triglyzerid- und Insulinwerte deutlich ab. Die Höhe des Blutzuckers und des Insulinspiegels wird von der Kohlenhydratmenge bestimmt, die täglich verzehrt wird. Beim weitgehenden Kohlenhydratverzicht, stärker noch beim echten Fasten, kommt es sehr schnell zu stabilen, niedrigen Blutzuckerspiegeln. Auch wenn es auf den ersten Blick nicht einleuchten mag: Die Menge der Triglyzeride im Blut, ein weiterer wichtiger Marker eines gestörten Fettstoffwechsels, ist vom Kohlenhydratverzehr abhängig – je weniger Kohlenhydrate, desto tiefer fallen die Triglyzeride. Das hängt u.a. mit der bereits angeführten Hemmung des Carnitin-Transportsystems durch hohe Insulinspiegel zusammen.

Die bei vielen Menschen mit hohem Kohlenhydratverzehr stark erhöhten Cholesterinwerte sind darauf zurückzuführen, dass ein Schlüsselenzym in der Herstellung von *körpereigenem* Cholesterin durch Insulin aktiviert wird: Die 3-Hydroxy-3-Methylglutaryl-CoA-Reduktase (HMG-CoA-Reduktase). In der Ketose kommt es dagegen zu einem deutlichen Abfall des Gesamtcholesterins, denn weniger Insulin durch Kohlenhydratverzicht sorgt für weniger HMG-CoA-Reduktase im Körper und für eine verringerte Cholesterinproduktion. Interessanterweise wirkt die bei hohen Cholesterinspiegeln häufig verordnete Medikamentengruppe der Statine ebenfalls, indem sie die HMG-CoA-Reduktase hemmt. [48] Da stellt sich die Frage, warum sollte man jahrelang nebenwirkungsträchtige Medikamente einnehmen, wenn sich die gleiche Wirkung durch eine simple Ernährungsumstellung erzielen lässt?

In der Ketose werden auch die Atmung sowie der Herzrhythmus verlangsamt und der Blutdruck wird gesenkt.

Eine Übersicht der Studienlage zu den gesundheitlichen Auswirkungen des Intervallfastens aus dem Jahre 2014 [55] hat deutliche Vorteile bei der Behandlung vieler Krankheiten ergeben. Im Tierversuch ist eine Verlängerung der Lebensspanne ebenso nachgewiesen worden wie ein vermindertes Auftreten von Krebs und neurologischen Erkrankungen. Darüber hinaus wurde beim Tier eine Abnahme der Dicke der Gefäßwand an der Halsschlagader festgestellt, also eine Verbesserung des Krankheitsbildes bei Atherosklerose. Auch die Überlebensrate nach einem Herzinfarkt war verbessert durch ein verstärktes Blutgefäßwachstum, ein vermindertes Absterben von Herzmuskelzellen und durch

Tab. 25 Fasten in Russland I: Ketose heilt psychische Erkrankungen

In der ehemaligen Sowjetunion wurde der wissenschaftliche Nachweis der vielfältigen Heilwirkungen des Fastens schon lange erbracht, wie eine im Fernsehsender „arte" ausgestrahlte Dokumentation belegt. [u] Der Psychiater Yuri Nikolaijev von der Korsakov-Klinik in Moskau behandelte Schizophrene, Depressive und Menschen, die unter Angst- und Zwangsstörungen litten, mit Fastenkuren, die bis zu 40 Tage dauerten. Seine guten Erfolge führten schon während des kalten Krieges zu einer groß angelegten Studie, bei der über vier Jahrzehnte 8.000 Patienten behandelt wurden. Bei über 70 % von ihnen kam es zu einer deutlichen Verbesserung der Symptome, die auch sechs Jahre später noch bei 47 % der Patienten feststellbar war.

Die Studie kam zu dem Schluss, dass Heilfasten nicht nur psychische Erkrankungen heilen kann, es verändert auch die Persönlichkeit. Nach Dr. Gurvich, einem Schüler von Nikolaijev, kommt es zu einer psychostimulativen, antidepressiven Wirkung beim Fasten, sowie zu einem sedativen, also beruhigenden, Effekt. Körperliche Beschwerden werden ebenfalls gelindert, es ergeben sich deutlich verbesserte Krankheitsbilder bei Bluthochdruck, Polyarthritis, Asthma und Ekzemen.

1973 überprüfte das russische Gesundheitsministerium die Studien von Nikolaijev noch einmal. Renommierte Wissenschaftler, wie die Professoren Kokosov und Maximov, untersuchten die Wirkungen des Heilfastens wiederum an tausenden von Patienten und bestätigen seine Ergebnisse. Sie zogen den Schluss, dass das Fasten einen Stresszustand hervorruft, der Selbstregulierungskräfte auslöst. Es kommt zur sog. Sanogenese (von sanus – gesund und genesis – Entwicklung), die durch unsere Lebensweise normalerweise unterdrückt wird. [u]

Dieser Punkt kann nicht genug betont werden: Wir selbst sorgen durch eine falsche Ernährung mit zuvielen Kalorien und Kohlenhydraten nicht nur dafür, dass wir überhaupt krank werden. Wir verhindern so auch, dass der Körper sich gegen die vielfältigen Erkrankungen effektiv zur Wehr setzen kann! Und wenn es zu ernsten Erkrankungen kommt, werden diese mit unzähligen Medikamenten behandelt, statt auf die natürlichen Selbstheilungskräfte zu vertrauen.

u Fasten und Heilen – Altes Wissen und neueste Forschung. Arte, gesendet am 06.01.2018, 22:40 bis 23:35 Uhr. (De Lestrade T, Gilman S. Le jeûne, une nouvelle thérapie? Produziert in F/B/CDN/D, 2012). Auch bei Youtube unter: https://www.youtube.com/watch?v=epMRBGKtlIY

die Verhinderung des Aufbaus von fehlerhaften Strukturen im geschädigten Herzen (Anti-Remodeling-Effekt).

Es ist also wissenschaftlich erwiesen, dass die Ketose deutliche Heilwirkungen im Herz-Kreislaufsystem auslöst. Je tiefer und länger die Ketose ausfällt, desto ausgeprägter die gesundheitlichen Vorteile. Dabei ist eine der Hauptfragen, wie eine Heilung ohne Nahrung, also ohne von außen zugeführte Nährstoffe erfolgen kann. Denn trotz des Fastens werden dem kranken Körper offenbar keine Nährstoffe vorenthalten, obwohl das zunächst widersinnig klingt. Der Körper braucht zwar dringend Energie und Nährstoffe, um die Krankheit zu bekämpfen, doch die müssen nicht von außen kommen – er nimmt sie aus sich selbst.

6.2.2 Verjüngung durch Autophagie

Bei der sog. Autophagie handelt es sich um einen Prozess, bei dem der Körper sich quasi selbst verzehrt. Das mag verrückt klingen, denn wie soll der Mensch genesen, wenn er von der

Tab. 26 Fasten in Russland II: Ketose heilt Asthma, Arthrose und Rheuma

Der russische Lungenfacharzt Prof. Osinin hat über vier Jahrzehnte mehr als 10.000 Asthmatiker fasten lassen. Dabei gab es keinerlei Komplikationen. Statt dessen verschwanden nach 12 Tagen Fasten bei den Asthmatikern die hohen Histaminwerte in den Lungenzellen, welche Bronchialspasmen auslösen und die Asthmaanfälle blieben aus! Prof. Osinins Forschungen ergaben, dass so 10-15 % der Patienten vollständig geheilt werden konnten; dafür waren manchmal mehrere Fastenkuren notwendig. Und 50 % der Patienten verspürten selbst nach sieben Jahren noch eine Besserung ihrer Beschwerden. Im Westen gilt Bronchialasthma dagegen als unheilbar. Bei Asthmaanfällen können nach Ansicht unserer Ärzte nur Medikamente eingenommen werden, welche die Symptome lindern. [u]

Bei Arthrose, der weltweit häufigsten Gelenkerkrankung, kommt es zu einem Abbau des Knorpels. Das führt zu schmerzhaften Gelenkentzündungen, welche die Beweglichkeit stark einschränken. Zur Behandlung der Arthrose setzt eine russische Fastenklinik in Sibirien auf zwei Wochen Fasten, gefolgt von einer siebentägigen Aufbauphase mit schrittweiser Erhöhung der Nahrungszufuhr. [u] Auch gegen Diabetes, Asthma, Bluthochdruck, Rheuma und Allergien wird das Fasten in der sibirischen Fastenklinik eingesetzt. Innerhalb von 15 Jahren haben sich in dieser Klinik mehr als 10.000 Menschen einer Fastenkur unterzogen. Nach einer oder mehreren Fastenkuren waren bei zwei Dritteln der Patienten sämtliche Krankheitssymptome verschwunden!

Wie in dieser sibirischen Fastenklinik festgestellt wurde, verschwindet das Hungergefühl beim Fasten nach einigen Tagen. Doch kann es danach zur sog. Fastenkrise kommen, in der Schwäche, Übelkeit und Migräne auftreten können. Wie wir bereits wissen, hängt das vor allem mit einer noch nicht erfolgten Keto-Adaption zusammen. Nach den russischen Ärzten sind die Beschwerden aber auch darauf zurückzuführen, dass eine „Entgiftung" eingeleitet wird. Dabei werden im Fettgewebe eingelagerte Gifte freigesetzt, die ebenfalls zu Beschwerden führen können. Ist die „Reinigung", sprich Ausscheidung von diesen Giftstoffen nach einigen weiteren Tage ohne Nahrung durchgeführt, fällt das Fasten von Tag zu Tag leichter. [u] Die russischen Ärzte empfehlen beim Fasten auch zwei bis drei Stunden Bewegung pro Tag.

u Fasten und Heilen – Altes Wissen und neueste Forschung. Arte, gesendet am 06.01.2018, 22:40 bis 23:35 Uhr. (De Lestrade T, Gilman S. Le jeûne, une nouvelle thérapie? Produziert in F/B/CDN/D, 2012). Auch bei Youtube unter: https://www.youtube.com/watch?v=epMRBGKtllY

Substanz lebt? Doch die Natur hat auch hier einen äußerst sinnvollen Mechanismus installiert, der es erlaubt, aus einer Zeit des Nahrungsverzichts stärker hervorzugehen, als man hineingegangen ist.

Im Körper laufen ununterbrochen Reparaturprozesse ab, bei denen nicht mehr funktionierende Komponenten der Zellen abgebaut und neue dafür aufgebaut werden. Ist eine Zelle zu stark beschädigt, wird die sog. Apoptose, der programmierte Zelltod, eingeleitet und die gesamte Zelle wird ersetzt. Dem Sportler ist bekannt, dass beschädigte Muskelzellen nach einem harten Training repariert werden müssen, um für die nächste Belastung gerüstet zu sein. Doch auch alle anderen Gewebe werden nach und nach regeneriert – von den roten Blutkörperchen über die Darmschleimhaut bis hin zu einzelnen Teilen der Körperzellen, wie etwa die durch Oxidation besonders belasteten Mitochondrien, die Energie für alle Stoffwechselprozesse liefern.

Wenn regelmäßig und ausreichend Nahrung zugeführt wird, kann das abgebaute Zellmaterial fast vollständig ausgeschieden werden – es steht ja genug neues Baumaterial zur Verfügung. Doch wenn die Nahrungszufuhr ausbleibt, reagiert der Körper darauf, indem er zunehmend mehr abgebautes Material wieder verwendet. Jetzt werden z.B. Aminosäuren aus beschädigten Muskelzellen vor allem dazu genutzt, um neue Proteinverbindungen aufzubauen, statt in Blutglucose umgebaut oder ausgeschieden zu werden. Auch andere Komponenten wie bestimmte Fette werden verstärkt für die Reparatur beschädigter Zellwände genutzt. Enzyme werden schneller wiederhergestellt und der Elektrolythaushalt wird durch eine bessere Effizienz auf normalem Niveau stabilisiert.

So reagieren beim Fasten nach einer kurzen Umstellungszeit die Nieren, indem sie Kochsalz zurückbehalten. Die Spiegel anderer wichtiger Mineralien wie Magnesium, Kalium, Calcium und Phosphor fallen zwar etwas ab, bleiben aber im Normbereich. Auch dies geschieht äußerst effizient, indem die Ausscheidung über den Stuhl verringert wird, um auf diesem Weg die großen Speicher in den Knochen zu schonen. Selbst bei sehr langem Fasten – über 100 Tage und mehr – bleiben die Blutspiegel an Aminosäuren, Fetten und Elektrolyten weitgehend stabil.

Doch die hoch effiziente Wiederverwendung verbrauchter Zellkomponenten ist nur eine Seite der Medaille. Mit zunehmender Dauer des Fastens werden nämlich auch solche Zellbestandteile abgebaut und neu verwendet, die eigentlich noch eine Zeitlang funktioniert hätten, wenn auch nicht mehr auf optimalem Niveau. Die Wissenschaft weiß noch nicht, ob es der reine Mangel an Baumaterial ist, das sonst eigentlich über die Nahrung zugeführt würde. Oder ob der Körper sich durch den Ersatz von nur eingeschränkt funktionsfähigen Elementen noch besser auf längere Notzeiten einstellen will, indem er die Gewebe durch den Aufbau neuer, optimal funktionierender Komponenten vorsorglich über das normale Maß hinaus wiederherstellt. Auf jeden Fall führt die beim Fasten stark zunehmende Autophagie dazu, dass der gesamte Körper durch die neu aufgebauten Strukturen im Wortsinne „verjüngt“ wird!

Das ist bemerkenswert, wenn man sich vor Augen führt, dass die Alterung heute als fortlaufender, später sogar chronischer Entzündungsprozess gesehen wird, der vor allem durch Oxidationsvorgänge befeuert wird. Je älter man wird, desto schlechter laufen die Bekämpfung von Entzündungen und die Reparatur beschädigter Gewebe ab. Schließlich versagen die lebenswichtigen Organe ihren Dienst und der Mensch stirbt. Bis dahin treten immer mehr degenerative Erkrankungen auf, wie das Metabolische Syndrom, Diabetes, Herz-Kreislauf-Beschwerden, Morbus Alzheimer und Krebs, deren Vorkommen mit zunehmendem Alter ansteigt. Dieser Prozess lässt sich durch Fasten aufhalten, wenn auch nicht völlig verhindern. Und das geschieht neben einer verstärkten Autophagie auch dadurch, dass Entzündungen besser bekämpft werden.

6.2.3 Entzündungsprozesse nehmen ab

Der durch die „verjüngten“ Gewebe besser funktionierende Organismus heilt sich selbst, indem die antioxidativen Schutzsysteme im Körper hochgefahren werden, die Entzündungsmarker im Körper drastisch absinken und regenerative Prozesse deutlich zunehmen. Schon nach wenigen Tagen mit tiefer Ketose sind diese Veränderungen messbar und sie äußern sich in erstaunlichen Heilwirkungen. So sinkt z.B. die Menge des entzündungsfördenden Botenstoffs Tumor-Nekrose-Faktor-Alpha (TNF-Alpha), der die Entzündungsreaktion im Stoffwechselweg vieler Gewebe, auch des Gehirns, vermittelt. Ein hoher Spiegel an TNF-Alpha vermindert z.B. die Neubildung von Hirnzellen und löst degenerative Prozesse im Gehirn aus. Auch das sog. C-reaktive Protein, ein weiterer wichtiger Entzündungsmarker, fällt beim Fasten ab. Und während entzündungsfördernde Stoffe abnehmen, kommt das Immunsystem in der tiefen Ketose in Hochform: Selbst die Zahl der Blutstammzellen, aus denen rote und weiße Blutkörperchen gebildet werden, steigt bis auf das Fünffache an!

Dabei muss man sich vor Augen führen, dass die Heilwirkungen der Ketose auch bei weniger strengen Ausgestaltungen auftreten. Das bedeutet, eine ketogene Ernährung führt über die phasenweise auftretende, vergleichsweise milde Ketose bereits zu diesen positiven Veränderungen im Organismus. Kommt Intervallfasten durch kürzere Essensfenster und daraus folgend, längere Fastenfenster mit einer tiefen Ketose hinzu, treten die Heilwirkungen stärker zutage. Am ausgeprägtesten zeigen sie sich in der anhaltenden und tiefen Ketose, die sich beim echten Fasten einstellt. Nicht nur der Fettabbau, auch die Heilwirkungen der Ketose können also ganz einfach reguliert werden.

Aus vielen Berichten von Menschen, die eine ketogene Diät für längere Zeit durchgeführt haben, ist bekannt, das man so gut wie nicht mehr krank wird. Und wenn es einen doch einmal „erwischt“, dann nur sehr kurz und mit wenig ausgeprägten Krankheitssymptomen. Der Körper wird mit den Krankheitserregern viel besser fertig! So werden beim Sportler Unterbrechungen des Trainingsprogramms vermieden, was sich wiederum in einem besseren Muskelaufbau bzw. besserer Form im Wettkampf zeigt.

Wenn durch eine ketogene Ernährung Entzündungen besser bekämpft werden und die Abwehrkräfte deutlich erhöht sind, profitiert der Kranke natürlich ebenfalls. Bei ihm kommt es zu einer deutlichen Linderung der Krankheitsymptome und zu einer beschleunigten Heilung. Das gilt nicht nur für Infektionen, die in der Regel nach kurzer Zeit überwunden sind. Gerade wenn man bedenkt, wieviele chronisch entzündliche, degenerative Erkrankungen des Herz-Kreislauf-Systems, der Muskeln und Gelenke, aber auch des Nervensystems viele Menschen plagen, dann kann nur empfohlen werden, die Heilung mit der optimierten Keto-Diät zu unterstützen.

6.2.4 Die Insulinempfindlichkeit nimmt zu

In der Ketose nimmt die Insulinempfindlichkeit deutlich zu; nicht nur bei Personen, die an Altersdiabetes leiden, sondern, weniger stark, auch bei Gesunden. Das bedeutet, die Insulinrezeptoren auf den Zellen werden empfindlicher für Insulin und die Bauchspeicheldrüse muss jetzt weniger Insulin produzieren – sie kann sich erholen. Bei längerer Anwendung einer Keto-Diät kommt es allerdings häufig zu einer Insulinresistenz (siehe Abschnitt 8.1), die sich aber nicht negativ auswirkt, weil bei einer kohlenhydratarmen Ernährung ohnehin nur wenig Insulin benötigt wird.

Schließlich erlaubt der niedrigere bzw. schneller abfallende Insulinspiegel nach einer ketogenen Mahlzeit höhere Ausschüttungen an Wachstumshormon, das ja nur aktiv wird, wenn das Insulin niedrig ist. Zu guter Letzt darf nicht vergessen werden, dass mit weniger Insulin auch eine verringerte, neue Fettspeicherung einhergeht.

Gute Heilwirkungen entfaltet eine ketogene Ernährung bei einem gestörten Insulinstoffwechsel, wie er beim Diabetiker vorliegt. Dieser muss allerdings, wegen der nach einiger Zeit einsetzenden Insulinresistenz, beim Refeed Vorsicht walten lassen und regelmäßig seine Insulinreaktion auf den erhöhten Kohlenhydratverzehr prüfen.

6.2.5 Ketose und Akne

Viele Menschen, vor allem junge Männer, leiden unter Akne. Die „Pickel“ sind auf herkömmlichem Wege nur schwer zu bekämpfen. In der Regel kann der Entzündungsvorgang durch Medikamente beschleunigt werden, so dass die Abheilung schneller geschieht. Doch es scheint so, dass trotz Cremes und Salben immer der ganze Prozess durchlaufen wird: Es beginnt mit einer roten Pustel, die anschwillt und Eiter bildet, bevor die Rückbildung einsetzt. Eine unbefriedigende Situation, denn wieviel besser wäre es, die Entstehung von Akne zu verhindern, statt die Symptome zu behandeln?

Der US-Wissenschaftler Loren Cordain hat schon vor vielen Jahren auf die enge Beziehung von hohen Insulinspiegeln durch Kohlenhydratverzehr und Akne hingewiesen. Er hat den komplizierten Stoffwechselweg von hohem Insulin und, daraus folgend, hohem IGF-1 und den dadurch ausgelösten Wucherungs- und Entzündungsprozess in den Hautzellen eingehend beschrieben. [56]

Cordain war aufgefallen, dass Völker, die noch als Jäger und Sammler leben, nicht nur von unseren Zivilisationskrankheiten, sondern auch von Akne fast völlig verschont bleiben. [57] Die Lösung des Problems musste offensichtlich in der westlichen Ernährung gesucht werden. Cordain hat eine ganz einfache Methode empfohlen, das Auftreten von Akne zu verhindern: Weniger Kohlenhydrate verzehren, vor allem weniger Einfachzucker! Auch Milchprodukte spielen nach Cordain beim Akneproblem eine Rolle, da Kuhmilch nicht nur insulinogen wirkt, sondern ebenfalls die Spiegel von IGF-1 im Körper erhöht. [57] Hier haben wir eine weitere unschöne Nebenwirkung von IGF-1, dass in Kraftsportkreisen einen so guten Ruf als anaboles Hormon genießt. Doch IGF-1 löst nicht nur Muskelwachstum aus, sondern ein starkes Wachstum aller Zellen, auch der Hautzellen. Weitere negative Effekte eines hohen Spiegels von IGF-1 im Körper werden an anderer Stelle in diesem Kapitel aufgeführt.

Cordains Erkenntnisse wurden mittlerweile von anderen Wissenschaftlern bestätigt, wie eine Übersichtsarbeit zeigt [58]: Eine ketogene Ernährung greift entscheidend in die Entstehung von Akne ein und kann zu einem verbesserten Hautbild führen. Dabei weisen die Autoren dieser Studie darauf hin, dass bereits in den 1930er Jahren durch klinische Beobachtung, also aus der Praxis vieler Hautärzte, sich die Überzeugung durchgesetzt hatte, dass Kohlenhydrate an der Entstehung von Akne beteiligt sind. Doch in den 1960er Jahren wurde diese Meinung verworfen, als es nicht gelang, die Beteiligung von Kohlenhydraten experimentell nachzuweisen! [59] Dieses Beispiel zeigt, dass wir viele Dinge immer wieder neu lernen müssen, wenn vermeintlich „alte“ Erkenntnisse leichtfertig über Bord geworfen werden. Die Ärzte früherer Jahre waren nicht dümmer als die heutigen. Im Gegenteil: Die früher verbreitete holistische, also den ganzen Menschen betrachtende Sichtweise erweist sich in mancher Hinsicht der modernen Experimental-Medizin überlegen, die nicht selten die Übersicht verliert.

6.2.6 Die Ketose stärkt das Nervensystem, besonders das Gehirn

Selbst das Nervensystem, vor allem das Gehirn, wird durch die Ketose beeinflußt, indem vermehrt sog. Neurotrophine hergestellt werden, welche die Reparatur und die Neubildung von Nervenzellen anregen. Dabei werden die Rezeptoren der Zellmembranen im Gehirn erneuert und vermehrt neue gebildet. Gleichzeitig steigt die Produktion von sog. Neurotransmittern, das sind Botenstoffe im Gehirn, welche an diese Rezeptoren „andocken". Das führt zu einer verbesserten Kommunikation zwischen den Hirnzellen und so zu einer gesteigerten geistigen Leistung. Zudem werden das Wachstum und die Vernetzung von sog. Axonen angeregt, das sind die Nervenbahnen im Körper, welche die Signale des Gehirns in die verschiedenen Gewebe übermitteln.

Die durch die Ketose um mehrere hundert Prozent erhöhte Produktion einer Substanz namens Brain Derived Neurotrophic Factor (BDNF, zu deutsch etwa „Nervenwachstumsfaktor im Gehirn") [60] hat die Aufmerksamkeit der Wissenschaft besonders auf sich gezogen. Denn BDNF kann die Stammzellen im Gehirn anregen, neue Hirnzellen herzustellen. Diese Fähigkeit des Gehirns, sich selbst zu heilen, wurde „Neuroplastizität" getauft, zu übersetzen etwa mit „Nerven- bzw. Nervenzellformbarkeit". Und eine so simple und kostengünstige Maßnahme wie die Ketose kann diese bahnbrechende Selbstheilung auslösen!

Das eröffnet ganz neue Perspektiven für die Behandlung von Altersdemenz und anderen degenerativen Erkrankungen des Gehirns. Langzeitstudien am Menschen dazu stehen leider noch aus, doch in Tierexperimenten hat sich ergeben, dass eine degenerative Erkrankung wie Morbus Alzheimer sich vermutlich um bis zu 20 Jahre hinausschieben lässt und Morbus Parkinson um 20-50 Jahre. Wir kommen später darauf zurück.

Der Gesunde profitiert ebenfalls durch die vermehrte Bildung von Neurotrophinen in der Ketose. Schon nach kurzer Zeit verbessert sich auch bei ihm die Fähigkeit, Muster zu unterscheiden sowie das Kurz- und Langzeitgedächtnis. Man findet sich also in neuen Umgebungen schneller zurecht und behält Gelerntes besser. Ein hoher Spiegel von BDNF verbessert neben der kognitiven Leistung auch die neuromuskuläre Koordination. Der Sportler profitiert nicht nur über verbesserte Denkleistungen, sondern auch durch eine optimierte Geist-Muskel-Verbindung. So kann man Bewegungsabläufe schneller perfektionieren und neue Bewegungen leichter erlernen.

6.2.7 Die Bedeutung des mTOR-Signalwegs

Die Autophagie, der „Selbstverzehr" beschädigter oder funktionsuntüchtiger Zellen im Körper, ist ein ungeheuer wichtiger Prozess. Der Körper „verjüngt" sich dadurch selbst, er wird stärker und leistungsfähiger. Doch hohe Insulinspiegel bzw. Glucose oder Protein im Blut schalten die Autophagie sofort ab. Schon die geringe Menge von 3 g der Aminosäure Leucin im Blut reicht dafür aus. Die Abschaltung der Autophagie geschieht, indem das Enzym mTOR aktiviert wird. Darüber hinaus regelt ein Anstieg von mTOR aber auch das Immunsystem herunter.

Die Abkürzung „mTOR" steht für „Mammalian Target of Rapamycin"; zu übersetzen mit „Ziel des Rapamycins im Säugetier". Die merkwürdige Bezeichnung rührt daher, weil mTOR durch Rapamycin teilweise gehemmt werden kann; ein Medikament, was bei der Krebsbehandlung und zur Unterdrückung des Immunsystems nach Organ-Transplantationen eingesetzt wird.

Das Enzym mTOR ist im Körper für eine Vielzahl von Stoffwechselvorgängen verantwortlich. Aktiviert durch Aminosäuren im Blut, leitet mTOR auch den Proteinaufbau ein und ist daher wichtig für das Muskelwachstum. [61] Noch stärker aktiviert wird es durch hohe Insulinspiegel, die sich aus dem Verzehr von Kohlenhydraten ergeben, sowie durch Milch und Milchprodukte (mehr dazu unter 9.7.12). Sein Gegenspieler ist die AMP-aktivierte Proteinkinase (AMPK), ein Enzym, das durch Glucosemangel im Blut, also durch die Ketose, aktiviert wird – es hemmt mTOR und leitet die Autophagie ein. [61]Im Idealfall befinden sich beide Prozesse im Gleichgewicht: Aufbauphasen wechseln sich ab mit solchen Phasen, in denen die Autophagie die Reparatur beschädigter Zellen erlaubt. Schwere Probleme ergeben sich aber, wenn mTOR langfristig und überschießend aktiviert wird, wie es durch eine überkalorische Ernährung, vor allem aber durch einen zu hohem Verzehr von Kohlenhydraten, Milchprodukten und durch viele Zwischenmahlzeiten geschieht. So werden nicht nur ketogene Phasen im Tagesverlauf weitgehend verhindert, die Reparaturprozesse anstoßen könnten.

Es kommt durch überhöhte Spiegel von mTOR auch zu einem vermehrten Zellwachstum und einer gesteigerten Zellteilung in allen Geweben des Körpers. Das mag im frühen Kindesalter noch erwünscht sein, doch bei Erwachsenen führt diese starke Wachstumsbeschleunigung zur Entwicklung von Diabetes und Krebs, zur Degeneration von Nervenzellen und weiteren Stoffwechselentgleisungen sowie zu einer beschleunigten Alterung. Eine aktuelle Studie stellt daher fest, dass die weitgehende Blockierung von mTOR ab der Lebensmitte signifikante gesundheitliche Verbesserungen bringen könnte. [62]

Für eine weitgehende mTOR-Blockierung braucht es aber keine Medikamente. Das lässt sich ganz einfach durch die Ernährung regeln. So können beide Prozesse, der Aufbau durch mTOR und die Reparatur durch AMPK, zum Vorteil genutzt werden. Bei der optimierten Keto-Diät sind – ähnlich wie Insulin und Glucagon – immer beide aktiv: Bei der Nahrungszufuhr stärker das mTOR, in der nachfolgenden Ketose gewinnt das AMPK wieder die Oberhand.

mTOR wird nicht aktiviert, wenn in Ruhe die Energie aus den Fettdepots am Körper gewonnen wird, wie es in der Ketose geschieht. Die anabole, sprich die proteinaufbauende, Komponente von mTOR kann trotzdem genutzt werden, wenn eiweißreiche, aber kohlenhydratarme Nahrung zugeführt wird. Eine zügellose Aktivierung von mTOR wird aber zuverlässig unterbunden.

Da Selbstheilungs- und Abwehrkräfte immer hochgefahren werden, wenn sich niedrige Insulinspiegel bzw. keine Nahrungsbestandteile mehr im Blut befinden, kann bereits die optimierte Keto-Diät, zumindest zwischen den Mahlzeiten, für einen Abfall von mTOR und daraus folgend, für eine verstärkte Immunabwehr und Autophagie sorgen. In Verbindung mit Intervallfasten werden diese Prozesse noch stärker in Gang gesetzt. So kommt es zu einer effektiven Schutzwirkung gegen degenerative Erkrankungen.

Auch der Sportler profitiert direkt davon, indem die Regeneration nach dem Training beschleunigt wird und aufkommende Infekte – ein häufiges Problem bei hoher Trainingsbelastung – besser abgewehrt werden können.

6.2.8 Ketose hemmt die Krebsentstehung und -ausbreitung

Eine der großen Geißeln unserer Zeit ist der Krebs. Diese in vielen Fällen auch heute, nach einem Jahrhundert intensiver Forschung, häufig immer noch unheilbare Krankheit stellt in Deutschland in der Altersgruppe der 35- bis 64-Jährigen die häufigste Todesursache dar. [63] Auch hier zeigt eine ketogene Stoffwechsellage entscheidende Vorteile. So werden präkanzeröse Zellen, also solche, die sich langsam in Krebszellen verwandeln, verstärkt in die Apoptose, den programmierten Zelltod getrieben und ihre Bestandteile dienen als Baumaterial für neue, gesunde Zellen. Schon deshalb kann die Ketose als beste natürliche Krebsvorsorge betrachtet werden.

Doch der Hauptgrund, warum die Ketose bei der Bekämpfung von Krebs so effektiv ist, liegt im Stoffwechsel der entarteten Zellen. Denn Krebszellen leben von Glucose – diese bahnbrechende Entdeckung war in Deutschland bereits in der zweiten Hälfte der 1800er Jahre gemacht worden. Der deutsche Mediziner Otto Warburg nahm das Thema später wieder auf und erhielt für die Erforschung des Stoffwechsels der Krebszellen 1931 den Nobelpreis.

Entsprechend wirkt eine ketogene Diät bei Krebs, indem sie den Krebszellen den Energieträger Glucose weitgehend entzieht. Wir wissen bereits: Fast alle anderen Gewebe können sich auch mit freien Fettsäuren und Ketonen zur Energiegewinnung versorgen, die Krebszellen aber nicht. Und die geringen Glucosemengen, die im Zuge der Gluconeogenese im ketogenen Stoffwechsel anfallen, können von den Krebszellen so gut wie nicht genutzt werden, da der Organismus sie vor allem dem Gehirn und den anderen, ebenfalls darauf angewiesenen Geweben zuweist.

Wie stark die Entstehung und das Fortschreiten einer Krebserkrankung mit hohen Glucosespiegeln zusammenhängt, darauf wurde in einer Übersichtsarbeit der deutschen Wissenschaftler Klement und Kämmerer hingewiesen. [64] Alle Kohlenhydrate aus der Nahrung werden im Körper zu Glucose umgebaut, die im Blut zu den verschiedenen Geweben transportiert wird. Glucose steigert aber auf direktem und indirektem Weg die Proliferation, also die Ausbreitung von Tumorzellen. Insulin und IGF-1, beides Hormone, die bei einer kohlenhydratreichen Ernährung stark erhöht sind, führen ebenfalls zu einer gesteigerten Proliferation von Krebszellen. Die gleiche ungünstige Stoffwechsellage – hohes Insulin und IGF-1 – hat zur Folge, dass die Selbstzerstörung kranker Zellen durch Apoptose gehemmt wird und dass der Tumor durch die sog. Angiogenese verstärkt neue Blutgefäße bilden kann. So wird sein Wachstum und seine Ausbreitung im Körper ebenfalls unterstützt. Obendrein führen selbst moderate Mengen an Glucose, die mit einer kohlenhydratreichen Ernährung immer erreicht werden dazu, dass Vitamin C nicht mehr in die Immunzellen eingeschleust werden kann. Doch Vitamin C ist unverzichtbar für eine gesunde Immunreaktion, die entartete Zellen, wie z.B. den Krebs, ebenfalls bekämpfen könnte. [64] Es darf auch nicht vergessen werden, dass chronische Entzündungsprozesse, die bei einer kohlenhydratreichen Ernährung häufig vorkommen, die Entstehung und Ausbreitung von Krebs ebenfalls begünstigen.

Im Gegensatz dazu verhindern die hohen Konzentrationen von Ketonen, die bei einer kohlenhydratarmen Kost, Intervallfasten und echtem Fasten im Organismus entstehen, die Entstehung und Ausbreitung von Krebszellen. Darüber hinaus können Ketone vom Tumor nicht als Energiesubstrat für das Wachstum genutzt werden. Das Keton Beta-Hydroxybutyrat hemmt sogar direkt das Wachstum von Krebszellen: Je mehr dieses Ketons im Organismus zirkuliert, desto stärker fällt die Wirkung aus! [54] Und die Apoptose, die zu einer verstärkten Zerstörung der Krebszellen führt, wird durch die Ketose gefördert, ebenso wie die Einschleusung von Vitamin C in die Immunzellen. [64]

Ein ketogener Stoffwechsel unterstützt also auf mehreren Wegen die körpereigene Bekämpfung der Krebszellen. Das wurde auch in weiteren wissenschaftlichen Untersuchungen bestätigt. Dabei hängt die Wirksamkeit einer ketogenen Ernährung bei Krebs vom Ausmaß der Ketose ab (je tiefer das Insulin, desto mehr Ketonkörper werden gebildet), doch nicht unbedingt vom Ausmaß der Kalorienreduktion. Das bedeutet, selbst mit einer gewichtserhaltenden ketogenen Diät können bei einer fortgeschrittenen Krebserkrankung noch Verbesserungen erzielt werden: Das Wachstum des Tumors wird gestoppt und in manchen Fällen schrumpft er sogar. [65] Eine weitere Untersuchung bestätigte diese Ergebnisse: Bei sehr geringer Kohlenhydratzufuhr, wie sie bei einer ketogenen Ernährung vorliegt, kommt es nicht nur zu einem verlangsamten Wachstum des Tumors, sondern auch zu einer Unterbindung des mTOR-Signalweges, was die krebshemmende Wirkung weiter unterstützt. [66]

Für eine optimale Wirkung bei Krebserkrankungen sollte nicht nur die Kohlenhydratmenge, sondern auch der Proteinanteil in der Ernährung so gering wie möglich ausfallen. Denn selbst geringe Mengen Aminosäuren im Blut (wie schon erwähnt, bereits 3 g Leucin reichen aus) können den mTOR-Signalweg aktivieren und damit das Immunsystem und die Autophagie hemmen. Eine gesteigerte Immunabwehr durch die Abwesenheit von mTOR kann dagegen den Krebszellen zu Leibe rücken und sie vernichten. Durch die Autophagie wird dieser Effekt weiter verstärkt: Die Krebszellen werden abgebaut und die Bestandteile zur Bildung gesunder Zellen wiederverwendet. Also darf dieser wichtige Selbstheilungsprozess nicht durch zu viel Eiweiß aus der Nahrung gestört werden.

Ein weiteres Argument, bei einer Krebserkrankung auf Protein weitgehend zu verzichten, ist die gesteigerte Umwandlung von Eiweiß in Blutglucose bei hohem Proteinverzehr, was ebenfalls den Krebszellen zugute käme. Normalerweise wird der Proteinverbrauch zur Energiegewinnung nach einigen Tagen in Ketose auf nur wenige Gramm am Tag zurückgefahren, um die Muskulatur zu schonen. Allerdings wird im krebskranken Organismus vom Tumor verstärkt Muskelprotein zur Herstellung von Glucose verwendet. Wie stark die Hemmung dieses Vorgangs durch eine ketogene Stoffwechsellage ausfällt, ist noch nicht eingehend untersucht worden. Doch kann man wohl davon ausgehen, dass die Energieversorgung des Tumors durch geringe Proteinmengen in der Nahrung zumindest erschwert wird.

Bei Krebserkrankungen wird daher eine sehr fettreiche Kost, z.B. durch große Mengen leicht verstoffwechselbares Kokosfett und anderer Fette eingesetzt; eine Kalorienreduktion ist dabei nicht nötig. Wird statt dessen zusätzlich Intervallfasten eingesetzt, indem die Mahlzeiten in einem Essensfenster von nur 4-8 Stunden eingenommen werden, dann kann die Ketose mit ihren positiven Wirkungen noch einmal deutlich stärker ausfallen.

Dabei kann in einem frühen Stadium der Erkrankung die Krebsbehandlung vermutlich allein mit einer ketogenen Diät versucht werden, wenn die Wirkung auf das Tumorwachstum dabei genau kontrolliert wird. Das kann z.B. durch bildgebende Verfahren wie Ultraschall oder Magnetresonanz (MRT) geschehen. Doch auch in einem fortgeschrittenen Stadium der Erkrankung, wenn Chemotherapie zum Einsatz kommt, sollte auf eine unterstützende Keto-Diät nicht verzichtet werden, wie eine aktuelle Übersichtsarbeit empfiehlt. [67] Denn neue Untersuchungen haben gezeigt, das die Chemotherapie beim Vorliegen einer Ketose nicht nur besser wirkt, sondern dass auch die Nebenwirkungen dieser starken Zellgifte deutlich geringer ausfallen. Das ist einerseits darauf zurückzuführen, das die Krebszellen durch den Entzug der Glucose und daraus folgend, oxidativem Stress, bereits geschwächt sind. [68] Andererseits ist es wohl auch auf die erhöhte Widerstandskraft gegen Gifte und Entzündungen zurückzuführen, die sich in der Ketose einstellt.

Es gibt verschiedene Ansätze, um eine ketogene Ernährung bzw. Intervallfasten in der Krebstherapie einzusetzen. An einigen deutschen Einrichtungen werden dazu wissenschaftliche Studien unternommen, so z.B. an der Berliner Charité und an der Frauenklinik in Würzburg. Und obwohl es hinreichende Belege für die gute Wirksamkeit gibt und auch immer wieder Spontanheilungen durch eine ketogene Ernährung erzielt werden (eine besonders spektakuläre siehe unter [69]) rät die deutsche Krebsgesellschaft von ketogenen Ernährungsformen oder gar Fasten in der Krebsbehandlung ab. [70] Das erscheint umso unverständlicher, als bei einigen der zur Begründung der Ablehnung zitierten Studien zumindest eine Verlangsamung des Fortschreitens der Krebserkrankung festgestellt wurde. So bleibt für den an Krebs Erkrankten nur der Rat, sich in Sachen Keto-Diät an einen Arzt zu wenden, der dieser Ernährungsform positiv gegenüber steht.

6.2.9 Ketose und Diabetes

Die Deutsche Diabetes-Hilfe weist darauf hin, dass im Jahre 2016 etwa 6,7 Millionen Menschen in Deutschland an Diabetes erkrankt waren, darunter rund zwei Millionen, die noch nichts von ihrer Erkrankung wissen. Pro Jahr entstehen durch Diabetes und seine Folgekrankheiten Kosten von rund 35 Milliarden Euro für Behandlung, Pflege, Arbeitsunfähigkeit und Frühverrentung. [71]

Die Wirkung der ketogenen Ernährung bzw. des Fastens auf den Altersdiabetes sind sehr gut untersucht. Während beim Diabetes vom Typ I, häufig bereits in jungen Jahren, die Inselzellen der Bauchspeicheldrüse durch eine Infektion oder Autoimmunerkrankung so geschädigt sind, dass sie kein Insulin mehr produzieren, liegt beim Diabetes Typ II ein anderer Fall vor: Durch hohe Kohlenhydratmengen über einen langen Zeitraum ist der Körper stets gezwungen, viel Insulin auszustoßen, um den Blutzucker stabil zu halten. Mit der Zeit kommt es zu einer ausgeprägten Insulinresistenz; das bedeutet, der Körper wehrt sich gegen die hohen Insulinmengen, indem er die Empfindlichkeit der Rezeptoren für Insulin herunterregelt. Jetzt kann – trotz hoher Insulinmengen im Blut – der Blutzucker kaum noch abgesenkt werden.

Da der hohe Blutzucker aber unbedingt gesenkt werden muss, produzieren die Inselzellen der Bauchspeicheldrüse immer mehr Insulin, dessen Wirkung aber weiter abnimmt. Am Ende einer – häufig viele Jahre – langen Überforderung sterben immer mehr Inselzellen ab. Dann kommt es zur umgekehrten Situation und die Menge an Insulin, welche die verbleibenden Inselzellen noch herstellen können, reicht nicht mehr aus, um mit den durch hohen Kohlenhydratverzehr anfallenden Glucosemengen fertig zu werden. Jetzt müssen Medikamente eingesetzt werden. In der Regel beginnt die Behandlung mit Metformin, was als Tablette eingenommen wird und endet mit Insulin, das gespritzt werden muss.

Mit dem Diabetes einher gehen eine ganze Reihe degenerativer Erkrankungen, die sich vor allem im sog. Metabolischen Syndrom äußern. Durch den jahrelangen Kohlenhydratüberschuss wurden vermehrt Fettzellen gebildet; der Kranke ist häufig übergewichtig (wir erinnern uns: Wenn die Leber- und Muskelspeicher für Glucose gefüllt sind, muss der Zuckerüberschuss als Körperfett eingelagert werden). Die Blutfettwerte geraten aus dem Gleichgewicht; der Cholesterinspiegel steigt, hier vor allem das „schlechte“ LDL; das „gute“ HDL fällt dagegen ab. Durch den Kohlenhydratüberschuss kommt es auch zu hohen Triglyzeridspiegeln im Blut und durch das Übergewicht steigt der Blutdruck an. Alles Marker, die eine ernsthafte Schädigung des Herz-Kreislaufsystems anzeigen, entsprechend steigt das Risiko für einen Herzinfarkt oder Schlaganfall drastisch an.

Da durch hohe Insulinspiegel, egal ob durch Nahrungszufuhr oder gespritztes Insulin, auch mTOR aktiviert wird, bleibt die so wichtige Autophagie als „Selbstheilungskraft“ des Körpers langfristig abgeschaltet und die durch den Diabetes eintretenden Schäden können nur unzureichend repariert werden.

Seit einigen Jahren ist auch bekannt, dass Fettzellen, über die der Typ-II-Diabetiker in der Regel reichlich verfügt, vermehrt entzündungsfördernde Botenstoffe produzieren, die Herz und Gefäße weiter schädigen sowie die Immunabwehr schwächen. Obendrein führt der Diabetes auch noch auf einem anderen Weg zu einer Überforderung der antioxidativen Systeme im Körper: Die im Übermaß zirkulierende Glucose bildet sog. „Advanced Glycation Endproducts" (AGE), die wie freie Radikale wirken und alle Körpergewebe angreifen. So kommt es im Endstadium zu den fürchterlichen Diabetesfolgen wie nicht heilende Wunden und Geschwüre (z.B. der „offene Fuß") und häufig zur Erblindung, da auch die Netzhaut durch die vielen freien Radikalen geschädigt wird.

Die Medizin reagiert jetzt, indem neben insulinsenkenden Medikamenten auch Blutdruck- und Lipidsenker verordnet werden, sowie eine Reihe weiterer Präparate gegen Entzündungen. Trotzdem lassen sich die Folgen des Diabetes nur verlangsamen, aber nicht verhindern. Das ist umso bedauerlicher, da es sich beim „Alterszucker" um eine *leicht verhinderbare* Krankheit handelt, die allein durch anhaltend hohen Kohlenhydratverzehr, besonders von Einfachzuckern, ausgelöst und immer weiter verschlimmert wird.

Die gute Nachricht ist, dass eine Ernährungsumstellung auf eine ketogene Diät schnelle Linderung bringt. Ist der Diabetes noch nicht weit fortgeschritten, lässt sich oft schon dadurch eine Heilung erreichen. Ist die Insulinresistenz aber bereits stärker ausgeprägt, hilft nur noch echtes oder Intervallfasten, am besten in Verbindung mit einer Keto-Diät. Denn durch eine tiefe Ketose lässt sich die Insulinempfindlichkeit schon nach wenigen Tagen deutlich erhöhen – der Körper reagiert auf den Kohlenhydratentzug, indem er die Rezeptoren wieder „empfänglicher" macht für das Insulin. Häufig kommt es auch zu einer Erholung der insulinproduzierenden Inselzellen der Bauchspeicheldrüse, so dass jetzt wieder mehr Insulin hergestellt werden kann. Auch der Blutdruck sowie die Entzündungsmarker sinken in der Ketose ab und die Blutfettwerte normalisieren sich. So kann durch eine einfache und kostenlose Ernährungsumstellung des Altersdiabetes verhindert, bzw. zurückgebildet werden.

Es bleibt anzumerken, dass Diabetiker unbedingt mit ihrem Arzt über eine Keto-Diät bzw. das Fasten sprechen sollten, ehe sie zur Tat schreiten. Der Blutzucker muss, besonders in den ersten Wochen, streng überwacht und die Medikamentendosen müssen angepasst werden. Ebenso müssen weitere Parameter wie z.B. der Blutdruck regelmäßig kontrolliert werden, um auch hier evtl. verabreichte Medikamente anders zu dosieren. Doch in der wissenschaftlichen Literatur sind unzählige Erfolge dokumentiert, so dass einer Behandlung des Altersdiabetes durch eine ketogene Ernährungsumstellung mit ärztlicher Begleitung nichts im Wege steht. Außer natürlich dem Entschluß, die Verantwortung für die Gesundheit in die eigenen Hände zu nehmen!

6.2.10 Andere degenerative Erkrankungen

Es lohnt sich, auch einen Blick auf weitere schwere Erkrankungen, wie z.B. Morbus Alzheimer, zu werfen, bei denen durch die Ketose ebenfalls Verbesserungen zu erwarten sind. Auch wenn die Ursachen dieser schlimmen Demenz noch nicht vollständig erkannt sind, so wird sie von manchen Wissenschaftlern schon als „Diabetes Typ III" bezeichnet. Denn es zeichnet sich deutlich ab, dass hohe Glucosespiegel im Gehirn und damit einhergehende Oxidationsprozesse die Entstehung von Alzheimer begünstigen. Die mit der Krankheit verbundenen Ablagerungen im Gehirn (amyloide Plaques) können durch das

Tab. 27 Die Heilwirkungen der Ketose im Überblick

Die Ketose übt Heilwirkungen aus, die sich auf viele Bereiche des Körpers erstrecken. Das Intervallfasten mit kohlenhydratreichen Mahlzeiten erzeugt die geringste Ketose, eine ketogene Diät eine stärkere, die optimierte Keto-Diät mit Intervallfasten eine noch einmal gesteigerte Ketose und das echte Fasten, ganz ohne Nahrungszufuhr, erzeugt die tiefste und am längsten anhaltende Ketose. Die Heilwirkungen der Ketose sind natürlich am stärksten, je tiefer und länger sie ausfällt.

Herz-Kreislaufsystem: Blutzucker-, Cholesterin-, Triglyzerid- und Insulinwerte fallen deutlich ab. Es ergibt sich eine Verbesserung des Krankheitsbildes bei Atherosklerose. Die Überlebensrate nach einem Herzinfarkt wird verbessert durch ein verstärktes Blutgefäßwachstum, ein vermindertes Absterben von Herzmuskelzellen und durch den sog. Anti-Remodeling-Effekt.

Entzündungssenkende Effekte: Das Keton Beta-Hydroxybutyrat, das in der Ketose in großen Mengen gebildet wird, hemmt den entzündungsfördernden Stoffwechselweg NLRP3 und das entzündungsfördernde Enzym HDAC. Die Ketose führt zu einer vermehrten Bildung der starken Antioxidantien Glutathion und Alpha-Liponsäure. In der Ketose sinkt darüber hinaus der entzündungsfördernde Botenstoff Tumor-Nekrose-Faktor-Alpha (TNF-Alpha) ab, sowie das C-reaktive Protein, ein weiterer wichtiger Entzündungsmarker.

Diabetes: Stark verbesserte Insulinempfindlichkeit und deutliche Besserung des Krankheitsbildes beim Metabolischen Syndrom (siehe oben). Bei konsequenter Anwendung einer ketogenen Diät kann Diabetes Typ II in vielen Fällen geheilt werden, beim Typ I ergibt sich ein verringerter Insulinbedarf.

Akne: Eine ketogene Stoffwechsellage bzw. der Verzicht auf Kohlenhydrate und Milchprodukte heilt Akne innerhalb weniger Wochen.

Gehirn und Nervensystem: In der Ketose werden vermehrt sog. Neurotrophine produziert, welche die Reparatur und die Neubildung von Nervenzellen anregen. Gleichzeitig kommt es zu einer gesteigerten Synthese von Neurotransmittern. Wachstum und Vernetzung von Axonen werden angeregt. Stark gesteigerte Produktion des Brain Derived Neurotrophic Factor (BDNF), damit verstärkte Neuroplastizität. Daraus ergeben sich Verbesserungen bei der Behandlung von Altersdemenz und anderen degenerativen Erkrankungen des Gehirns. Durch die Ketose kommt es auch zu deutlichen Verbesserungen bei Epilepsie. Im Kindesalter langfristig angewandt, kann Epilepsie sogar geheilt werden.

Hemmung des mTOR-Signalwegs: Der Aufbaustoffwechsel wird gebremst und der Erhaltungsstoffwechsel bevorzugt. Das führt zu Heilwirkungen bei Diabetes und Krebs sowie bei der Degeneration von Nervenzellen und weiteren Stoffwechselentgleisungen.

Verstärkte Autophagie: Durch den Neuaufbau beschädigter Zellstrukturen kommt es zu einer besseren Funktion aller Gewebe im Körper und zu einer Stärkung der Widerstandskräfte.

Krebshemmende Wirkung: Das Keton Beta-Hydroxybutyrat hemmt direkt das Wachstum von Krebszellen. Eine weitere Verlangsamung des Tumorwachstums stellt sich ein, da den Krebszellen das Energiesubstrat Glucose entzogen wird. Durch die Insulinabsenkung sowie die Hemmung von mTOR und IGF-1 kommt es zu einer weiteren Wachstumhemmung entarteter Zellen. Durch die Hemmung entzündungsfördernder Stoffwechselwege (siehe oben), die vermehrte Einschleusung von Vitamin C in die Immunzellen und eine verstärkte Autophagie werden Krebszellen ebenfalls bekämpft. Eine Chemotherapie wirkt direkt nach einer Fastenkur bzw. in der Ketose nicht nur deutlich effektiver, sondern entfaltet auch viel weniger Nebenwirkungen.

Keton Beta-Hydroxybutyrat und eine verstärkte Autophagie, wie sie in der Ketose geschieht, besser abgebaut werden. Und die Entzündungsprozesse im Gehirn werden durch die Hemmung von mTOR und anderen Entzündungsmarkern gelindert. Gleichzeitig wird die Neubildung von Hirnzellen und die bessere Vernetzung dieser Zellen durch verstärkt gebildete Neutrophine und BDNF angeregt.

Selbst bei Morbus Parkinson, der berüchtigten Schüttellähmung, sind über diese Mechanismen theoretisch Linderungen zu erwarten, da nicht mehr richtig funktionierende Zellen im Gehirn abgebaut werden und neue, L-Dopa-produzierende Zellen gebildet werden.

Aufgrund der ermutigenden Ergebnisse von immer mehr wissenschaftlichen Studien zum Einsatz der ketogenen Ernährung bei neurologischen Erkrankungen empfiehlt die oben bereits angeführte Übersichtsarbeit von Paoli et al einen Paradigmenwechsel. [48] Deren Autoren kommen zu dem Schluss, dass der gestörte Energiestoffwechsel der Nervenzellen, der sich durch eine höhere Menge von Ketonen im Organismus beheben lässt, bei der Behandlung zukünftig verstärkt berücksichtigt werden sollte. Auch der gesteigerten Synthese der wichtigen, hoch ungesättigten Fettsäuren, wie sie in der Ketose vorkommt, müsse mehr Beachtung geschenkt werden, da die Erregbarkeit der Nervenzellen dadurch gesteigert wird und Fehlfunktionen abnehmen.

6.3 Fazit

Eine ketogene Ernährung, besonders aber die tiefe Ketose, welche durch die Kombination mit den verschiedenen Fastenmodellen erzielt wird, ist also nicht nur die optimale Lösung für einen schnellen Fettabbau und eine gesteigerte sportliche Leistungsfähigkeit. Sie hat darüber hinaus auch enorme Auswirkungen auf die Gesundheit. Es scheint fast so, als hätte die Natur es mit Bedacht so eingerichtet und der Körper braucht regelmäßig Zeiten ohne Nahrungszufuhr, um gesund und leistungsfähig zu bleiben. Wenn man sich dagegen unser Essverhalten heute anschaut, mit regelmäßigen, kohlenhydratreichen Mahlzeiten jeden Tag (selbst dazwischen werden häufig noch süße Snacks und gesüßte Getränke verzehrt), dann darf man sich nicht wundern, wenn bei so vielen Menschen der Stoffwechsel entgleist und es mit der Zeit zu den verschiedenen degenerativen Erkrankungen kommt, bis hin zum Krebs.

*

7. Wie sicher ist die Langzeitanwendung der ketogenen Ernährung?

Wer heute jung und gesund ist, besonders aber der Sportler, wird sich vielleicht fragen, warum den Alterserkrankungen hier so viel Raum gegeben wird. Das lässt sich leicht beantworten. Wir sind alle mit einer extrem kohlenhydratreichen Ernährung aufgewachsen. Nicht nur Getreideprodukte und Nudeln, auch süße Softdrinks und Fruchtgummi, Schokolade mit hohem Zuckeranteil und viele andere Süßigkeiten haben uns schon seit frühen Kindertagen begleitet. Die meisten von uns haben nie in Frage gestellt, ob das die richtige Ernährung für den Menschen ist, denn alle um uns herum verzehrten diese Sachen ja auch. Doch wir sehen an unseren Eltern und Großeltern, die zunehmend an degenerativen Erkrankungen leiden, was uns erwartet, wenn wir weiter so essen.

Dabei sind wir nicht gezwungen, mit zunehmendem Alter unter immer mehr Krankheiten zu leiden. Wir sollten uns darüber klar sein, dass die vielen Kohlenhydrate und süße Snacks uns zu diesem Schicksal verdammen. Man mag sich damit trösten, dass es einen selbst vielleicht erst später ereilt. Doch wenn man sich heute umschaut, sieht es eher so aus, als ob immer mehr junge Leute bereits mit degenerativen Erkrankungen zu kämpfen haben: Nicht nur die unzähligen Allergien, auch starkes Übergewicht, Haltungs- und Gelenkschäden, Diabetes, ja sogar Rheuma gibt es heute vermehrt schon in der Jugend!

Es ist zwar nicht falsch, sich einer gesunden Ernährung zuzuwenden, wenn man krank ist. Es ergibt aber viel mehr Sinn, sich so zu ernähren, dass man gar nicht erst krank wird. In diesem Sinne sollte verstanden werden, dass eine ketogene Ernährung nicht nur einen niedrigen Körperfettanteil unterstützt, sondern uns vor allem die robuste Gesundheit zurückgibt, über welche die Menschen als Jäger und Sammler noch verfügten.

Wer immer noch glaubt, dass eine ketogene Ernährung zwar kurzfristig viele Vorteile bietet, aber eine positive Langzeitwirkung nicht nachgewiesen ist, dem muss auf den ersten Blick recht gegeben werden. Noch liegen heute relativ wenig wissenschaftliche Untersuchungen vor, welche die langfristigen Vorteile belegen. Doch das liegt vor allem daran, dass die allermeisten wissenschaftlichen Studien eine kohlenhydratreiche Ernährung als Ursache vieler Erkrankungen überhaupt nicht in Frage stellen! Auch die großen Organisationen, die Empfehlungen zur gesunden Ernährung herausgeben, haben größtenteils noch nicht umgeschwenkt. Zwar rät die Weltgesundheitsorganisation WHO mittlerweile, nicht mehr als 25 g Zucker pro Tag zu verzehren. Doch die Deutsche Gesellschaft für Ernährung plädiert weiterhin für eine „ausgewogene“, kohlenhydratreiche Kost. Und medizinische Organisationen, wie z.B. die bereits erwähnte deutsche Krebsgesellschaft, verweisen gebetsmühlenartig darauf, dass weitere Untersuchungen nötig wären, um die Ernährungsrichtlinien selbst bei schweren Erkrankungen zu ändern.

Dabei ist der Langzeit-Beweis der Unbedenklichkeit einer ketogenen Ernährung längst erbracht. Doch nicht in den Forschungslabors und in den Krankenhäusern, sondern draußen, in der freien Natur. Und nicht an Versuchstieren, sondern am Menschen. Die heute noch als Jäger und Sammler lebenden Völker können eindeutig belegen, wie vorteilhaft sich eine ketogene Ernährung auswirkt – von der Wiege bis zur Bahre!

7.1 Die Ernährung bei Jägern und Sammlern

Der schwedische Arzt Staffan Lindeberg [72] hat ein Vierteljahrhundert lang primitive Völker studiert, um herauszufinden, warum sich diese einer guten Gesundheit bis ins hohe Alter erfreuen, während wir in den westlichen Industrieländern mit so vielen Zivilisationskrankheiten zu kämpfen haben. Er hat festgestellt, dass drei Viertel von 229 Jäger- und Sammlervölkern, die im 20. Jahrhundert untersucht wurden, mehr als die Hälfte der Kalorien aus Fleisch und Fisch zuführen. Trotzdem liegt ihr Verzehr von pflanzlicher Nahrung immer noch deutlich höher, als der von modernen Vegetariern, die vorwiegend Getreide, raffinierte Fette und Zucker zu sich nehmen.

Traditionell lebende Buschmänner in Afrika und Aborigines in Australien essen zwar auch fettreiche Samen, aber nur sehr wenig davon. Wir dagegen verzehren ungleich mehr Getreideprodukte. Und während stärkereiches, wildes Wurzelgemüse (Kassava, Yams, Taro oder Süßkartoffel) einen großen Teil der Ernährung wildlebender Völker ausmacht, verzehren sie doch so gut wie keinen Zucker, abgesehen von Honig und reifen Früchten.

Honig findet man aber nicht alle Tage und reife Früchte sind auch nur saisonal verfügbar; beides steht also eher selten auf dem Speiseplan. So kommt es, dass die pflanzliche Nahrung der primitiven Völker einen sehr niedrigen Glykämischen Index (GI) aufweist; die heutige westliche Ernährung, bestehend meist aus Kartoffeln, Brot und anderen Getreideprodukten, dagegen einen recht hohen (der GI bezeichnet die Auswirkung eines Lebensmittels auf den Blutzucker). Ein hoher GI führt aber zwangsläufig zu hohen Insulinwerten, mit allen daraus erwachsenden Nachteilen.

Insgesamt fällt die Nahrung primitiver Völker sehr voluminös aus, mit einem großen Wasser- und Ballaststoffanteil, bei hoher Zufuhr pflanzlicher Nahrung, aber recht kalorienarm – also das Gegenteil unserer Zivilisationskost, die in der Regel viel Energie und eher wenig Ballaststoffe liefert.

7.1.1 Andere Ballaststoffe

Ein weiterer wichtiger Unterschied findet sich bei den Ballaststoffen: Mit Ausnahme der Eskimos, die vor allem Fleisch und Fett verzehren, nehmen primitive Völker viel mehr wasserlösliche Ballaststoffe auf, die vor allem in Früchten, Blatt- und Wurzelgemüse zu finden sind, während im Westen der Hauptanteil der aufgenommenen Ballaststoffe unlöslich ist, so z.B. aus Getreide. Wasserlösliche Ballaststoffe tragen aber entscheidend zur Darmgesundheit bei, sie „ernähren“ die Zellen der Darmschleimhaut. So lässt sich nicht nur die Verdauung optimieren: Auch die Immunreaktion, die zu großen Teilen durch die Bakterien im Darm gesteuert wird, kann so verbessert werden.

7.1.2 Keine Zivilisationskrankheiten

Primitive Völker, die sich noch wie ihre Urahnen ernähren, machen vieles richtig, wenn sie ihren Gewohnheiten treu bleiben. Denn bei ihnen treten unsere Zivilisationskrankheiten nicht auf: Herzinfarkt, Schlaganfall und Krebs sind extrem selten, wie in der berühmten Kitava-Studie nachgewiesen wurde – trotz eines Anteils von 6 % recht alter Menschen (60-95 Jahre), bei denen man solche Alterserkrankungen eigentlich erwartet hätte.

Die durchschnittliche Lebenserwartung betrug zwar nur 45 Jahre, da Unfälle und Infektionen ihren Tribut forderten, doch wer diese

Unpässlichkeiten überlebt, altert bei guter Gesundheit – ohne Übergewicht, Diabetes, Demenz, Krebs oder andere degenerative Erkrankungen. Welch ein Unterschied zu uns, im zivilisierten Westen, die wir trotz moderner Medizin und Essen im Überfluss so viele Fälle von kranken Alten aufzuweisen haben!

Wie wir bis hierher feststellen können, unterscheidet sich die Ernährung traditionell lebender Völker in Art und Menge der verzehrten Kohlenhydrate von der unseren: Von sehr niedrigen Mengen bei den Eskimos, die sich überwiegend von Fleisch und Fett ernähren, bis hin zu einer zwar pflanzenbasierten Ernährung, aber mit weniger Kalorien und Kohlenhydraten bei Völkern, die weniger Tiere zur Jagd in ihrem Habitat vorfinden. Doch keines dieser Völker verzehrt Getreideprodukte oder Zucker.

Tab. 28 Ketose schützt vor Zellgiften – auch schädlichen Genussmitteln?

Eine ketogene Stoffwechsellage schützt selbst vor starken Zellgiften. Darauf deuten zumindest die viel milder ausfallenden Nebenwirkungen bzw. das völlige Ausbleiben von Nebenwirkungen beim Einsatz von Chemotherapeutika in der Krebsbehandlung hin, wenn eine Ketose vorliegt. Doch kann diese Erkenntnis auch auf andere Zellgifte übertragen werden?

Bei den Eingeborenenen der Kitava-Studie mit ihrer traditionellen Ernährung, die viel niedrigere Insulinspiegel hervorruft, als bei uns im Westen, sind Herzinfarkt, Schlaganfall und Krebserkrankungen sehr selten. Das ist bemerkenswert, denn abgesehen von ihrer gesunden Ernährung sind die Eingeborenen starke Raucher: 76 % der Männer und 80 % der Frauen sind dem Nikotingenuß sehr zugetan. Trotzdem kommt es bei ihnen nicht zu den Folgeerkrankungen, die bei uns im Westen mit dem Tabakgebrauch in Verbindung gebracht werden. [v]

Dabei handelt es sich bei den Kitava-Insulanern nicht um eine Ausnahme, sondern das Gleiche ist von traditionell lebenden Buschmännern in Afrika bekannt: Obwohl sie ebenfalls starke Raucher sind, treten Herzinfarkte bei ihnen nicht auf.

Staffan Lindeberg kommt daher zu dem – vorsichtig formulierten – Schluß, dass nicht das Rauchen an sich, sondern erst die Kombination mit einer ungesunden Ernährung zur Entstehung von Herz-Kreislauferkrankungen führt. [v]

v Lindeberg, S: Food and Western Disease – Health and Nutrition from an evolutionary Perspective. Wiley-Blackwell, West-Sussex, UK, 2010.

7.1.3 Weniger Insulin mit traditioneller Ernährung

Eines unterstreicht den Unterschied zwischen westlicher und „primitiver“ Ernährung besonders deutlich: Trotz eines sehr hohen Kohlenhydratverzehrs (bis zu 80 % der Gesamtkalorien pro Tag) wurden auf Kitava und den Trobriand-Inseln sowie auf Papua-Neuguinea bei traditionell lebenden Völkern Blutzuckerwerte gemessen, die deutlich niedriger liegen als im zivilisierten Westen. Der Nüchtern-Blutzucker der Eingeborenen lag in allen Altersgruppen unter dem Wert, den die Schweden als Vertreter der westlichen Industrieländer aufweisen. Im Mittelwert betrug der Insulinspiegel der 50-74 Jahre alten Eingeborenen nur die Hälfte des Insulinspiegels gleichaltriger Schweden! Darüber hinaus nahm bei den Eingeborenen der Insulinspiegel mit dem Alter ab, während er im zivilisierten Westen zunimmt.

Der Grund für die niedrigen Insulinwerte bei den Eingeborenen liegt darin, dass nicht nur weniger Kohlenhydrate, sondern durch den hohen Wasser- und Ballaststoffanteil der Nahrung auch insgesamt weniger Kalorien zugeführt werden als im überversorgten Westen. Das führt zu einer Ernährungssituation, die einer kalorienreduzierten Diät nahekommt, welche durch weniger Glucose im Blut auch die Ketose stärker in die Energieerzeugung einbindet. Trotzdem wird offensichtlich eine gute Sättigung erreicht. Daran ist auch das längere Kauen der pflanzlichen Nahrung und die damit verlängerte Zeit der Mahlzeitenaufnahme beteiligt. Diesen Umstand können wir uns mit einer ähnlich starken Betonung der pflanzlichen Komponente bei der optimierten Keto-Diät zunutze machen.

Ein weiterer Faktor in der Ernährung der Kitava-Insulaner ist die mit 20 % der Gesamtkalorien recht hohe Zufuhr gesättigter Fettsäuren aus Kokosnüssen. Wir wissen bereits, dass die kurzkettigen Fettsäuren des Kokosfetts schnell in Ketone umgewandelt werden. In Anbetracht recht hoher Ketonwerte im Blut kann auch deswegen von einer gesteigerten Schutzwirkung gegen degenerative Erkrankungen ausgegangen werden. Darüber hinaus werden etwa 10 % der Gesamtkalorien in Form von Fisch aufgenommen, was eine gute Versorgung mit Omega-3-Fettsäuren und hochwertigem Protein darstellt.

Neben den gesundheitlichen Vorteilen einer solchen Ernährung – egal ob sie reich an Fleisch oder eher pflanzlich ist – fällt auf, dass traditionell lebende Völker nicht nur einen geringen Körperfettanteil aufweisen, sondern häufig auch eine ausgeprägte Muskulatur. Selbst ältere Männer sind häufig noch sehr schlank und muskulös. Dabei treiben sie keinen Sport und kräftezehrende Tätigkeiten wie die Feldarbeit sind bei Jägern und Sammlern auch äußerst selten. Tatsächlich fällt die körperliche Betätigung der Eingeborenen in der Kitava-Studie nicht höher aus als die „moderat aktiver" Schweden! Damit ist das gern angeführte Argument widerlegt, der niedrige Körperfettanteil von Jägern und Sammlern sei auf eine hohe körperliche Aktivität zurückzuführen.

Es scheint vielmehr so, dass sie aufgrund ihres Essverhaltens, das selbst bei kohlenhydratreicher, aber kalorienarmer Kost mit moderaten Proteinanteilen nur vergleichsweise niedrige Insulinspiegel hervorruft, auch mehr von den hormonellen Vorteilen einer solchen Ernährung profitieren. Denn niedrige Mengen an Glucose sorgen durch weniger Insulin für erhöhte Spiegel an Wachstumshormon. Das führt automatisch zu mehr Muskelmasse und einem geringen Körperfettanteil, der sich bei primitiven Völkern häufig in deutlich hervortretenden Bauchmuskeln äußert.

Wir wissen bereits, dass die Anzahl der Mahlzeiten pro Tag den Insulinspiegel ebenfalls beeinflusst – weniger Mahlzeiten pro Tag bedeuten weniger Insulin und längere ketogene Phasen. Nahrung muss erst einmal erjagt oder gesammelt werden, um sie verzehren zu können. Daher erscheint es schlüssig, dass bei frühen Jägern und Sammlern größere Abständen zwischen den Mahlzeiten vorgelegen haben. [73] Von Steinzeitjägern wird angenommen, dass sie nur am Abend eine große Mahlzeit eingenommen haben. [74] Das deckt sich mit der Beobachtung, dass auch jagende Buschmänner, die häufig tagelang unterwegs sind, um Wild aufzuspüren, nur einmal am Abend eine Mahlzeit einnehmen. Tatsächlich sind mehrere, regelmäßige Mahlzeiten pro Tag eine „Errungenschaft" zivilisierter Gesellschaften. Eine derartige Mahlzeitenfrequenz setzt nämlich Vorratshaltung und lagerfähige Nahrungsmittel voraus, wie z.B. Getreide.

Was ebenfalls bedacht werden muss: Kohlenhydratreiche Snacks oder gesüßte Getränke zwischen den Mahlzeiten, die in der westlichen Welt heute alltäglich geworden sind, kommen bei Jägern und Sammlern nicht vor. Selbst wenn mehrere Mahlzeiten pro Tag verzehrt werden, kann deshalb der Insulinspiegel dazwischen doch tiefer abfallen, als es bei uns im Westen normalerweise der Fall ist. Das ähnelt dann eher einem Intervallfasten mit einer kohlenhydratreichen Ernährung. Damit werden zumindest anteilig Fettsäuren und Ketone stärker an der Energieversorgung beteiligt, als es bei der Überfluss-

Ernährung im Westen der Fall ist.

7.2 Fazit

Bemerkenswert ist die Tatsache, dass die positiven gesundheitlichen Langzeitfolgen sich bei den Eingeborenen der Kitava-Studie bereits bei einer Insulinabsenkung von etwa 50 % gezeigt haben. Solche tiefen Insulinwerte wurden auch bei ketogenen Diäten nachgewiesen (siehe Tab. 6). Die optimierte Keto-Diät mit ihrem strengen Kohlenhydratverzicht, ohne Zwischenmahlzeiten und kombiniert mit Intervallfasten, kann das Insulin vermutlich noch etwas stärker absenken. Damit ergibt sich nicht nur ein schneller Fettabbau, auch die gesundheitlichen Vorteile dürften noch ausgeprägter hervortreten. Abschließend bleibt festzuhalten, dass ganz offensichtlich der Insulinspiegel über Gesundheit und Leistungsfähigkeit entscheidet – je niedriger dieser ausfällt, desto besser für den Menschen. Anhand der heute noch traditionell lebenden Völker wäre der Beweis erbracht, dass eine ketogene Ernährung, selbst wenn sie nicht besonders kohlenhydratarm ausfällt, keine negativen Begleiterscheinungen oder gar Mängel hervorrufen muss. Überdies schützt sie zuverlässig vor den degenerativen Erkrankungen, welche die zivilisierten Völker plagen. Das sollte auch dem letzten Zweifler zeigen, dass eine ketogene Ernährung ohne Bedenken auch langfristig zur Anwendung kommen kann.

*

8. Nebenwirkungen der optimierten Keto-Diät

Eine ketogene Ernährung bringt, trotz der vielen positiven Wirkungen, einige Nachteile mit sich. Doch diese Nebenwirkungen beeinträchtigen den Anwender nur wenig, wenn er sich darauf einzustellen weiß.

Nicht selten wird von Unwohlsein, Abgeschlagenheit und Konzentrationsstörungen berichtet. Dieses Problem und seine Lösung wurden bereits angesprochen: Es handelt sich um die Begleiterscheinungen einer unvollständigen Keto-Adaption. Nach spätestens vier Wochen mit weniger als 50 g Kohlenhydraten pro Tag und sehr moderaten Refeeds sollten diese Übergangsprobleme überwunden sein.

Die anderen unerwünschten Folgen sind Insulinresistenz und damit einhergehend, zeitweilig erhöhte Blutzuckerspiegel bei längerer Anwendung der optimierten Keto-Diät sowie Verdauungsbeschwerden und Unverträglichkeiten, die vor allem bei fettarmen und kohlenhydratreichen Lebensmitteln auftreten können. Wenden wir uns zunächst der Insulinresistenz zu.

8.1 Insulinresistenz

Einige Untersuchungen an Mäusen und Ratten haben ziemliches Aufsehen erregt. Bei den Nagern wurden unter ketogener Ernährung eine ausgeprägte Insulinresistenz, Leberentzündungen bis hin zur Entwicklung einer Fettleber und andere Anzeichen eines stark gestörten Glucosestoffwechsels festgestellt. Eine aktuelle Übersichtsarbeit [75] hat sich dieses Themas angenommen und die Auswirkungen der Keto-Diät bei Menschen und Nagetieren untersucht – mit interessanten Ergebnissen: Es kam bei den Tieren zu diesen negativen Folgen, nicht aber beim Menschen.

Wie die Autoren dieser Untersuchung herausgefunden haben, lag das mit hoher Wahrscheinlichkeit an den unterschiedlichen Keto-Diäten, die Nagern und Menschen verabreicht wurden: Mäuse und Ratten erhielten in den entsprechenden Studien nämlich fast keine Kohlenhydrate, sehr wenig Protein und vor allem gesättigte Fettsäuren, während bei den Humanstudien konventionelle ketogene Diäten, z.T. mit deutlich mehr Kohlenhydraten, ausreichend Protein und einem hohen Anteil an einfach und mehrfach ungesättigten Fettsäuren verwendet wurden.

Daraus lässt sich entnehmen, dass die negativen Folgen der Keto-Diät bei den Nagern mit hoher Wahrscheinlichkeit auf das artfremde Futter zurückzuführen sind. Welche Maus ernährt sich denn fast ausschließlich von gesättigten Fetten? Bei den Ratten, die eher als Allesfresser gelten können, fielen die Ergebnisse dann auch weniger dramatisch aus.

Diese Vorgehensweise erinnert an frühere Studien, welche die Schädlichkeit von Cholesterin nachweisen sollten. Damals wurden große Mengen oxidiertes Cholesterin an Hasen verfüttert – eine nicht nur artfremde, sondern sogar verdorbene Nahrung. Entsprechend konnten Schäden an den Blutgefäßen nachgewiesen werden. Solche Studien schufen die „wissenschaftliche“ Grundlage für die jahrzehntelange Cholesterinhysterie, die heute als komplett widerlegt gilt. Ein Narr, wer Böses dabei denkt? Der Leser möge bitte seine eigenen Schlüsse daraus ziehen.

Tab. 29 Verminderte Glucose-Toleranz bei ketogener Ernährung

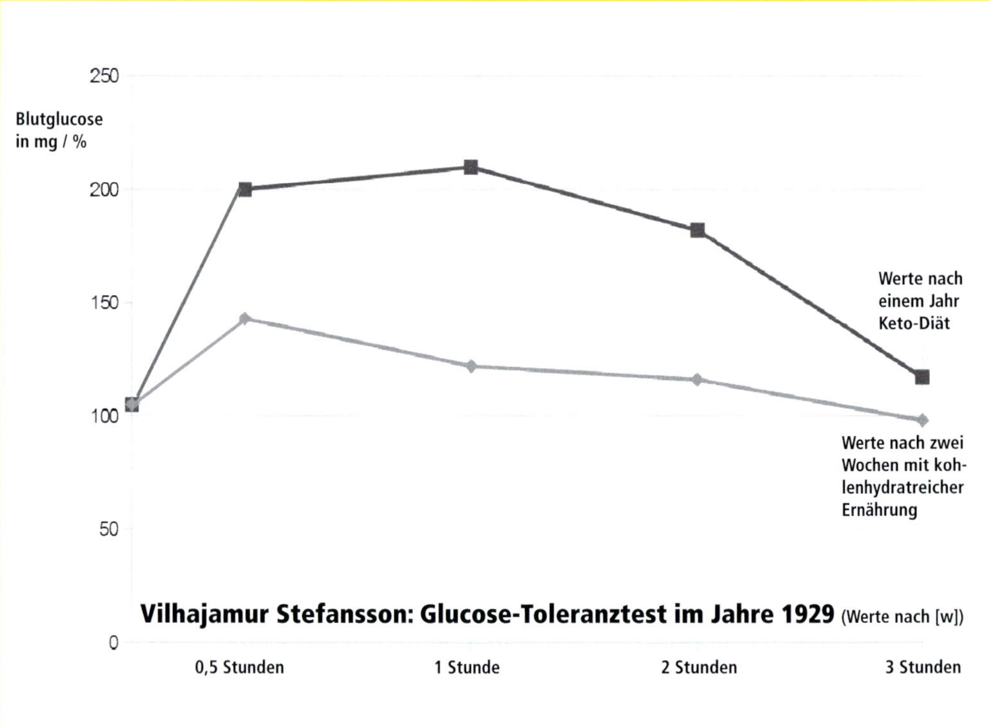

Der kanadische Arktisforscher Vilhaljamur Stefansson unterzog sich, zusammen mit einem Freund namens Andersson, im Jahre 1928 einem einjährigen Selbstversuch mit der ketogenen Ernährung. Dabei wurden die beiden von Ärzten des New Yorker Bellevue-Hospitals überwacht.

Beide Männer überstanden die Keto-Diät, bei der nur Fleisch und tierisches Fett, aber keine Eier, Milch oder Milchprodukte verzehrt wurden, ohne Probleme. Nach dem Ende des Experiments wurde bei beiden Männern ein Glucose-Toleranztest durchgeführt. Es ergaben sich sowohl bei Stefansson als auch bei seinem Freund erhöhte Blutglucosewerte nach dem einmaligen Verzehr von 100 g Glucose (Werte für Stefansson siehe oben). Bei einer kohlenhydratreichen Ernährung hatte sich vierzehn Tage später der Insulinhaushalt wieder normalisiert: Der Glucose-Toleranztest ergab unauffällige Werte und der Urin war zuckerfrei.

Die Wissenschaftler, welche die Untersuchungen durchgeführt hatten, kamen zu dem Schluß, dass der „...normale Kohlenhydrat-Stoffwechsel seine tägliche Stimulation [durch Kohlenhydrate] benötigt. Fehlt dieser Stimulus bei einer kohlenhydratarmen, aber fettreichen Diät, oder beim längeren Fasten, dann ist die Verwertung von Kohlenhydraten zeitweilig gestört. Bei normalen Menschen kehrt diese Funktion vollständig zurück, wenn wieder eine normale Ernährung zugeführt wird." [w]

w Tolstoi, E: The effect of an exclusive meat diet lasting one year on the carbohydrate tolerance of two normal men. J. Biol. Chem. 1929, 83:747-752.

Die Insulinempfindlichkeit nimmt bei einer ketogenen Kost, verstärkt durch die Fastenfenster des Intervallfastens oder durch echtes Fasten, erst einmal schnell zu. Das bedeutet, für die gleichen Wirkungen wird weniger Insulin benötigt. Je weniger Glucose im Körper zirkuliert, desto niedriger der Insulinspiegel und umso ausgeprägter zeigen sich die positiven Wirkungen der optimierten Keto-Diät. Doch über einen längeren Zeitraum kehren sich die Verhältnisse z.T. wieder um: Die Insulinempfindlichkeit kann wieder absinken. Bei manchen Menschen ist dieser Effekt ausgeprägter als bei anderen. Das hängt damit zusammen, dass die vielen freien Fettsäuren und Ketone im Blut dazu führen, dass die Muskelzellen unempfindlicher gegen Insulin werden. Dabei handelt es sich um eine ganz normale Reaktion des Körpers; schließlich ist bei dieser Stoffwechsellage langfristig nur wenig Blutglucose vorhanden, Fettsäuren und Ketone dagegen überreichlich. Die Muskelzellen stellen sich einfach auf das vorherrschende Energiesubstrat ein.

Selbst beim gesunden, kohlenhydraternährten Sportler tritt eine milde, kurzzeitige Insulinresistenz regelmäßig nach dem Training auf, wenn durch den Glycogenabbau in den Muskeln vermehrt freie Fettsäuren als Ersatz-Energieträger im Blut zirkulieren. Dann erschweren die Muskelzellen die Einschleusung von Glucose, die vorrangig das Gehirn versorgen soll und bevorzugen Fettsäuren bzw. Ketone. Doch dieser Zustand dauert nur wenige Stunden an, da mit der nächsten Mahlzeit ja wieder reichlich Glucose ins System gerät.

Bei der ketogenen Ernährung kommt es allerdings zu einer langfristigen Umstellung. Das kann sich nach einer Mahlzeit paradoxerweise nicht in erniedrigten, sondern in kurzfristig normalen oder sogar erhöhten Blutzuckerwerten zeigen, selbst wenn nur wenig Kohlenhydrate verzehrt werden. Denn die Muskelzellen verweigern die Aufnahme von Glucose und selbst das Gehirn, bei kohlenhydratreicher Ernährung ein dankbarer Abnehmer, wird überwiegend durch Ketone versorgt und braucht nur noch wenig Glucose.

Besonders beim Verzehr größerer Kohlenhydratmengen, wie z.B. beim Refeed, kann es kurzfristig zu hohen Glucosespiegeln im Blut kommen. Ein Glucose-Toleranztest, der zur Bestimmung von Diabetes eingesetzt wird, kann jetzt versagen: Das Ergebnis zeigt einen gestörten Insulinstoffwechsel an. Doch keine Sorge, deswegen wird man nicht zuckerkrank. Es handelt sich um eine natürliche Reaktion im ketogenen Stoffwechsel, die beim einen stärker ausfällt als beim anderen.

Wichtiger als solche kurzfristigen Schwankungen der Blutglucose ist der Langzeit-Zuckerwert im Blut. Dafür wird der Wert des „verzuckerten Hämoglobins“ gemessen. Dauerhaft erhöhte Blutglucosewerte, wie sie beim Diabetiker vorkommen, führen nämlich dazu, dass sich Glucose vermehrt an den Sauerstoff transportierenden, roten Blutfarbstoff anlagert. Dies kann als sog. HbA1c-Wert gemessen werden. Beim Gesunden liegt das HbA1c bei 5 %. Höhere Werte bedeuten einen entgleisten Blutzucker und Werte über 6,5 % zeigen Diabetes an.

Wie eine britische Übersichtsarbeit [76] ausführt, kommt es bei einer Ernährung mit wenig Kohlenhydraten regelmäßig zu einer Senkung des HbA1c-Wertes, so dass diese Ernährungsform für Diabeteskranke ausdrücklich empfohlen wird. Für gesunde Patienten liegen nur wenige Studien zum HbA1c-Wert bei einer ketogenen Ernährung vor, die diese Entwicklung aber bestätigen. Auch deshalb sollten kurzfristige Blutzuckeranstiege nach einer Mahlzeit bei der ketogenen Ernährung nicht überbewertet werden. Denn im Ganzen gesehen, kommt es zu einer deutlichen Verbesserung des Glucose- und Insulinhaushalts, mit allen daraus erwachsenden Vorteilen.

Nach der Abkehr von der Keto-Diät stellt sich der Körper problemlos wieder um. Die Insulinresistenz kam ja durch Kohlenhydratverzicht, nicht durch ein Übermaß an Kohlenhydraten zustande. Deshalb kehrt die normale Reaktion auf Glucose auch schnell zurück. Bei Wiederaufnahme einer kohlenhydratreichen Ernährung ist die Blutzuckerreaktion nach dem Verzehr einer Mahlzeit innerhalb von zwei Wochen wieder im „Normbereich". Das ergaben bereits alte Untersuchungen [77] an den beiden Arktisforschern Stefansson und Anderson, die sich 1928 unter Aufsicht des New Yorker Bellevue-Hospitals ein Jahr lang nur von Fleisch und Fett ernährt hatten (siehe dazu Tab. 29 auf der vorausgegangenen Seite).

Auch für den Diabetiker stellt die Rückkehr zu einer kohlenhydratreichen Ernährung kein Problem dar, doch sie sollte ärztlich begleitet werden. Wenn er beginnt, wieder „normal" zu essen, darf die Insulinreaktion in den ersten Wochen nach der Diät nicht überbewertet werden. Hier sind Tests über einen längeren Zeitraum erforderlich, um die wahre Insulinreaktion nach der Stoffwechselumstellung herauszufinden.

8.2 Verstopfung

Manche Menschen haben nach dem Übergang zur ketogenen Ernährung Probleme mit der Darmentleerung. Das hängt einerseits mit fehlenden Ballaststoffen zusammen, wie es bei schlecht zusammengestellten Keto-Diäten vorkommen kann. Wer sich überwiegend von abgepackten Fleisch- und Wurstwaren, Käse und anderen Protein- und Fettträgern ernährt, dem fehlen natürlich die Faser- und Ballaststoffe, die helfen, den Nahrungsbrei durch den Darm zu befördern. Dann wird zu Flohsamen, Leinsamen oder anderen „künstlichen" Ballaststoffen gegriffen, die das Problem beheben sollen. Das funktioniert zwar, ist aber eigentlich überflüssig.

Es ergibt viel mehr Sinn, die Proteinträger, wie nachfolgend im Kapitel über die Nährstoffverteilung beschrieben, mit viel Gemüse – auch in Form von Rohkost und Beerenfrüchten sowie kohlenhydratarmen Obstsorten zu ergänzen. Damit werden nicht nur die fehlenden Sättigungsbeilagen ersetzt, sondern auch überreichlich Ballaststoffe zugeführt. Am besten wird jede Mahlzeit aus beiden Komponenten zusammengestellt, dann kommt es auch nicht zur Verstopfung.

Ein weiterer Grund für Verstopfung in der Übergangszeit sind die anderen Ballaststoffe, die Obst und Gemüse liefern. Denn bei einer kohlenhydratreichen Ernährung mit vielen Getreideprodukten werden dem Körper viele unlösliche Ballaststoffe zugeführt. Allein der Hafer enthält auch wasserlösliche, schleimbildende Ballaststoffe, die anderen Getreidearten dagegen nicht. Für die vollständige Umstellung auf die überwiegend wasserlöslichen Ballaststoffe in Gemüse und Obst braucht der Darm einige Zeit. Er muss erst „lernen", diese optimal zu verarbeiten. Hat er sich aber einmal daran angepasst, dann werden die Darmzellen damit viel besser ernährt, als mit den unlöslichen Ballaststoffen des Getreides. Obendrein heilen Entzündungen aus, die nicht selten von Gluten und anderen, schlecht verträglichen Inhaltsstoffen des Getreides herrühren. Im Endeffekt führt eine ketogene Ernährung mit viel Gemüse und kleineren Mengen kohlenhydratarmes Obst nicht nur zu einer besseren Darmgesundheit, sondern auch zu einem regelmäßigen Stuhlgang.

Es gilt auch zu beachten, dass die Bewegungen des Darms zwar autonom erfolgen, aber durch körperliche Aktivität unterstützt werden können. Wer regelmäßig trainiert und öfter einmal zu Fuß geht, statt das Auto zu benutzen, der profitiert auch dadurch von einer ungestörten Verdauung.

8.3 Kohlenhydrate werden schlechter vertragen

Der Abschied von hohen Kohlenhydratmengen fällt manchen Menschen nicht leicht, selbst wenn sie sich schon länger ketogen ernähren. Das liegt nicht nur an der langjährigen Gewöhnung an einen hohen Blutzuckerspiegel, sondern auch an unserer kulturellen Prägung. Während der ersten Monate der Keto-Diät kommt es erfahrungsgemäß häufiger zu einer „Entgleisung". Es ist einfach zu verlockend, wenn beim Besuch von Freunden eine Schüssel mit Süßigkeiten auf dem Tisch steht. Wer greift da nicht zu? Auch werden manche Athleten vielleicht, obwohl in diesem Buch davon abgeraten wird, wie bei der Anabolen Diät am Wochenende eine „Ladephase" mit deutlich mehr Kohlenhydraten einlegen, um die geleerten Glycogenspeicher in Leber und Muskeln wieder aufzufüllen. Oder man schlägt beim Refeed anderweitig über die Stränge, isst zu viel Junk-Food oder trinkt reichlich Alkohol. Das führt nicht selten zu einer Kohlenhydratmenge, die deutlich über dem empfohlenen Refeed-Maß liegt.

Erfahrungsgemäß lassen solche Exzesse mit fortschreitender Dauer der Keto-Diät nach. Das ist nicht nur der wachsenden Einsicht geschuldet, sondern hängt auch mit einer zunehmenden Unverträglichkeit für Kohlenhydrate zusammen. Der Körper stellt sich nämlich immer besser auf die neue Ernährung ein. Und so, wie er zuvor an hohe Kohlenhydratmengen angepasst war, richtet er sich jetzt auf Fette und Protein als Hauptkomponenten der Nahrung ein. Dabei verliert sich die Toleranz für hohe Kohlenhydratmengen immer mehr – die werden jetzt nicht mehr so gut vertragen. Auch der höhere Anteil pflanzlicher Nahrung in Form von Gemüse, Salat, kohlenhydratarmen Früchten sowie Beerenobst ist dafür verantwortlich. Denn diese liefern andere Ballaststoffe, als die zuvor in großen Mengen verzehrten Getreideprodukte. Das führt zu einem veränderten Darm-Mikrobiom, d.h. die Bakterienbesiedelung des Darms verändert sich.

Während man in den ersten Monaten nach erfolgter Keto-Adaption an den Refeed-Tagen auch hohe Kohlenhydratmengen noch problemlos verzehren kann, stellt sich mit längerer Dauer der ketogenen Ernährung eine individuell verschiedene Toleranzschwelle für Kohlenhydrate heraus. Interessanterweise stellen Kohlenhydrate aus Gemüse das geringste Problem dar; vermutlich weil es kaum gelingt, durch Gemüseverzehr „zu viele" Kohlenhydrate aufzunehmen. Auch bei Obst oder Kartoffeln haben sich bei mir nie Probleme beim Refeed ergeben. Allerdings werden ja auch diese Lebensmittel nicht in großen Mengen verzehrt, so dass man hier eine zwar erhöhte, aber noch verträgliche Kohlenhydratzufuhr feststellen kann.

Ganz anders sieht es aus bei einfachen Zuckern und Getreideprodukten: Zu viel Zucker über gesüßte Limonaden oder Süßigkeiten führt zu einer Insulinspitze mit schlagartig einsetzender Müdigkeit und einem leichten Unwohlsein, so dass man darauf immer leichter verzichtet. Ebenso schlecht werden größere Mengen Getreideprodukte wie Brot und Brötchen, Nudeln oder Gebäck vertragen. Hier scheint nicht nur der hohe Kohlenhydratgehalt eine Rolle zu spielen, sondern vermutlich auch – durch den langdauernden, weitgehenden Verzicht auf diese Lebensmittel bei der ketogenen Ernährung – verminderte Toleranzen gegen Gluten und andere schädliche Inhaltsstoffe des Getreides. Es ist bemerkenswert, dass Vollkornbrot noch schlechter vertragen wird, als die stärker ausgemahlenen Weißmehlprodukte.

Bei einer schon länger durchgeführten Keto-Diät kann deshalb der Verzehr von zu viel Getreideprodukten beim Refeed zu Magenkrämpfen und einem starken Stuhldrang mit Durchfall führen. Das kann sich durchaus schon im Verlauf eines Abends einstellen, wenn z.B. bei einer Feier zu viele Getreideerzeugnisse verzehrt wer-

Tab. 30 Alkoholische Getränke

Auch alkoholische Getränke enthalten Kalorien. Wer Alkohol trinkt, rechnet diese Kalorien besser in die tägliche Kalorienmenge ein: Die Kohlenhydrate im Getränk werden zu den erlaubten 50 g Kohlenhydraten pro Tag gezählt. Die Kalorien des Alkohols (7,1 kcal. pro Gramm) werden im Körper vorrangig in Form von Ketonen verstoffwechselt. Um das zu berücksichtigen, wird die Fettmenge in kcal. pro Tag um die Alkoholkalorien erniedrigt. Dafür berechnet man den Alkoholgehalt eines Getränks und multipliziert diesen Wert mit 7,1 – nach folgender Formel [x]:

Menge in ml x (Vol.% / 100) x 0,8
= Gramm reiner Alkohol x 7,1

Am Beispiel dargestellt:
1 Flasche Bier (Pilsener 330 ml, 4,9 Vol.%)
- 10,3 g Kohlenhydrate
- 330 ml x (4,9 / 100) x 0,8 = 13 g Alkohol
- 13 g Alkohol x 7,1 = 92,3 kcal.

Errechnete Werte für einige alkoholische Getränke:

Getränk [y] handelsübliche Menge	Kh/g	Alkohol g	Alkohol kcal.
• Bier, alkoholfrei 0,33 l	17,8	1	7,1
• Bier, Pilsener 0,33 l	10,3	13,0	92,3
• Weißbier 0,5 l	15,2	17,7	125,7
• Rotwein, schwer 0,2 l	5,0	20,0	142,0
• Sekt, weiß 0,1 l	5,1	8,5	60,4
• Weißwein 0,2 l	5,2	17,2	122,1
• Weinbrand 0,02 l	0,4	6,6	47,0
• Whisky 0,02 l	0,0	7,0	49,7

x Formel und Beispiel entnommen: O.V.: Wie berechnet man die Alkoholmenge in Gramm? https: //www.kenn-dein-limit.de/alkohol/haeufige-fragen/ wie-berechnet-man-die-alkoholmenge-in-gramm/

y Werte berechnet nach: Souci SW, Fachmann W, Kraut H. Die Zusammensetzung der Lebensmittel, Nährwert-Tabellen. 7. Auflage, Medpharm Scientific Publishers, Stuttgart 2008.

den oder wenn zu viel Bier – das ja aus Gerste hergestellt wird – getrunken wird (siehe dazu auch Tab. 30). Natürlich kann man dem Gastgeber nicht vorschreiben, was er zu servieren hat. Aber man macht nichts falsch, wenn man in diesen Fällen vor dem Event eine gut sättigende, fettreiche Mahlzeit verzehrt, am besten mit Fleisch. Es hilft auch, nach einigen Bieren auf Wein umzuschwenken, der deutlich besser vertragen wird. Selbst wenn im Laufe der Veranstaltung noch einige Getreideerzeugnisse gegessen werden, kommt man deutlich besser über den Abend, als wenn man sich daran satt essen muss.

Vorsicht ist auch geboten bei Einladungen zum Abendessen, wenn überwiegend fettarme Gerichte serviert werden. In diesem Fall will sich einfach kein Sättigungsgefühl einstellen – man isst und isst und fühlt sich mit zunehmender Kohlenhydratmenge immer unwohler. Wer nicht wieder fettreich „Voressen“ möchte, dem hilft es, den Gastgeber um ein Stück Butter oder fetten Käse zu bitten. Damit gelingt es sehr schnell, eine gute Sättigung zu erreichen. Zudem wird der Alkohol deutlich besser vertragen. Begehen Sie nicht den Fehler, bei einem stark kohlenhydrathaltigen Essen ohne Extra-Fettzufuhr dem Alkohol zu stark zuzusprechen, auch wenn Sie das früher, bei „normaler“ Ernährung, immer gut vertragen haben. Bei der ketogenen Ernährung ist das anders – der Kater danach ist nicht von schlechten Eltern!

Diese Probleme treten allerdings nur auf, wenn beim Refeed exzessiv Kohlenhydrate verzehrt werden. Je länger man sich ketogen ernährt, desto besser lernt man seinen Körper kennen. Und weil man sich mit einem niedrigen Blutzuckerspiegel dann einfach besser fühlt, verzichtet man leichten Herzens immer öfter auf Kohlenhydrate. Nach über zwanzig Jahren mit der ketogenen Ernährung leiste ich mir solche Entgleisungen nicht mehr.

*

9. Die Ernährung bei der optimierten Keto-Diät

9.1 Die Kalorienmenge

Wie soll man mit der optimierten Keto-Diät beginnen? Wieviele Kalorien sind nötig? Manche Leute nutzen einen der vielen Ernährungsrechner im Internet, um die tägliche Kalorienmenge anhand des Körpergewichts auszurechnen. Wer es noch genauer mag, errechnet den Grundumsatz (für den Körper in Ruhe) und addiert den Leistungsumsatz (für die täglichen Belange, die Arbeit und das sportliche Training) hinzu. Dafür eignet sich z.B. die bekannte Methode nach Harris-Benedict, die den meisten Kraftsportlern vertraut ist.

Ein weiterer, etwas genauerer Ansatz wäre, vor Beginn der Ernährungsumstellung wenigstens eine Woche lang ein Ernährungstagebuch zu führen. Die zugeführten Kalorien pro Woche werden dann durch 7 geteilt, um den Tagesbedarf auszurechnen; in dieser Kalorienmenge sind sowohl der Grund-, als auch der Leistungsbedarf enthalten. Wer dies als Grundlage für die ketogene Ernährung nimmt, bleibt damit auf dem gleichen Energieniveau wie zuvor.

Am einfachsten ist es aber, einer bewährten Kennzahl zu folgen. Bei der Anabolen Diät wurde empfohlen, das Körpergewicht in Kilogramm mal 40 zu nehmen. Ein 80 kg schwerer Mann und Kraftsportler sollte demnach 3.200 kcal. täglich zuführen; natürlich sind hier Grund- und Leistungsumsatz addiert. Die Praxis hat aber gezeigt, dass diese hohe Kalorienzufuhr sich eher für sog. Hardgainer eignet, also solche Kraftsportler, die nur schwer an Muskeln zulegen, da sie über einen sehr schnellen Stoffwechsel verfügen. Für alle anderen Kraftsportler ist eher zu raten, das Körpergewicht in kg mal 35 zu nehmen. Demnach sollte ein 80 kg schwerer Mann mit einem normalen Stoffwechsel bei der optimierten Keto-Diät etwa 2.800 kcal. pro Tag zuführen. Für eine Frau, die Kraftsport betreibt, empfiehlt es sich, aufgrund der geringeren Muskelmasse das Körpergewicht in kg mal 33 zu nehmen. Eine 60 kg schwere Frau würde also (aufgerundet) 2000 kcal. täglich zuführen.

Diese Zahlen sind als Anhalt zu betrachten, die den Einstieg in die optimierte Keto-Diät erleichtern sollen. Jeder verfügt über einen anderen Stoffwechsel und ein anderes Aktivitätsmuster, so dass sich im Laufe der ersten Wochen vermutlich kleinere Anpassungen der Kalorienmenge nach oben oder unten ergeben werden.

In der optimierten Keto-Diät brauchen Sie höchstwahrscheinlich *weniger* Kalorien, um satt zu werden und die Muskeln zu erhalten. Das hängt mit der speziellen Nährstoffverteilung der ketogenen Ernährung zusammen: Mehr Fett in der Ernährung sättigt besser und das Protein führt zu einer „Verschwendung“ von Kalorien im Verdauungsprozeß; diese stehen dem Körper nicht mehr für Aufbauzwecke zur Verfügung. Der hohe Gemüseanteil liefert nicht nur gut verdauliche Ballaststoffe, sondern sorgt trotz seines niedrigen Energiegehalts dafür, dass eine bessere Sättigung eintritt. Denn der Magen ist damit gut gefüllt, auch wenn das Gemüse durch die wenigen Makronährstoffe und den hohen Wasseranteil kaum Kalorien enthält.

Darüber hinaus gilt es, die besonderen Um stände des ketogenen Stoffwechsels zu berücksichtigen. Wir wissen bereits, dass bei der ketogenen Ernährung, besonders, wenn sie mit Intervallfasten kombiniert wird, häufig automatisch weniger Kalorien verzehrt werden als geplant; und trotzdem kommt es nicht zu einem Verlust von Muskelmasse oder einer verminderten sportlichen Leistungsfähigkeit. Auch wenn die genaue Ursache dafür noch unklar ist – vermutlich liegt sie in der Kombination aus anderen Nahrungsmitteln, besserer Sättigung, appetithemmender Wirkung der Ketone und der überwundenen Abhängigkeit von Zucker, welche falsche Appetitanreize setzt – können wir davon profitieren. Denn ein bedeutender Grund für Übergewicht und einen zu hohen Körperfettanteil liegt ja darin, dass zu viele Kalorien aufgenommen werden. Dem setzt der ketogene Stoffwechsel eine natürliche Grenze, einfach weil der Körper nicht mehr soviel Nahrung verlangt.

Das Maß, an dem sich der Einzelne orientieren sollte, kann daher nicht die zu Anfang der optimierten Keto-Diät festgelegte Kalorienmenge sein. Vielmehr müssen Sie sich mit der Nahrungsmenge wohl fühlen, eine gute Sättigung erreichen und trotzdem Körperfett abbauen bzw. den niedrigen Körperfettanteil halten können. Scheuen Sie sich deshalb nicht, Anpassungen nach oben oder unten vorzunehmen.

9.2 Die ersten Wochen bis zur Keto-Adaption

Auf die erforderlichen Anteile von Protein und Fett, abhängig vom Körpergewicht und Training, gehen wir später ein. Die Mengen liegen nicht so hoch, wie noch bei der Anabolen Diät empfohlen und die Gründe dafür bedürfen einer ausführlicheren Erläuterung.

Die Tab. 31 listet die für die optimierte Keto-Diät erforderliche Kalorienmenge für Kraftsportler nach Körpergewicht auf. Grundsätzlich gilt: Nicht mehr als 50 g Kohlenhydrate pro Tag. Die Kohlenhydrat-, Fett- und Proteinmenge pro Tag sollte auf drei Hauptmahlzeiten verteilt werden. Es ist wichtig, dass jede Mahlzeit alle drei

Tab. 31 Kalorienbedarf für Kraftsportler

Gewicht kg	kcal. Frauen (x33)	kcal. Männer (x35)
50	1.650	1.750
55	1.815	1.925
60	1.980	2.100
65	2.145	2.275
70	2.310	2.450
75	2.475	2.625
80	2.640	2.800
85	2.805	2.975
90	2.970	3.150
95	3.135	3.325
100	3.300	3.500
105	3.465	3.675
110	3.630	3.850

Angaben berechnet nach Körpergewicht in kg x 33 für Frauen und x 35 für Männer. Die Werte verstehen sich als Anhalt für eine isokalorische (gewichtserhaltende) Keto-Ernährung. Bessere Sättigung und ein verminderter Kalorienbedarf durch den ketogenen Stoffwechsel sind hier angenommen. Vorausgesetzt wird eine körperlich nicht fordernde Arbeit und ein bodybuildingtypisches Krafttraining von 1 Stunde, 3x pro Woche.

Anpassungen nach oben oder unten müssen nach Bedarf vorgenommen werden. Für den Anfänger ist allerdings zu empfehlen, in den ersten Wochen der optimierten Keto-Diät Snacks einzufügen, auch wenn die Kaloriengrenze damit überschritten wird. Nach erfolgter Keto-Adaption können dann Anpassungen der Kalorienmenge vorgenommen werden.

Wer körperlich hart arbeitet, lange bzw. sehr hart trainiert oder über einen schnellen Stoffwechsel verfügt (wie die meisten jungen Leute), braucht höchstwahrscheinlich etwas mehr Kalorien. Das muss durch Ausprobieren selbst herausgefunden werden.

Makronährstoffe enthält, also stets Protein und Fett – doch den größten Gewichtsanteil sollten pflanzliche Lebensmittel mit einem geringen Kohlenhydratgehalt ausmachen.

Dem Anfänger, der noch niemals eine ketogene Diät durchgeführt hat, ist ein anderer Einstieg in die optimierte Keto-Diät zu empfehlen, als dem Erfahrenen, dem die ketogene Lebensweise schon vertraut ist. Wenden wir uns zunächst dem Anfänger zu.

9.2.1 Der Einstieg für Anfänger

Für den Anfänger gilt: Essen Sie zu Beginn der Keto-Diät immer, wenn Sie hungrig sind. Und machen Sie sich erst einmal keine Gedanken um eine mögliche Überschreitung der Kalorienmenge; nach einer kurzen Zeit der Gewöhnung an die neue Ernährung werden Sie Ihre Kalorienzufuhr vermutlich ohnehin wieder anpassen müssen.

In den ersten beiden Wochen der optimierten Keto-Diät sollten Sie dafür sorgen, immer eine Tüte mit Nüssen greifbar zu haben, um auch zwischen den Mahlzeiten etwas „Keto-Food" verzehren zu können. Die Grundregel lautet: Wenn sich der Hunger einstellt, nehmen Sie einen Snack in Form von einigen Nüssen zu sich! Es kann auch etwas Käse sein oder ein Stück Fleisch; aber eine Tüte Para- oder Walnüsse, bzw. Macadamias hat sich dafür bewährt. Man macht sich nicht die Finger schmutzig, braucht keinen Teller und kein Besteck und Nüsse können auch im Sommer immer mitgeführt werden.

Zwischenmahlzeiten verhindern natürlich, dass der Insulinspiegel zwischen den Mahlzeiten tief abfallen kann. Als Anfänger würde ich Ihnen zu Beginn der Keto-Diät trotzdem dazu raten. In den ersten Wochen kommt es nämlich nicht darauf an, viel Gewicht zu verlieren. Zunächst gilt es, die Keto-Adaption zu erreichen. Dazu muss der Stoffwechsel von Kohlenhydrat- auf Fettverbrennung umgestellt werden. Wer das noch nie hinter sich gebracht hat, für den kann das durchaus schon eine erste Hürde darstellen.

In dieser Startphase ist es weder nötig, unter einem Kaloriendefizit zu leiden wie bei einer herkömmlichen Diät, noch muss man sich vollstopfen, um die festgelegte Nahrungsmenge zu erreichen. Natürlich müssen auch bei der optimierten Keto-Diät bei manchen Menschen die Kalorien etwas stärker reduziert werden, um merklich Fett zu verbrennen. Doch das ist später, wenn der Körper umgestellt ist, gar kein Problem. Zu Beginn ist allein von Bedeutung, dass Sie die Anpassungsphase überstehen und nicht vorzeitig aufgeben!

Die meisten Menschen kommen mit der ketogenen Ernährung auf Anhieb zurecht, nur wenigen fällt es schwerer. Das sind häufig jene, die stark auf Süßes geprägt sind. Ihnen fehlt jetzt der Zucker, der den Blutzuckerspiegel hochtreibt. Auch deshalb ist es vorteilhafter, bei einem aufkommenden Hungergefühl zwischen den Mahlzeiten in der Anfangsphase der optimierten Keto-Diät immer etwas zu essen. Ganz gleich, ob es einige Nüsse, ein Stück Käse oder etwas Fleisch ist; Sie erleichtern sich damit die Anpassung, da dem Gehirn zumindest vermittelt wird, dass etwas Nahrung aufgenommen wurde. Gleichzeitig wird ein wenig Insulin ausgeschüttet (das geschieht immer, wenn Nahrungsbestandteile das Blut erreichen, selbst wenn keine Kohlenhydrate verzehrt werden) und vermutlich auch ein kleiner Teil Blutzucker ins Gehirn eingeschleust. Das Verlangen nach Nahrung und das dabei entstehende Unwohlsein hört mit dem Verzehr des Keto-Snacks sofort auf und man fühlt sich deutlich besser.

Auch wenn Ihnen dieser Einstieg in die optimierte Keto-Diät nicht radikal genug erscheint, gehen Sie besser so vor. Keiner weiß, wie sein Körper auf den Kohlenhydratentzug reagiert. Der Eine braucht seine Zwischenmahlzeiten, der Andere kommt vielleicht ohne aus. Doch in den ersten Wochen der Keto-Diät sollte es erst einmal um die Gewöhnung an die neue Ernährung gehen, nicht um den schnellsten Fettverlust. In der Regel kommen jüngere Menschen besser damit zurecht; die Älteren, die häufig schon länger zucker-konditioniert waren, brauchen manchmal etwas länger.

Trotzdem wird sich bei den meisten Menschen bereits in den ersten Wochen ein merklicher Gewichtsverlust einstellen. Das hängt einerseits damit zusammen, dass durch den Abbau der Glycogenspeicher in den Muskeln vermehrt Flüssigkeit ausgeschieden wird. Andererseits führt der durch weitgehenden Kohlenhydratverzicht abgesunkene Insulinspiegel zu einer gesteigerten Verbrennung von Körperfett. Und selbst wenn – wie es bei einem regelmäßig durchgeführten Krafttraining häufiger vorkommt – das Körpergewicht zunächst nicht abnimmt, so verändert sich doch die Figur beträchtlich: Die Taille wird schlanker und die Muskeln treten deutlicher hervor.

Nach etwa zwei Wochen mit der neuen Ernährung sollten Sie herausgefunden haben, wie groß die Mahlzeiten ausfallen müssen, um zu sättigen. Das Optimum wäre, wenn Sie es dann ohne zu großen Hunger schaffen, von einer Mahlzeit zur nächsten ohne Zwischenmahlzeiten auszukommen. Klappt das nicht, dann kann entweder die Menge an Gemüse oder der Fettanteil der Mahlzeiten erhöht werden. Der einfachste Weg wäre, jeder Mahlzeit einen Löffel Olivenöl oder Kokosfett beizugeben.

In den folgenden beiden Wochen der Keto-Adaption sollten Sie dann versuchen, auf Zwischenmahlzeiten weitgehend zu verzichten. Wenn es gar nicht anders geht, dann essen Sie natürlich einige Nüsse oder einen anderen kohlenhydratarmen Snack. Doch das Ziel sollte sein, zum Abschluss der vier Wochen dauernden Keto-Adaption soweit zu sein, dass auch eine leichte Verzögerung der nächsten Mahlzeit ausgehalten werden kann.

Wer als Anfänger nach zwei Wochen gut zurecht kommt, dem kann bereits empfohlen werden, das 12/12-Modell oder das 14/10-Modell des Intervallfastens „zuzuschalten". Im Abschnitt 2.6 wurden die verschiedenen Modelle des Intervallfastens ja bereits erklärt. „12/12" bedeutet, in 12 Stunden werden alle drei Mahlzeiten verzehrt und 12 Stunden wird gefastet. Man frühstückt z.B. um 7:00 Uhr, nimmt um 13:00 Uhr das Mittagessen ein und verzehrt das Abendessen um 19:00 Uhr. Im Fastenfenster sind nur noch kalorienfreie Flüssigkeiten erlaubt wie Wasser oder ungesüßter Kaffee bzw. Tee.

„14/10" bedeutet ein Essensfenster von 10 Stunden und ein Fastenfenster von 14 Stunden. Auch damit kommt der Anfänger, besonders der junge Athlet, schon gut zurecht. Das kann so aussehen, dass wieder um 7:00 Uhr gefrühstückt wird, um 13:00 Uhr zu Mittag gegessen wird und das Abendessen spätestens um 17:00 Uhr eingenommen wird. Daran schließt sich das Fastenfenster an, das bis zum nächsten Morgen um 7:00 Uhr dauert.

Die Tage mit Intervallfasten können über die ganze Woche ausgedehnt werden oder man beginnt mit zwei oder drei Tagen Intervallfasten pro Woche und steigert nach Bedarf. An den anderen Tagen kann ohne Zeitbeschränkung gegessen werden, doch Sie sollten allein die drei Hauptmahlzeiten verzehren, keine Snacks zwischendurch. Abwechslung bringt der Refeed, der die Routine im Wochenrhythmus unterbricht. Wie der gestaltet werden kann, darauf wird später eingegangen.

Nach vier Wochen sollte die Keto-Adaption weitestgehend abgeschlossen sein. Danach kann auch der Anfänger zu strengeren IF-Modellen übergehen oder die Ernährung mit dem Ziel des Muskelaufbaus bzw. des stärkeren Fettabbaus verändern; mehr dazu unter 9.3.

9.2.2 Der Einstieg für Erfahrene

Wer schon einmal eine ketogene Diät durchgeführt hat oder sich bereits schon länger Low-Carb ernährt, der kann natürlich schneller voranschreiten. Er weiß nicht nur, wie die Mahlzeiten zu gestalten sind, sondern auch, wie sein Körper auf den Kohlenhydratentzug reagiert. Ein vorzeitiger Abbruch der optimierten Keto-Diät ist dann weniger wahrscheinlich.

Ich würde trotzdem für die erste Woche empfehlen, erst einmal zu versuchen, mit drei Mahlzeiten pro Tag auszukommen und auf Snacks zu verzichten. Wenn das funktioniert, kann auch schon ein IF-Modell nach Wahl „zugeschaltet" werden. Vielleicht beginnt man zunächst mit einigen Tagen 14/10 oder 16/8 pro Woche, um die Reaktion des Körpers auf die längeren Fastenfenster herauszufinden. Wenn man sich daran gewöhnt hat, können nach Belieben mehr Fastentage oder andere IF-Modelle gewählt werden. Orientieren Sie sich für die Effektivität der verschiedenen IF-Modelle an den Angaben, die im Abschnitt 2.6 gemacht wurden. Die Refeeds werden unter 9.6.2 erklärt.

9.3 Fettabbau und Muskelaufbau mit der optimierten Keto-Diät

Nach erfolgter Keto-Adaption – in der Regel innerhalb von vier Wochen – kann die optimierte Keto-Diät nach eigenen Vorgaben gestaltet werden. Dann haben Sie sich an die neue Ernährung gewöhnt und gelernt, wie die Mahlzeiten am besten zusammengestellt werden. Sie kommen mit drei Hauptmahlzeiten pro Tag aus und können jetzt auf Zwischenmahlzeiten verzichten. Darüber hinaus wissen Sie, was für die Woche eingekauft werden muss und welche Gerichte sich für die Arbeit und für den Feierabend am besten eignen.

Nun kann über die Fettmenge, die jeden Tag verzehrt wird, die Zielvorgabe, also vorrangig Fettabbau oder Muskelaufbau, erreicht werden. Denn die Menge der Kohlenhydrate und des Proteins steht ja weitgehend fest. Damit bleibt nur das Fett, um den Stoffwechsel auf Gewichtsverlust bzw. Fettabbau oder Gewichtszunahme/Muskelaufbau einzustellen. In der Regel reicht es aus, für das Ziel des Fettabbaus 250-500 kcal. Fett pro Tag *einzusparen*, das sind zwischen 28-55 g Öl, Butter oder ein anderes Fett. Für das Ziel des Muskelaufbaus wird die gleiche Menge Fett *zusätzlich verzehrt*, es wird den Mahlzeiten also insgesamt 28-55 g Fett pro Tag zugesetzt.

9.3.1 Fettabbau

Der ketogene Stoffwechsel reagiert sofort auf die veränderte Fettmenge. Bekommt er weniger Fett, weil das Ziel „Gewichtsverlust" erreicht werden soll, dann greift er verstärkt auf die Körperfettreserven zurück, um das Energieniveau zu halten. Damit wird mehr Körperfett abgebaut. Diese Vorgehensweise entspricht weitgehend dem alten Kalorienmodell mit einer kohlenhydratorientierten Ernährung, funktioniert aber auch mit der optimierten Keto-Diät. Trotzdem ist es für den Fettabbau nur die zweite Wahl.

Ein ebenso guter, häufig sogar besserer Fettabbau stellt sich ein, wenn Intervallfasten „zugeschaltet" wird. Dafür müssen die Kalorien erst einmal nicht reduziert werden; bei den strengeren Formen wie 20/4 oder 24/0 wird sich vermutlich automatisch ein Minderverzehr einstellen. Für erste gute Fortschritte eignet sich aber das moderate 16/8-Modell. Schon das nur unwesentlich verkürzte Essensfenster von 8 Stunden führt über die tiefere und längere Ketose im Fastenfenster zu einem gesteigerten Fettabbau. Wenn sich der Fettabbau nach einigen Wochen verlangsamt, kann auf 20/4 oder zusätzlich ein oder zwei echte Fastentage pro Woche (24/0) gesteigert werden. Die damit wiederum verlängerte Phase der tiefen Ketose wird zuverlässig zu weiterem Fettabbau führen.

Sie werden feststellen, dass eine geplante Kalorienreduktion für den Fettabbau nur in den seltensten Fällen vorgenommen werden muss. Denn bereits bei einem 4-stündigen Essensfenster ist es kaum noch möglich, mit einer ketogenen Ernährung „zu viele" Kalorien zu verzehren. Und wer ein oder zwei echte Fastentage pro Woche einlegt, der wird die durch das lange Fastenfenster eingesparten Kalorien am Folgetag nicht völlig ersetzen können. So kommt es automatisch zu einem Minderverzehr, was bedeutet, dass die fehlende Energie aus den Fettdepots des Körpers kommen muss, die so natürlich weiter schrumpfen.

Wenn allerdings zeitlich festgelegte Zielvorgaben erreicht werden müssen, wie z.B. ein bestimmtes Gewicht am Wettkampftag, würde es sich anbieten, zusätzlich zum Intervallfasten auch die Kalorien über die Einsparung von Fett zu reduzieren. Für die Gewichtsabnahme beim Nichtsportler, selbst bei stark übergewichtigen Personen, ist das meiner Ansicht nach nicht nötig. Hier sollte der Übergang zu einem strengeren IF-Modell ausreichen, um ein Plateau bei der Gewichtsabnahme zu überwinden. Eine Kalorienreduktion über die Reduzierung der Fettzufuhr kann natürlich trotzdem eingesetzt werden, vor allem, wenn ein strengeres IF-Modell nicht gewünscht wird.

Wichtig ist: Wenn jemand die Kalorienzahl für den Tag wirklich einschränken möchte, dann sollte allein der Fettanteil in der Nahrung etwas geringer ausfallen. 250-500 kcal. Fett weniger pro Tag reichen für einen guten Fettabbau allemal aus. Die Proteinmenge sollte aber auf keinen Fall reduziert werden. Erst wenn man mehrere Kilo an Gewicht verloren hat, kann darüber nachgedacht werden.

Dem bisher nicht sportlich Aktiven ist obendrein ein regelmäßiges Krafttraining zu empfehlen. Dabei steht nicht der Kalorienmehrverbrauch beim Training im Vordergrund. Aber eine gut entwickelte Muskulatur verbrennt auch in Ruhe mehr Kalorien, die bei der optimierten Keto-Diät überwiegend aus dem Körperfett stammen.

Beide Maßnahmen, die Verringerung der Fettmenge pro Tag ebenso wie das Intervallfasten, werden übrigens problemlos vertragen, weil der Körper bereits keto-adaptiert ist. Es mag in Einzelfällen in den ersten Tagen zu einem vermehrten Hungergefühl kommen, doch

Tab. 32 Fettabbau mit der optimierten Keto-Diät

Die traditionelle Vorgehensweise für einen verstärkten Fettabbau ist die Einsparung von Kalorien. Bei der optimierten Keto-Diät ergibt es aber mehr Sinn, zunächst Intervallfasten dazu zu nehmen – ohne eine Kalorienbeschränkung. Schon das 16/8-Modell erlaubt einen guten Fettabbau, weit über das hinaus, was die ketogene Ernährung allein bringen würde. Durch das längere Fastenfenster und den damit länger abgesenkten Insulinspiegel kommt es sehr schnell zu deutlichen Erfolgen. Ein Muskelabbau wird dabei zuverlässig verhindert, da *nicht* weniger Kalorien zugeführt werden, wie es bei einer herkömmlichen Diät der Fall ist.

Weitere Erfolge stellen sich mit strengeren Formen des Intervallfastens ein. So kann man durchaus drei Tage das 16/8-Modell fahren und drei Tage 20/4. Als nächste Steigerung würde vielleicht das 20/4-Modell die ganze Woche über eingesetzt. Eine weitere Verschärfung wäre das Auslassen des Refeeds. Ein Muskelabbau ist erst mit den sehr strengen Ausgestaltungen des Intervallfastens zu befürchten, wenn z.B. volle Fastentage (24/0) dazu kommen.

Erst wenn man soweit gekommen ist und noch mehr Körperfett abgebaut werden muss, sollte über eine Reduzierung der Kalorien nachgedacht werden. Dafür reicht es aus, 250-500 kcal. Fett pro Tag einzusparen, das sind zwischen 28-55 g Öl, Butter oder ein anderes Fett.

der Körper stellt sich sehr schnell auf die verringerte Nahrungsmenge bzw. die kürzeren Essensfenster ein. Er hat ja ausreichend „Brennstoff" in Form von Körperfett zu Verfügung, deshalb leidet er keinen echten Mangel. Und die Konzentration leidet auch nicht, da das Gehirn stets mit ausreichend Ketonen versorgt wird. Verglichen mit den Qualen bei herkömmlichen Diäten ist das Abnehmen in der Ketose für den daran Gewöhnten ein Kinderspiel!

Die Umfangsmessung der wichtigsten Muskelgruppen (Oberarm, Oberkörper in Höhe der Brustwarzen und Oberschenkel) hilft beim Abnehmen. Eine wöchentliche Messung, am besten immer am gleichen Wochentag, reicht aber völlig aus. Zu empfehlen ist die Messung morgens vor der ersten Mahlzeit nach dem letzten ketogenen Tag, also vor dem Refeed. So kann der Kraftsportler kontrollieren, ob wirklich keine Muskelmasse abgebaut wird. Allerdings darf man nicht um jeden Millimeter bangen, denn beim Fettabbau wird auch das subkutane, also das in der Haut eingelagerte Fett verringert. So können sich natürlich leichte Umfangsverluste ergeben, ohne dass der Muskel schwindet. Der Taillenumfang kann natürlich ebenfalls gemessen werden oder alternativ, die Dicke der Hautfalte am Bauch mit einem Fettcaliper ermittelt werden. Auf diese Weise kann man feststellen, ob wirklich Fett abgebaut wird.

Der Grundgedanke sollte jetzt klar geworden sein. Statt sklavisch auf die Kalorien zu starren, kann nach erfolgter Keto-Adaption der Fettabbau viel besser über die Länge der Fastenfenster gesteuert werden. Ein maßvoller Refeed mit nicht zu vielen Kohlenhydraten trägt ebenfalls dazu bei, Körperfett sehr schnell abzubauen.

9.3.2 Muskelaufbau

Ebenso einfach ist die Steuerung der Kalorienmenge für den Muskelaufbau ohne Fettzuwachs. Der gesteigerte Energiebedarf kann durch etwas mehr Fett in der Ernährung problemlos ausgeglichen werden. Man braucht dafür auch nicht mehr Protein, denn die wenigen Gramm Muskeleiweiß pro Tag, die als Reaktion auf ein hartes Aufbautraining neu gebildet werden, können aus den unten angeführten Proteinmengen ohne Schwierigkeiten aufgebaut werden. Intervallfasten sollte bei einem Muskelaufbauprogramm erst einmal nicht eingesetzt werden. Auch damit ist ein leichter Muskelaufbau möglich, wie die oben angeführten Studien von Moro et al [14] und Tinsley et al [15] ergeben haben. Doch für größtmögliche Fortschritte sollte erst einmal darauf verzichtet werden.

Es empfiehlt sich aber, die Reaktion des Körpers auf die gesteigerte Fettmenge über einige Wochen zu beobachten: Kommt es zu einem verstärkten Fettaufbau am Bauch, dann kann die Fettzufuhr auch wieder etwas reduziert werden. Beginnen Sie mit 250 kcal. Fett zusätzlich pro Tag – das sind z.B. zweieinhalb Löffel Olivenöl mehr, die den Mahlzeiten zugefügt werden. Steigen Sie einmal pro Woche auf die Waage, um zu prüfen, ob sich das Körpergewicht langsam erhöht. Messen Sie dabei auch das Fett in der Bauchregion, am besten mit einem Fettcaliper. Die „Rolle" am Bauch sollte nicht oder nur unwesentlich zunehmen. Alternativ kann der Fettzuwachs auch mit einem Maßband kontrolliert werden, indem der Taillenumfang gemessen wird. Zu empfehlen ist die wöchentliche Messung wiederum morgens vor der ersten Refeed-Mahlzeit, nach dem letzten ketogenen Tag.

Dann sollte auch der Muskelaufbau kontrolliert werden. Ob der Muskel wächst, lässt sich am besten mit einer Umfangsmessung (mittels eines Maßbandes) an Oberschenkel, Brust und Oberarm feststellen. Notieren Sie die Werte für den Taillenumfang und die Werte für die Muskulatur. Wenn es mit dem Muskelzuwachs langsam, aber stetig vorangeht, ohne dass merklich Fett aufgebaut wird, dann sind Sie auf dem richtigen Weg. Kommt es dagegen auch nach drei

Wochen noch zu keinem Fortschritt, so können die Fettkalorien noch einmal um 250 kcal. erhöht werden.

Es kann natürlich vorkommen, dass der Muskelumfang zunimmt und sich gleichzeitig ein leichter Fettzuwachs einstellt. Dann sollten Sie versuchen, den Fettaufbau zu bremsen. Eine gute Methode dafür wäre der Einsatz von ein oder zwei Tagen Intervallfasten pro Woche. Setzen Sie zunächst das 16/8-Modell ein und prüfen Sie, ob der Fettzuwachs durch die jetzt verkürzten Essensfenster ausbleibt. Falls nicht, können weitere Tage mit dem gleichen oder einem strengeren IF-Modell eingefügt werden. Gleichzeitig sollte der Muskelaufbau weiter überprüft werden. Die Muskelumfänge sollten weiter langsam zunehmen. Falls nicht, kann statt einer Erhöhung der Fettzufuhr auch das Trainingsprogramm umgestellt werden. Mit neuen Übungen für den Masseaufbau lassen sich erfahrungsmäß ebenfalls gute Fortschritte erzielen.

Da die Voraussetzungen bei jedem Athleten anders sind, muss jeder selbst herausfinden, welcher Weg zum Muskelaufbau ohne Fettzuwachs am besten funktioniert. Mit der optimierten Keto-Diät haben Sie aber vielfältige Möglichkeiten der Steuerung zur Hand. Wichtig ist, immer die Werte der wöchentlichen Messungen für Muskelumfänge und Körperfett zu notieren. Damit kann man optimal vergleichen, welche Methode am besten wirkt.

9.4 Cycling der Kalorienmenge an Trainings- und Ruhetagen?

In der Kraftsportszene wird gern mit unterschiedlichen Kalorienmengen für Ruhe- und für Trainingstage operiert. Als Grundlage dient die Annahme, dass an Trainingstagen mehr Kalorien benötigt werden, an Ruhetagen dagegen weniger, da man sich nicht anstrengt. Das ist natürlich richtig, aber der Mehrverbrauch an Kalorien beim Training wird ebenso ausgeglichen, wenn

Tab. 33 Muskelaufbau mit der optimierten Keto-Diät

Der Muskelaufbau erfolgt auch bei der optimierten Keto-Diät über die Steuerung der Kalorienmenge. Ziel ist es, einen Muskelaufbau ohne Fettzuwachs zu erreichen. Im Unterschied zur kohlenhydratbetonten Sporternährung werden aber nur die Fettkalorien erhöht, nicht die Menge der Kohlenhydrate oder des Proteins.

Der Aufbau von neuen Muskelfasern bedarf nur weniger Gramm Protein pro Tag; die können problemlos aus der normalen Eiweißmenge zur Verfügung gestellt werden. Eine Ausnahme ist der Kraftsport-Neuling, der im ersten Jahr mehr Protein benötigt (siehe dazu unter 9.7.3). Auch die Energie für ein härteres, schweres Training muss nicht anteilig aus Protein bestritten werden, wie es beim kohlenhydraternährten Athleten der Fall ist, wenn die Blutglucose abfällt. Bei der optimierten Keto-Diät werden dafür Fettsäuren eingesetzt! Nur deshalb wird eine geringe, zusätzliche Menge Fett gebraucht.

Dafür beginnt man mit 250 kcal. Fett extra pro Tag – das sind z.B. zweieinhalb Löffel Olivenöl mehr, die den Mahlzeiten zugefügt werden. Steigen Sie einmal pro Woche auf die Waage, um zu prüfen, ob sich das Körpergewicht langsam erhöht. Kommt es nach zwei Wochen noch zu keinem Fortschritt, so können die Fettkalorien noch einmal um 250 kcal. erhöht werden.

Das Intervallfasten kann in den weniger strengen Formen beibehalten werden. Doch ab dem 20/4-Modell wird es schwer werden, ohne Kaloriendefizit auszukommen. Obwohl die Studie von Tinsley et al [15] selbst mit 20/4 und einem Kaloriendefizit von 4 x 650 kcal. pro Woche noch einen leichten Muskel- und Kraftzuwachs ergeben hat, sollte für beste Fortschritte beim Muskelaufbau darauf lieber verzichtet werden.

Es empfiehlt sich aber, die Reaktion des Körpers auf die gesteigerte Fettmenge über einige Wochen zu beobachten: Kommt es zu einem verstärkten Fettaufbau am Bauch, dann kann die Fettzufuhr auch wieder etwas reduziert werden.

am Ruhetag danach etwas mehr Kalorien zugeführt werden. Es ist daher nicht nötig, mit unterschiedlichen Nahrungsmengen zu arbeiten. Bleiben Sie ganz einfach bei der gleichen Nahrungsmenge, die jeden Tag verzehrt wird – egal ob Trainings- oder Ruhetag.

Sollte der Organismus direkt nach dem Training mehr Nährstoffe benötigen, dann nimmt er sie aus den Reserven, also aus dem Körperfett und den Proteinspeichern. Von letzteren wird besonders der sog. Aminosäurenpool herangezogen, der immer genug Eiweiß bereithält, um sofort auf einen erhöhten Bedarf reagieren zu können. Die Muskeln müssen dafür nicht angegriffen werden. Einerseits geschieht das in der Ketose sowieso nur in geringstem Maße, andererseits kann der Körper die Aufbauprozesse auch problemlos solange aussetzen, bis wieder eine Mahlzeit verzehrt wird. Mehr dazu später.

Eine leistungs- und gesundheitsfördernde Sporternährung kann also ganz einfach sein! Im Folgenden soll näher auf die einzelnen Makronährstoffe Kohlenhydrate, Protein und Fett eingegangen werden, welche Mengen nötig sind und welche Lebensmittel aus diesen Nährstoffgruppen besonders zu empfehlen sind.

9.5 Die Nährstoffverteilung

Dem Ernährungsplan, der hier vorgestellt wird, liegen die Erkenntnisse aus den Untersuchungen an primitiven Völkern zugrunde, wie oben angeführt. Die traditionelle Ernährung dieser Völker besteht aus tierischen Lebensmitteln, die sie in ihrem Habitat vorfinden. Diese werden ergänzt mit einer Vielzahl von volumenreichen, aber recht kalorienarmen pflanzlichen Lebensmitteln. Das erlaubt, den Fettanteil der Mahlzeiten vergleichsweise moderat zu halten. Es muss nicht jede Mahlzeit „im Fett schwimmen"! So ist der Körper gezwungen, die eigenen Fettreserven anzugreifen und es kommt deutlich schneller zu einem sehr niedrigen Körperfettanteil.

Im Folgenden werden empfehlenswerte Lebensmittel aus den Makronährstoffgruppen Protein, Fette und Kohlenhydrate vorgestellt. Darüber hinaus wird aufgezeigt, welche Lebensmittel für eine optimale Gesundheit und Leistungsfähigkeit besser gemieden werden.

9.6 Kohlenhydrate

Die Planung für die Kohlenhydrate fällt ganz einfach aus. Die Kohlenhydrate werden gezählt und mehr als 50 g pro Tag werden nicht verzehrt (siehe dazu Tab. 34 auf der folgenden Seite). Zu Beginn der optimierten Keto-Diät werden Sie vermutlich häufiger in eine Nährwert-Tabelle schauen müssen, um die Kohlenhydratmengen der Lebensmittel zu bestimmen. Doch die Tabellen in diesem Buch liefern bereits genügend Daten für einen guten Start.

9.6.1 Warum Low-Carb und nicht No-Carb

Warum noch 50 g Kohlenhydrate pro Tag? Wenn schon eine ketogene Ernährung eingesetzt werden soll, warum dann nicht „richtig", mit sowenig Kohlenhydraten wie möglich? Dagegen gibt es gute Argumente. Wir wissen bereits, dass der Vorteil des Verzichts auf die wenigen Gramm Kohlenhydrate pro Mahlzeit vergleichsweise klein ausfällt. Der Körper braucht eine gewisse Menge Kohlenhydrate für einige Gewebe. Bekommt er sie nicht über die Nahrung, dann stellt er sie im Wege der Gluconeogenese selbst her. Also kann man sie auch gleich verzehren.

Diese Menge Kohlenhydrate ist nicht nur dem Sportler und dem Anwender zu empfehlen, der Fett abbauen möchte. Auch zur Unterstützung der Behandlung der meisten Krankheiten sind bis zu 50 g Kohlenhydrate pro Tag nicht zu viel, ausgenommen vielleicht bei Krebserkrankungen. Statt die Kohlenhydrate und damit die Nahrungsmittelauswahl zu stark einzuschränken, sollte lieber ins Auge gefasst werden, die

Ketose durch Intervallfasten zu fördern. Mit kürzeren Essensfenstern und, daraus folgend, längeren Fastenfenstern lassen sich tiefere Insulinwerte erreichen, als wenn man jedes nur mögliche Gramm Kohlenhydrate streicht. Entsprechend gut fällt auch die Wirkung hinsichtlich sportlicher Leistungssteigerung, Fettabbau und Gesundheitsförderung aus. Alternativ können statt kürzeren Essensfenstern natürlich auch ein oder zwei echte Fastentage pro Woche eingelegt werden; die Wirkung fällt ähnlich gut aus.

9.6.2 Refeeds und andere Abwechslungen

Es hat sich herausgestellt, dass eine regelmäßige Abwechslung von der Routine die Durchführung der ketogenen Ernährung sehr vereinfacht. Natürlich steht auch bei kohlenhydratarmer Kost eine große Auswahl an Lebensmitteln zur Verfügung, so dass sich bei guter Planung der Mahlzeiten eigentlich keine Monotonie einstellen muss. Doch es ist vor allem psychologisch wichtig, auf kurzfristige Ziele hinzuarbeiten, und da sind Ausnahmen ein gutes Werkzeug. Das bedeutet, wenn man sich nur einige Tage lang streng regelkonform ernährt und dann kurzfristig davon abweicht, dann kann man eine ketogene Ernährung sehr lange betreiben. Die meisten Leute werden diese Ausnahmetage mit mehr Kohlenhydraten, in der Kraftsportszene „Refeed" genannt, vermutlich auf das Wochenende legen, weil an den arbeitsfreien Tagen ohnehin eine Änderung des Tagesablaufes ansteht.

Die Anabole Diät mit Ihrem Wechsel von fünf streng ketogenen Tagen und zwei Tagen, an denen deutlich mehr Kohlenhydrate zugeführt werden, erfreut sich wahrscheinlich gerade wegen dieses regelmäßigen Wechsels der Ernährung so großer Beliebtheit. Doch wir dürfen nicht vergessen, dass die optimierte Keto-Diät, wie in diesem Buch vorgestellt, eine Weiterentwicklung darstellt. Der US-Sportarzt Mauro Di Pasquale, Erfinder der Anabolen Diät, empfahl

Tab. 34 Kohlenhydratzufuhr pro Tag

Für die optimierte Keto-Diät ist eine Obergrenze von 50 g Kohlenhydraten pro Tag festgelegt. Damit ist sichergestellt, dass jeder zuverlässig die Ketose erreicht. Es ergibt auch wenig Sinn, weniger zu verzehren, denn dadurch wird die Gemüse- und Obstauswahl zu stark eingeschränkt. Obendrein wird diese Menge Kohlenhydrate im Wege der Gluconeogenese im Körper ohnehin hergestellt.

Nun ist aber offensichtlich, dass diese Menge Kohlenhydrate für eine 50 kg schwere, unsportliche Frau etwas anderes bedeutet als für einen 100 kg schweren Bodybuilder. Dieser wird im Wege der Gluconeogenese vermutlich mehr Glucose erzeugen als die nur halb so schwere Frau. Selbstverständlich könnte ihm deshalb auch eine höhere Kohlenhydratmenge pro Tag gestattet werden, ohne seine Ketose zu gefährden.

Das ist die Crux mit den Vereinfachungen: Sie passen auf die meisten Leute, aber eben nicht auf alle. Ich würde daher für jede Gewichtsklasse empfehlen, mit der Obergrenze von 50 g Kohlenhydraten pro Tag in die optimierte Keto-Diät einzusteigen. Nach erfolgter Keto-Adaption kann durchaus versucht werden, die Kohlenhydrat-Obergrenze pro Tag vorsichtig zu erhöhen. Das Problem dabei ist, dass man nicht einfach das Körpergewicht als Maßstab nehmen kann, wieviel Kohlenhydrate pro Tag man verträgt, ohne die Ketose zu verlassen. Die individuellen Stoffwechselunterschiede sind enorm: Manche Menschen dürfen zu Anfang der Keto-Ernährung nicht mehr als 20 g Kohlenhydrate pro Tag zuführen, um in die Ketose zu gelangen. Bei anderen läuft dagegen bei 100 g Kohlenhydraten pro Tag die Ketose noch zuverlässig.

Als Faustregel kann gelten, dass sich mit zunehmender Anpassung an die ketogene Ernährung der Stoffwechsel immer weiter umstellt. Nach mehreren Monaten werden erfahrungsgemäß von allen Leuten 50 g Kohlenhydrate pro Tag toleriert, ohne die Ketose zu gefährden. Die meisten Menschen vertragen dann auch etwas höhere Zufuhren.

für die Refeeds damals hohe Kohlenhydratmengen, auch Einfachzucker, um die anabolen Wirkungen des Insulins bestmöglich auszunutzen. Seine Überlegung ging davon aus, dass die Kohlenhydrate durch den vorangegangenen Verzicht darauf vor allem die Glycogenspeicher in Muskeln und Leber wieder auffüllen. Eine erneute Fettspeicherung sollte so theoretisch in Grenzen gehalten werden.

Wie wir unter 2.10 über die Wirkungen des Insulins erfahren haben, werden seine anabolen Wirkungen überschätzt. Es hat eher antikatabole, also den Proteinabbau hemmende Eigenschaften. Bei der ketogenen Diät fällt aber selbst diese Wirkung des Insulins nicht ins Gewicht, denn in der Ketose läuft der Proteinstoffwechsel bereits sehr ökonomisch und hoch effizient. Durch die vielen Ketone im Blut besteht auch kein Bedarf an Aminosäuren, die zu Glucose umgebaut werden müssen. So muss festgestellt werden: Das Insulin wirkt bei kohlenhydratreicher Ernährung tatsächlich antikatabol, nicht aber bei einer ketogenen Diät!

Darüber hinaus ist längst bewiesen, dass Insulin eben nicht nötig ist, um Glucose beim Refeed in die Muskelzellen zu schleusen. Das gelingt den Muskelzellen ganz allein, mithilfe eigener Transportsysteme in der Zellmembran. Wenn man vom Insulin bei einer ketogenen Ernährung aber nicht profitieren kann, dann sind exzessive Kohlenhydrat-Refeeds auch nicht nötig. Sie stören vielmehr die Ketose und damit den optimal eingestellten Stoffwechsel des Sportlers!

Gegen diese Erkenntnis spricht auch nicht, dass die Anabole Diät zunächst gut funktioniert und der Fettaufbau durch die exzessiven Ladetage sich in Grenzen hält. Doch das ist nicht von Dauer: Je länger man die Anabole Diät durchführt, desto schlechter läuft es bei den meisten Leuten – der Fettaufbau durch die Refeeds fällt zunehmend stärker aus. Das beste Anzeichen dafür ist das Bauchfett: Wer nach dem Refeed eine größere „Rolle“ aufweist als zuvor, der braucht keinen Fettcaliper, um den Zuwachs zu erkennen. Es hilft auch nicht, statt Einfachzuckern beim Refeed vor allem komplexe, also langkettige Kohlenhydrate zu verzehren. Das Insulin wird zwar nicht so hoch ansteigen, aber die Gesamtmenge an Insulin, die zur Verstoffwechslung der Kohlenhydrate gebraucht wird, fällt kaum geringer aus.

Dem immer stärkeren Fettaufbau durch exzessive Refeeds liegt eine bei der Anabolen Diät übersehene Nebenwirkung der ketogenen Ernährung zugrunde: eine wachsende Insulinresistenz (siehe dazu auch unter 8.1). Mit zunehmender Dauer der Keto-Diät werden die Kohlenhydrate bei Refeed eben nicht mehr vorrangig in die Muskeln geleitet, sondern in die Fettzellen. Natürlich wird das Leberglycogen noch aufgefüllt und auch in den Muskeln wird Glycogen eingelagert. Doch eben nicht mehr in dem Maße wie zu Anfang.

Eine weitere, ungewollte Begleiterscheinung eines hohen Kohlenhydratverzehrs beim Refeed liegt darin, dass die Prägung auf Kohlenhydrate als Energieträger schlechter überwunden wird. Wir haben am Anfang dieses Buches bereits erfahren, wie sehr die Gewöhnung an Kohlenhydrate unser Leben bestimmt und wie vorteilhaft es ist, sie zu überwinden. Mit wieder gefüllten Glycogenspeichern durch einen exzessiven Refeed entspricht der Stoffwechsel in den ersten Tagen danach aber eher dem eines kohlenhydraternährten Sportlers. Tatsächlich berichten viele Anwender der Anabolen Diät davon, wie sehr sie das Training dann genießen, wie gut sie sich fühlen und dass sie das Wochenende mit einem erneuten Kohlenhydratschub oft kaum noch erwarten können. Die Ursache für das Wohlgefühl ist aber vorrangig in der Wiederherstellung des „alten“ Zustandes, im erfüllten Verlangen nach Kohlenhydraten zu suchen!

Wir wissen bereits, welche wichtigen Umstellungen im keto-adaptierten Organismus geschehen und auf welch vielfältigen Wegen der Sportler davon profitiert. Exzessive Refeeds, wie sie z.B. bei der Anabolen Diät vorkommen, stören die Ketose aber beträchtlich. Die optimierte Keto-Diät, wie im vorliegenden Buch empfohlen, behebt diesen Mangel und erlaubt nicht nur eine zügige Keto-Adaption, sondern sie führt auch viel schneller zum erwünschten Fettabbau und zu den vielfältigen leistungssteigernden und gesundheitlichen Vorteilen. Deshalb ist zu empfehlen, zwar das Grundmodell der Anabolen Diät, d.h. regelmäßige Ausnahmen, zu übernehmen, doch die Kohlenhydratmenge beim Refeed sollte deutlich geringer gehalten werden.

Wie soll der Refeed denn dann aussehen? Das ist ganz einfach: Zu der täglichen Kohlenhydratmenge von bis zu 50 g an den ketogenen Tagen kommt ein echter Refeed-Tag, an dem pro Woche einmalig bis zu 150 g Kohlenhydrate verzehrt werden. Bei dieser mäßigen Überschreitung der Kohlenhydratmenge spielt es auch keine Rolle mehr, ob vorwiegend Einfachzucker oder komplexe Kohlenhydrate gewählt werden. Mit zunehmender Dauer der optimierten Keto-Diät werden Sie sich mit Sicherheit für letztere entscheiden.

Wenn Sie sich jetzt fragen, ob man statt des echten Refeeds nicht einfach die zusätzlichen

Tab. 35 Beispiele für einen echten und unechten Refeed [y]

Bei einem echten Refeed werden an einem Tag pro Woche bis zu 100 g Kohlenhydrate mehr verzehrt – also insgesamt 150 g. Das ist nicht soviel, dass die Ketose lange gestört wird, aber genug, um einige die Woche über entbehrte Lebensmittel essen zu können.

Ein unechter Refeed dagegen erfordert nicht mehr Kohlenhydrate, die Höchstmenge von 50 g pro Tag wird nicht überschritten. Statt dessen werden ein oder zwei Gerichte mit anderen Kohlenhydratträgern gewählt, welche die Abwechslung von der Wochenroutine erlauben.

Echter Refeed

Frühstück mit Brötchen, dick bestrichen mit Butter und gut belegt mit Käse und Wurst: Ein Weizenbrötchen enthält 55 g Kohlenhydrate auf 100 g. Ein Standardbrötchen mit 30-50 g Gewicht liefert dann 17-28 g Kohlenhydrate. Zwei Brötchen (am besten wiegt man sie vor dem Verzehr) ergeben dann höchstens 60 g Kohlenhydrate für das Frühstück. Dunkle Brotsorten weisen weniger Kohlenhydrate auf, Pumpernickel enthält 37 g pro 100 g, Roggenbrot 47 g pro 100 g.

Eine kohlenhydratarme Mittagsmahlzeit kann aus ein oder zwei hartgekochten Eiern, einigen Scheiben Wurst und einem kleinen Apfel bestehen, das ergibt 10 g Kohlenhydrate.

Die Abendmahlzeit mit tierischem Protein kann mit einem Kohlenhydratträger wie Reis (78 g Kohlenhydrate pro 100 g) oder Hartweizennudeln (70 g Kohlenhydrate pro 100 g) ergänzt werden. Am besten wiegt man die erlaubten Portionen (gekocht) einmal zu Hause ab, dann kann man die Menge im Restaurant besser einschätzen, wenn man auswärts Essen geht.

Unechter Refeed

Dafür kann man z.B. ein Weizenbrötchen, gut belegt, zum Frühstück verzehren (17-28 g Kohlenhydrate), kombiniert mit Spiegeleiern. Die Mittagsmahlzeit fällt kohlenhydratfrei aus und zum Abendessen gibt es 150-200 g Kartoffeln (22-30 g Kohlenhydrate) zu Fleisch oder Fisch. Mit einem großen Salat fällt die Gemüsebeilage dann zwar etwas mager aus, aber die enthaltenen Kohlenhydrate (1 g pro 100 g) sind vernachlässigbar gering.

y Werte entnommen: Souci SW, Fachmann W, Kraut H. Die Zusammensetzung der Lebensmittel, Nährwert-Tabellen. 7. Auflage, Medpharm Scientific Publishers, Stuttgart 2008.

100 g Kohlenhydrate auf die anderen Keto-Tage verteilen kann, dann würde ich Ihnen davon abraten. Nach abgeschlossener Keto-Adaption werden die meisten Menschen auch mit etwas mehr als 60 g Kohlenhydraten am Tag in die Ketose kommen, doch schon nicht mehr alle. Schwerwiegender ist aber der Umstand, dass es dann keinen Wechsel der Ernährung mehr gibt, der das Beibehalten der ketogenen Ernährung enorm erleichtert. Diesen Vorteil würde ich nicht für wenige Gramm mehr Kohlenhydrate an jedem einzelnen Tag vergeben.

Die Abwechslung von der Routine muss aber nicht zwangsläufig in einem Refeed mit mehr Kohlenhydraten bestehen. Manchmal reicht es auch schon, wenn nur die Kohlenhydratträger bei ein oder zwei Mahlzeiten gewechselt werden. Das könnte man einen „unechten" Refeed nennen. Man wählt dann z.B. statt der Beerenfrüchte und Rohkost zum Frühstück ein Brötchen, dick mit Butter bestrichen und gut belegt mit Wurst oder Käse, dazu zwei oder drei Spiegeleier. Schon diese kleine Ausnahme von der Regel erleichtert die Langzeitanwendung der optimierten Keto-Diät beträchtlich.

Ein solcher, unechter Refeed eignet sich besonders für jene Situationen, in denen ein schneller Fettabbau gewünscht ist, z.B. bei der Wettkampfvorbereitung im Bodybuilding. Oder beim Vorliegen ernster Erkrankungen, wo zur Genesung eine tiefe, ununterbrochene Ketose hilfreich ist. Zu viele unechte Refeeds sollte es aber nicht geben, da der hohe Gemüseanteil an den Keto-Tagen nicht nur der Sättigung, sondern auch der Versorgung mit Vitaminen und Mineralstoffen dient. Diese Faktoren sind bei den unechten Refeeds häufig nicht gegeben, da man bevorzugt wohl solche Lebensmittel wählt, auf dic man zuvor verzichtet hat (siehe dazu Tab. 35).

Für beide Arten des Refeeds, der echte mit etwas mehr Kohlenhydraten und der unechte mit lediglich ausgetauschten Kohlenhydratlieferanten gilt aber, dass nach Möglichkeit nicht mehr Kalorien verzehrt werden sollten. Begrenzen Sie die Fettmenge ein wenig, um die zusätzlichen Kohlenhydrat-Kalorien auszugleichen. Achten Sie darauf, auch an den Refeed-Tagen nicht weniger Protein zuzuführen und verzehren Sie auch nicht zuwenig Fett.

Die Refeed-Menge von bis zu 100 g Kohlenhydrate extra pro Woche muss nicht sklavisch eingehalten werden, sollte aber die Norm darstellen, an der man sich orientiert. Wenn es an den Refeed-Tagen unbedingt einmal ein Stück Kuchen zusätzlich sein muss, dann gönnen Sie sich das. Und gelegentlich vorkommende, höhere Überschreitungen der Refeed-Menge, wie z.B. Junk Food und erhöhter Alkoholgenuss auf einem Volksfest oder bei einer privaten Feier sind von Zeit zu Zeit ebenfalls möglich. Trotzdem sollte so etwas die Ausnahme bleiben; schließlich unterbricht es die Ketose und den Fettabbau für längere Zeit.

9.6.3 Kohlenhydrate nach dem Training?

Manche Athleten sind der Meinung, nach dem Training könne man auch bei einer ketogenen Diät ruhig etwas mehr Kohlenhydrate zuführen, da diese ja vorrangig die geleerten Speicher in Muskeln und Leber wieder befüllen. Der Blutzuckerspiegel könne deshalb nur wenig ansteigen und eine Fetteinlagerung sei unwahrscheinlich. Wie zuvor bei der Insulinresistenz und den hohen Refeeds in der Anabolen Diät schon erwähnt, ist das zu kurz gedacht! Natürlich wird in dieser Situation weniger Fett *gespeichert*. Doch die Ketose und damit ein effektiver Fett*abbau* wird unterbrochen. Selbst kleine Mengen Kohlenhydrate nach dem Training unterbrechen die Freisetzung von Fettsäuren aus den Depots am Körper und die Oxidation von Fettsäuren in den Muskeln. Denn nicht nur durch einen ansteigenden Blutzuckerspiegel, auch bei erneut gefüllten Glycogenspeichern in der Leber besteht kein

Bedarf mehr für eine verstärkte Fettverbrennung – jedenfalls so lange nicht, bis dieser Speicher wieder deutlich geleert ist. Damit ist der Fettabbau aus den Depots am Körper für viele Stunden gestoppt! Mit diesem Wissen verzichten Sie womöglich leichter auf Kohlenhydrate im Protein-Shake nach dem Training.

Obendrein gibt es noch weitere gute Gründe, die Muskeln nicht so häufig mit Kohlenhydraten zu „laden". Denn das unterbricht auch die Verstoffwechslung von Fettsäuren und Ketonen im Muskel. Wenn nämlich mehr Glycogen vorhanden ist, wird dies vorrangig verbraucht und man bringt sich um die leistungssteigernde Wirkung der Ketone. Auch die Angewohnheit vieler Kraftsportler, vor dem Training BCAA zuzuführen, ist kritisch zu sehen; mehr dazu im Abschnitt über die Proteinzufuhr.

9.6.4 Kohlenhydrathaltige Lebensmittel für die optimierte Keto-Diät

Es gibt essentielle, also für den Körper unverzichtbare Fette und Aminosäuren, die mit der Nahrung zugeführt werden müssen, aber keine essentiellen Kohlenhydrate. Unser Organismus kann die benötigte Glucose problemlos selbst herstellen, wenn er muss. Deshalb darf man die strenge Reduktion der Kohlenhydrate in der Ernährung, wie bei der optimierten Keto-Diät gefordert, auch ohne Bedenken angehen. Nach einer individuell verschieden langen Anpassungszeit, in der Regel aber nicht mehr als vier Wochen, hat man die Keto-Adaption hinter sich und die neue, kohlenhydratarme Ernährung wird problemlos vertragen. Eine schon erwähnte Ausnahme bilden die Diabetiker, welche die niedrigeren Kohlenhydratmengen mit ihrem behandelnden Arzt abstimmen sollten, um evtl. die Medikamentendosis anpassen zu können.

Wer sich bisher „normal" ernährt hat, der muss allerdings gewohnte Nahrungsmittel vom Speiseplan streichen. Dazu zählen nicht nur Süßigkeiten, sondern alle Arten von Zucker, auch die in Sportnahrungsmitteln häufig vorhandenen „Spezialzucker" wie Maltose und Dextrose. Auf die in Weight Gainern, Boostern und Recovery-Produkten häufig enthaltenen langkettigen Kohlenhydrate muss ebenfalls verzichtet werden. Damit fallen viele beliebte Sportnährmittel weg. Allein ein gutes Proteinpulver mit sehr wenigen oder noch besser, gar keinen Kohlenhydraten kann bei der ketogenen Ernährung noch eingesetzt werden. Das hat aber auch einen Vorteil: So mancher Athlet spart durch diese Maßnahme eine gute Summe Geld ein, die jetzt in hochwertige Lebensmittel investiert werden kann.

Darüber hinaus sind alle Getreideprodukte vom Speiseplan zu streichen. Dazu zählen Brot, Brötchen, Pizzateig, Dönertaschen, Kuchen und Gebäck sowie Reis und Nudeln aller Art. Mit den Getreideprodukten fallen aber nicht nur große Kohlenhydratmengen weg, sondern auch andere unerwünschte Inhaltsstoffe, die den Körper belasten. Darunter vor allem Phytinsäure, die im Körper die Aufnahme wichtiger Mineralien blockiert (siehe dazu Tab. 36), aber auch schädliche Lektine (siehe dazu Tab. 37). Kartoffeln, Süßkartoffeln und andere Sättigungsbeilagen fallen ebenfalls weg.

Auf süße Früchte muss ebenfalls verzichtet werden. Die beliebten Weintrauben sind zwar auf den ersten Blick „gesundes Obst", aber durch den hohen Kohlenhydratgehalt (16-19 g pro 100 g) eine echte Zuckerbombe. Das gilt auch für Bananen oder Ananas, ganz besonders aber für Trockenfrüchte. Bei diesen Erzeugnissen fällt durch den stark reduzierten Wasseranteil der Gehalt an Kohlenhydraten noch höher aus.

Bei verarbeiteten Lebensmitteln müssen Sie jetzt genau hinschauen, denn fast alle enthalten zugesetzte Kohlenhydrate und fast immer auch sehr viel Salz. Das liegt daran, dass die Kombination von Zucker und Salz, wie jeder gute Koch weiß, den Geschmack hervorhebt. Die Etiketten auf Konserven, Fertiggerichten und Tief-

Tab. 36 Schädliche Substanzen in Getreide, Nüssen und Hülsenfrüchten

Alle Getreide sowie Reis, Bohnen und Nüsse enthalten Phytinsäure. Dabei handelt es sich um einen sekundären Pflanzenstoff, der vornehmlich in den äußeren Randschichten des Getreidekorns, in Hülsenfrüchten und vielen anderen Samen vorkommt. Im menschlichen Darm bildet die Phytinsäure mit wichtigen Mineralien wie Zink, Eisen, Calcium und Magnesium unlösliche Phytate. So kann es bei einem hohen Verzehr von Getreideprodukten zu einer Unterversorgung mit diesen wichtigen Mineralien kommen.

Protease-Hemmer sind Proteine, die menschliche Enzyme wie Trypsin im Magen an der Spaltung von Eiweißen hindern. Im Reich der Pflanzen sind sie weit verbreitet, besonders unter den Hülsenfrüchten und im Getreide. Die Trypsin-Blockierung fällt bei Sojabohnen mit Abstand am stärksten aus, Getreide wie z.B. der Weizen sind in dieser Hinsicht weniger stark wirksam. [z]

Alpha-Amylase-Hemmer im Getreide blockieren das Enzym Amylase im menschlichen Speichel und im Darm. Bei den niedrigen Kohlenhydratmengen der optimierten Keto-Diät spielt das nur eine untergeordnete Rolle, doch die stark allergene Wirkung der Alpha-Amylase-Hemmer darf nicht unterschätzt werden. So führt das langjährige Einatmen von Getreidemehl zum sog. Bäckerasthma, einer häufigen Berufskrankheit in diesem Gewerbe. [z]

Bei der optimierten Keto-Diät sollten diese Lebensmittel weitgehend gemieden werden. Kleine Mengen Getreideprodukte beim Refeed sind bestimmt vernachlässigbar. Doch auch Sojaprodukte und die beliebten Nüsse, die mancher an den ketogenen Tagen gern verwendet, sollten nicht in großen Mengen verzehrt werden.

z Cordain L: Das Getreide – zweischneidiges Schwert der Menschheit. Novagenics-Verlag, Arnsberg 2004, S. 42-45.

kühlkost müssen also sorgfältig geprüft und die Kohlenhydrate darin gezählt werden. Das trifft ebenfalls zu auf verarbeitete Würzmittel wie Ketchup und andere Saucen, Senf, Meerrettich-Zubereitungen im Glas und ähnliche Produkte – die allermeisten scheiden wegen zu vieler Kohlenhydrate aus. Auch unverdächtig erscheinende Produkte, wie z.B. Rot- oder Grünkohl im Glas, müssen untersucht werden, denn manche davon enthalten z.T. mehr als 20 g Zucker!

Man kann sich das Studium der Etiketten im Supermarkt ersparen, wenn auf verarbeitete Lebensmittel weitgehend verzichtet wird und statt dessen naturbelassene gewählt werden. „Naturbelassen" ist ein Lebensmittel nur dann, wenn es gekauft wird, wie es vom Feld oder Baum geerntet wurde. Am besten frisch, doch auch unverarbeitete Tiefkühlware kann empfohlen werden (siehe dazu Tab. 38).

Mancher wird sich jetzt vielleicht fragen: Was kann man denn noch essen? Keine Sorge, es bleiben viele Nahrungsmittel übrig, die wenig Kohlenhydrate enthalten. So ist z.B. Gemüse aller Art, egal ob als Rohkost oder gekocht bzw. gedünstet, zu empfehlen. Auch Salat jeder Art kann ohne Mengenbeschränkung verzehrt werden. Nüsse sind in geringen Mengen – bis zu 50 g pro Tag – unbedenklich (siehe dazu Tab. 44). Nur Erdnüsse (die zu den Bohnen zählen) sind wegen des hohen Lektingehaltes weniger zu empfehlen und Cashews weisen zu viele Kohlenhydrate auf. Beerenfrüchte wie Himbeeren, Heidelbeeren, Johannisbeeren, Stachelbeeren, Erdbeeren, aber auch Steinobst wie Sauerkirschen sind in kleinen Mengen – bis zu 100 g pro Tag – zu empfehlen, in geringerem Maße auch Süßkirschen und andere kohlenhydratarme Früchte (siehe dazu Tab. 39).

Sie sollten sich angewöhnen, zu jeder Mahlzeit Gemüse zu verzehren. Möhren, Radieschen, Rettich, rote Bete, Kohlrabi, Zwiebel und Gurke können gut als Rohkost verzehrt werden. Zusammen mit einigen hartgekochten Eiern ergibt das schon eine gute Keto-Mahlzeit, die zur Arbeit mitgenommen werden kann.

Gemüse wie Weiß- oder Spitzkohl, Wirsing, Blumenkohl oder Brokkoli kann natürlich ebenfalls roh verzehrt werden, doch traditionell gegart schmeckt Kohl am besten. Die vorgenannten Sorten sind in 10-15 Minuten gar. Da gerade Blattkohl beim Kochen aber viel Wasser verliert, bereitet man am besten einen ganzen Kohlkopf zu, kleingeschnitten in etwas Wasser oder gedünstet. Das Kochwasser sollte nicht weggeschüttet werden, es enthält große Mengen Kalium und andere Mineralien. Geben Sie es besser in eine Tasse und trinken Sie den Sud, wenn er

Tab. 37 Lektine als problematische Inhaltsstoffe von Pflanzen

Lektine sind Proteine, die im Reich der Pflanzen weit verbreitet sind. Sie haben die spezielle Eigenschaft, sich an Moleküle zu binden, die Kohlenhydrate enthalten. Man wurde auf Lektine aufmerksam, weil sie rote Blutkörperchen zusammenballen (agglutinieren) können. Das im Weizen vorkommende Lektin WGA verfügt über viele Bindungsstellen, um an die zuckerspezifischen Rezeptoren auf der Zellmembran der roten Blutkörperchen andocken zu können. Diese Eigenschaft erlaubt den Lektinen, sich auch an eine Vielzahl anderer Zellen zu binden; das macht sie zu den wichtigsten Antinährstoffen in der Nahrung. [z]

Das WGA im Weizen schädigt die Darmzellen, indem es zu Behinderungen der Nährstoffaufnahme aus dem Nahrungsbrei führt. Es verändert auch die Bakterienflora sowie den Immunstatus des Darms. Antikörper gegen WGA werden regelmäßig bei Gesunden und bei Zöliakie-Kranken gefunden – ein Beweis dafür, dass sich das Immunsystem gegen diese Lektine wehrt. [z] Auch beim Getreideprotein Gluten und seinem Bestandteil Gliadin handelt es sich um Lektine. Gliadin löst bei vielen Menschen Darmentzündungen aus, welche die Nahrungsverdauung und die Nährstoffaufnahme behindern. [aa] Der Glutenanteil moderner Weizensorten hat sich durch gezielte Züchtung mittlerweile vervielfacht, was zu einem vermehrten Auftreten von Unverträglichkeiten führt.

Darüber hinaus führen Lektine zu weitreichenden anderen Immunreaktionen, da sie den Darm „aufschließen" können und so anderen intakten Proteinen den Übertritt in das Blut ermöglichen. In der Folge kommt es zu weitreichenden Entzündungen im Körper, die Multiple Sklerose, Rheuma und Probleme an den Gelenken auslösen können. [z]

Lektine sind sehr hitzestabil und werden durch Kochen nicht vollständig zerstört. Auch wenn die schädlichen Wirkungen vieler Lektine noch nicht erschöpfend erforscht worden sind, würde es sich empfehlen, Lebensmittel mit bekannt hohen Lektingehalten nicht zu häufig zu verzehren. Dazu zählen alle Getreidearten (außer Sorghum und Hirse), besonders die Vollkornvarianten. Darüber hinaus vor allem Hülsenfrüchte wie Soja (es hat mit Abstand die höchsten Lektingehalte) und andere Bohnen, auch Erdnüsse, die ebenfalls zu den Bohnen zählen. Gekochte Erbsen und Linsen scheinen dagegen weniger schädlich zu sein. Aber auch Nachtschattengewächse wie Kartoffeln, Auberginen und Tomaten enthalten große Mengen Lektine und sollten nicht zu häufig auf dem Speiseplan stehen.

Da Lektine in allen Pflanzen vorkommen, darunter auch in Nüssen und Gemüse, kann man sie nicht vollständig vermeiden. Die beste Versicherung gegen die hohe Zufuhr eines einzelnen Lektins ist daher eine abwechslungsreiche Ernährung.

z Cordain L: Das Getreide – zweischneidiges Schwert der Menschheit. Novagenics-Verlag, Arnsberg 2004. S. 45-49.

aa Schomberg, Sarah: Low Carb genießen – Leckere Rezepte für morgens, mittags & abends. Novagenics-Verlag, Arnsberg 2016 abgekühlt ist. Den abgetropften, gegarten Kohl kann man mit Butter, Kokos- oder Olivenöl versetzen und würzen.

Man kann auch traditionelle Kohlgerichte mit Fleisch zubereiten, wie Grünkohl mit Kasseler bzw. Mettwurst oder Weißkohl mit Bratwurst. Grünkohl und vor allem der Rotkohl erfordern aber schon deutlich längere Garzeiten. Alle Kohlgerichte können gut wieder aufgewärmt werden, es lohnt sich also, für einige Tage vorzukochen. Auch die mediterranen Gemüse wie z.B. Zucchini, Artischocken, Paprika und Knoblauch sind sehr zu empfehlen.

Grüne Blattgemüse wie Spinat, Mangold, Portulak oder Brennessel und Löwenzahn sind zu empfehlen; die fettreiche Avocado ebenfalls. Auf Hülsenfrüchte wie Bohnen, Erbsen und Linsen sollte dagegen, zumindest an den streng ketogenen Tagen, verzichtet werden. Denn diese enthalten schon deutlich mehr Kohlenhydrate.

Die pflanzlichen Lebensmittel sollten möglichst vielfältig eingesetzt werden. Statt immer nur Karotten mit Fleisch oder Fisch zu verzehren, wählen Sie besser eine Karotte, einige Radieschen und einen Löffel Beerenfrüchte sowie einige Nüsse als Beilage. Bei den Kombinationen sind Ihrer Fantasie keine Grenzen gesetzt. Das erfordert nicht mehr Arbeit für die Zubereitung, sieht aber auf dem Teller viel ansprechender aus. Zusätzlich versorgt es den Körper mit vielen unterschiedlichen Vitaminen, Mineralien und sekundären Pflanzenstoffen in einer Mahlzeit.

Kräuter aller Art liefern nicht nur Würze, sondern auch wichtige Antioxidantien und sekundäre Pflanzenstoffe. Sie sollten großzügig eingesetzt werden, bei gekochten oder gebratenen Gerichten ebenso wie bei Rohkost. Kräuter muss man aber nicht immer frisch kaufen. Wer über keinen eigenen Garten verfügt, der kann Kräutertöpfchen mit Petersilie, Schnittlauch, Melisse, Thymian, Rosmarin und anderen Gewürzpflanzen auf die Fensterbank stellen. Bei Bedarf kann dann „geerntet" werden – frischer geht es nicht – und die Halme wachsen wieder nach.

9.6.5 Vorteile des hohen Gemüseverzehrs

Die pflanzlichen Lebensmittel dienen bei der optimierten Keto-Diät nicht nur als guter Ersatz für die weggefallenen, kohlenhydratreichen Sättigungsbeilagen, sondern sie weisen weitere, entscheidende Vorteile auf. So müssen sie, vor allem in Form von Salat oder Rohkost, besser und länger gekaut werden. Diese Beschäftigung kostet zwar etwas Zeit, sorgt aber für eine bessere Sättigung, da diese auch von der Dauer einer Mahlzeit beeinflusst wird. Das verhältnismäßig große Volumen, bedingt durch den hohen Wassergehalt, dient ebenfalls einer besseren Sättigung – der Magen wird gut gefüllt.

Darüber hinaus wirken pflanzliche Lebensmittel einer Übersäuerung des Körpers entgegen. Denn die tierischen Eiweißträger wie Fleisch, Eier, Milch, Käse und Fisch sind alle „sauer", während Pflanzen eine „basische" Kost darstellen, die den pH-Wert im Körper wieder ausgleicht. Das ist ebenfalls ein wichtiger Aspekt der optimierten Keto-Diät. Denn der menschliche Organismus funktioniert bei einem ausgeglichenen pH-Wert am besten. Nur dann arbeiten die vielfältigen Enzymsysteme optimal – das wirkt sich nicht nur auf die Gesundheit aus, sondern vor allem auf die sportliche Leistungsfähigkeit.

Die Säure-/Basen-Balance ist auch ein wichtiger Faktor beim weit verbreiteten Knochenschwund (Osteoporose). Während viele Ärzte ihre Aufmerksamkeit einer hohen Calciumzufuhr der Patienten widmen, vergessen sie dabei häufig die Netto-Bilanz des Calciums im Körper. Es kommt nämlich vor allem deshalb zu Calciumverlusten und nachfolgend Schäden am Knochensystem, weil durch einen zu hohen Verzehr von säurebildenden Lebensmitteln Calcium aus den Knochen herausgelöst und ausge-

Tab. 38 Lebensmittel für die optimierte Keto-Diät (Werte pro 100 g)

Gemüse [ab]	kcal.	Fett/g	Prot/g	Kh/g
• Artischockenherzen	22	0,1	2,4	2,6
• Aubergine [y]	17	0,2	1,2	2,5
• Blumenkohl	22	0,3	2,5	2,3
• Brokkoli	28	0,2	3,5	2,7
• Champignons, gezüchtet	16	0,3	4,1	0,6
• Chicoree [y]	16	0,2	1,2	2,4
• Chilischote/Pfefferschote	38	0,3	1,6	7,0
• Cocktailtomaten	17	0,2	1,0	2,6
• Feldsalat	14	0,4	1,8	0,8
• Fenchel [y]	24	0,3	2,4	2,8
• Gurke/Salatgurke	12	0,2	0,6	1,8
• Gewürzgurke	20	0,2	1,0	2,6
• Grünkohl [y]	37	0,9	4,3	2,5
• Karotten	26	0,2	1,0	4,8
• Kopfsalat [y]	11	0,2	1,2	1,0
• Mangold [y]	14	0,3	2,1	0,7
• Meerrettich	48	0,3	2,8	11,7
• Paprikaschoten	19	0,2	1,1	2,9
• Porree	24	0,3	2,2	3,3
• Rettich	15	0,2	1,1	2,4
• Rosenkohl	36	0,3	4,5	3,3
• Rotkohl	22	0,2	1,5	3,5
• Sauerkraut, abgetropft	17	0,3	1,5	0,8
• Schalotten	22	0,2	1,5	3,3
• Knollensellerie	18	0,3	1,6	2,3
• Spargel in Dosen	16	0,3	1,9	1,3
• Stangenspargel	18	0,2	1,9	2,0
• Spinat gefroren	12	0,3	2,3	0,1
• Tomaten	17	0,2	1,0	2,6
• Tomaten passiert	18	0,2	1,2	2,5
• Weißkohl	25	0,2	1,4	4,2
• Wirsing	26	0,3	2,8	2,9
• Zucchini	19	0,3	1,9	2,3
• Zwiebeln (weiß oder rot)	27	0,3	1,2	4,9

ab Werte entnommen: Souci SW, Fachmann W, Kraut H. Die Zusammensetzung der Lebensmittel, Nährwert-Tabellen. 6. Auflage, Medpharm Scientific Publishers, Stuttgart 2000.

y Werte entnommen: Souci SW, Fachmann W, Kraut H. Die Zusammensetzung der Lebensmittel, Nährwert-Tabellen. 7. Auflage, Medpharm Scientific Publishers, Stuttgart 2008.

schieden wird. Der Entstehung von Osteoporose lässt sich am besten vorbeugen, indem viel basenbildendes Gemüse verzehrt wird. [78]

Ein weiterer, enormer Vorteil einer abwechslungsreichen und vielfältigen Versorgung mit pflanzlichen Lebensmitteln wird häufig übersehen. Sie ermöglicht, einen breiten Mix von Mikronährstoffen aufzunehmen. Vitamin- und Mineralstofftabletten weisen dagegen den Nachteil auf, dass sie immer nur Einzelsubstanzen kombinieren können. Nicht selten weichen die chemisch hergestellten Vitamine in ihrer Struktur von den natürlichen Varianten ab oder sie liefern nur eine Variante eines Vitamins, das in der Natur aber in mehreren Bauformen vorkommt, die alle ihre Bedeutung haben. Beides schränkt die Nutzbarkeit von Vitamin- und Mineralstoffpräparaten für den Körper ein. Dieses Manko können auch höhere Dosierungen einzelner Vitamine nicht ausgleichen.

Aus pflanzlichen Lebensmitteln dagegen werden diese Stoffe in ihrer natürlichen Form und in allen Varianten aufgenommen. Zudem liefern Salate, Gemüse, Beeren, Früchte und

Tab. 39 Lebensmittel für die optimierte Keto-Diät (Werte pro 100 g)

Früchte und Beeren [y]	kcal.	Fett/g	Prot/g	Kh/g
• Apfel	54	0,6	0,3	11,0
• Aprikose	43	0,1	0,9	8,5
• Avocado	221	23,5	1,9	0,4
• Brombeere	44	1,0	1,2	6,2
• Erdbeere	32	0,4	0,8	5,5
• Grapefruit	38	0,2	0,6	7,4
• Heidelbeere	36	0,6	0,6	6,0
• Himbeere	34	0,3	1,3	4,8
• Holunderbeere	54	1,7	2,5	6,5
• Johannisbeere, rot	33	0,2	1,2	6,1
• Johannisbeere, schwarz	39	0,2	1,1	4,8
• Kiwi	51	0,6	1,0	9,1
• Limette	31	2,4	0,5	1,9
• Mandarine	46	0,3	0,7	10,1
• Olive, grün	138	13,9	1,4	1,8
• Pfirsich	41	0,1	0,8	8,9
• Orange	42	0,2	1,0	8,3
• Sauerkirsche	53	0,5	0,9	9,8
• Stachelbeere	37	0,2	0,8	7,0
• Wassermelone	37	0,2	0,6	8,3
• Zitrone	35	0,6	0,7	3,2

y Werte entnommen: Souci SW, Fachmann W, Kraut H. Die Zusammensetzung der Lebensmittel, Nährwert-Tabellen. 7. Auflage, Medpharm Scientific Publishers, Stuttgart 2008.

Kräuter eine Vielzahl weiterer Substanzen aus der großen Gruppe der sekundären Pflanzenstoffe, deren vielfältige Funktionen im Körper häufig noch gar nicht erforscht sind. Die Wissenschaft gewinnt zunehmend die Erkenntnis, dass eben nicht ein einzelnes Vitamin oder ein sekundärer Pflanzenstoff besonders wichtig ist. Sondern vielmehr eine ganze Reihe weiterer Substanzen, die in ihrem Stoffwechselweg vom Körper nach Bedarf kombiniert werden, um Mängel auszugleichen oder Aufbauprozesse anzustoßen. So kommt es, dass die Ernährung mit Vitaminen, Mineralien und sekundären Pflanzenstoffen durch naturbelassene Lebensmittel, obwohl nach absoluten Gehalten vielleicht geringer als durch Tabletten, in dieser natürlichen Form Synergieeffekte zeigt, die Tabletten niemals bieten können.

Wilfried Dubbels hat das in seinem Buch „Die Anti-Aging-Formel“ am Beispiel des Apfels anschaulich beschrieben: „Äpfel sind nicht nur reich an phenolischen Verbindungen, sondern sie enthalten auch freie Phenole, die sofort wirksam werden. Wie einige Studien belegen, vermindern Äpfel besonders das Krebsrisiko. Das betrifft vor allem Lungenkrebs und Dickdarmkrebs. Zu den schützenden Bestandteilen zählen Procyanidine, Catechin, Epicatechin, Phlorezidin und Quercetin-Verbindungen. Die Apfelschale enthält zwei- bis sechsmal mehr Phenolverbindungen als das Fruchtfleisch. Obwohl ein mittelgroßer Apfel nur 5,7 mg Vitamin C enthält, weist er die gleiche Antioxidations-Aktivität auf wie 1.500 mg Vitamin C! Das ist für die gute Schutzwirkung gegen Tumorwachstum und die effektive Vorbeugung gegen Herz-Kreislauf-Erkrankungen verantwortlich.“ [79]

9.7 Protein

Wir wissen bereits, dass der Proteinbedarf bei einer ketogenen Kost niedriger liegt als bei einer kohlenhydratreichen. Das liegt einerseits an der proteinsparenden Wirkung dieser Ernährungsform. Andererseits sind Protein-Überschüsse, die im mit Kohlenhydraten ernährten Organismus in Form von Glucose verbraucht werden, nicht erwünscht. Denn der Organismus nutzt immer erst die nur begrenzt speicherbaren Energieträger, wie Glucose und Aminosäuren, bevor er auf Fett zurückgreift. Überschüssiges Nahrungsprotein, das nicht für den Ersatz und den Aufbau neuer Gewebe gebraucht wird, kann auch im ketogenen Stoffwechsel nur in Form von Glucose verarbeitet werden. Das führt aber zwangsläufig dazu, dass die Ketose unterbrochen wird. Und wenn mit den Mahlzeiten jeweils zu viel Protein zugeführt wird, dann kann eine Ketose im Tagesverlauf sogar ganz unterbunden werden – auch wenn so gut wie gar keine Kohlenhydrate verzehrt werden!

Eine moderate Proteinzufuhr, wie für die optimierte Keto-Diät empfohlen, bietet darüber hinaus einen deutlichen Kostenvorteil. Wer ohne Nachteile für den Muskelaufbau ein oder zwei Proteinshakes pro Tag oder das Äquivalent in tierischen Nahrungsmitteln einsparen kann, der hat mehr Geld für andere Dinge zur Verfügung.

Natürlich wird es einigen Kraftsportlern Kopfschmerzen bereiten, die Proteinmenge zu verringern. Sie sind es gewohnt, als „Versicherung“ stets mehr Protein zu verzehren, als der Körper braucht. Dahinter steht die Sorge, den durch das Training hart erarbeiteten Muskelaufbau durch „zu wenig“ Eiweiß zu behindern. Doch diese Angst ist unbegründet. Denn die Wissenschaft hat selbst für eine kohlenhydratbetonte Kost, die ja mehr Eiweiß erfordert als eine ketogene Ernährung, längst deutlich niedrigere Mengen ermittelt, als in der Kraftsportszene üblich. Darauf wollen wir kurz eingehen, bevor wir zum Proteinbedarf bei der optimierten Keto-Diät kommen.

9.7.1 Der Proteinbedarf des Normalbürgers

Der Proteinbedarf des Menschen wird berechnet als die Menge, die notwendig ist, um die täglich anfallenden Verluste zu decken und ein Stickstoffgleichgewicht zu garantieren. Der normale Stickstoffbedarf wird auf 50-60 mg pro Kilogramm (kg) Körpergewicht täglich geschätzt. [80,81] Daher braucht ein 100 kg schwerer Mann etwa 5-6 g Stickstoff täglich, selbst wenn er sich nicht bewegt, sprich inaktiv ist. Da Eiweiß in der Nahrung ungefähr zu 16 % aus Stickstoff besteht, entspricht dies 0,33 g Protein pro kg Körpergewicht oder bei einer 100 kg schweren Person 33 g Eiweiß pro Tag, allein um anfallende Verluste abzudecken.

Um eine möglicherweise unvollständige Verdauung der Nahrungseiweiße, die Verwendung von Muskelprotein für den Energiebedarf sowie individuelle Stoffwechselunterschiede zu berücksichtigen, wurde ein großer Sicherheitszuschlag hinzugefügt. Das ergab dann die Standardempfehlung der Deutschen Gesellschaft für Ernährung (DGE) von 0,8 g Eiweiß pro kg Körpergewicht täglich, mit der genügend Protein für den überwiegenden Teil der Bevölkerung zugeführt werden soll. Das bedeutet, für den unsportlichen Normalbürger wird bereits mehr als doppelt soviel Protein am Tag empfohlen, als streng genommen notwendig wäre.

Sowohl in Deutschland (nach Angaben der DGE) als auch in den USA [81] führen die Menschen aber bereits deutlich mehr als diese Menge zu, da in beiden Ländern viel tierische Kost verzehrt wird. Die reale Proteinzufuhr der Bevölkerung – bei gemischter, kohlenhydratreicher Kost – wird sogar auf 1,2-1,4 g Protein pro kg Körpergewicht geschätzt.

9.7.2 Proteinbedarf im Sport

Sowohl Ausdauersport als auch Krafttraining erfordern eine vermehrte Proteinzufuhr, jedoch aus unterschiedlichen Gründen. Während eines Ausdauertrainings werden unter kohlenhydratbetonter Kost vermehrt Aminosäuren zur Energiegewinnung herangezogen (insbesondere die BCAA Leucin, Isoleucin und Valin). Dabei kann die Energiebereitstellung aus Aminosäuren während einer mehrstündigen Ausdauerbelastung bis zu 10 % der benötigten Gesamtenergie ausmachen. [82] Diese Zahl erhöht sich noch weiter, wenn mit fortschreitender sportlicher Aktivität eine Entleerung der Glycogenspeicher auftritt. [83]

Das gilt, eingeschränkt, auch für ein bodybuildingtypisches Training, was nicht so lange dauert, wie ein Ausdauertraining. Allerdings werden beim Kraftsportler vermehrt Aminosäuren für die Wiederherstellung und Neubildung von Muskelgewebe gebraucht.

Deshalb ist bei kohlenhydratreicher Kost sowohl für das Ausdauer-, als auch für das Krafttraining von einem erhöhten Proteinbedarf auszugehen. So zeigen Studien, durchgeführt von Dr. Peter Lemon in den USA, einen Proteinbedarf von täglich 1,2-1,4 g pro kg Körpergewicht bei Ausdauersportlern und täglich bis zu 1,8 g pro kg Körpergewicht bei Kraftsportlern, um eine positive Stickstoffbilanz (entsprechend einem Gewebeneuaufbau) aufrecht zu erhalten. [82] Einige Wissenschaftler weisen darauf hin, dass eine noch höhere Proteinzufuhr den Aufbau fettfreier Körpermasse weiter steigern kann [84,85], doch konnte deren Beobachtung in weiteren Studien nicht bestätigt werden. Wohlgemerkt: Diese Mengen gelten für eine kohlenhydratreiche Ernährung!

9.7.3 Der Proteinbedarf bei der optimierten Keto-Diät

Der Proteinanteil bei einer ketogenen Ernährung soll nach den US-Wissenschaftlern Volek und Phinney ja niedriger liegen, als bei einer kohlenhydratreichen Ernährung. In ihren Arbeiten geben die beiden Wissenschaftler allerdings unterschiedliche Mengen an. Generell heißt es, die Proteinzufuhr soll zwischen 0,6 g und 1,0 g pro US-Pfund Körpergewicht liegen. [86] In Kilogramm umgerechnet ergibt das 1,3 g bis 2,2 g pro kg Körpergewicht und Tag. In einer Tabelle an gleicher Stelle geben sie allerdings etwas niedrigere Bedarfsmengen an (siehe dazu die Angaben in Tab. 40).

Die Empfehlungen der Tabelle liegen aber zumindest im Maximalwert höher als der von Dr. Lemon ermittelte Wert für eine kohlenhydratbetonte Kost, der eine Obergrenze von 1,8 g pro kg Körpergewicht selbst für den Muskelaufbau als ausreichend erachtet hat. Ehrlich gesagt, ich kann es mir nicht erklären, wie die beiden US-Wissenschaftler auf so hohe Spitzenwerte kommen. Ich vermute, dass Volek und Phinney ebenfalls einen gewissen Sicherheitszuschlag geben wollen. Doch das widerspricht eigentlich der Erkenntnis, dass die optimierte Keto-Diät weniger Protein erfordert, als eine kohlenhydratreiche Kost. Obendrein enthält ja bereits die Proteinmenge für den Normalbürger einen hohen Sicherheitszuschlag, so dass ein erneuter Zuschlag für den ketogen ernährten Sportler zu viel des Guten sein könnte.

Ich würde daher für den unsportlichen Normalbürger einen Proteinbedarf zwischen 0,6-0,8 g pro kg Körpergewicht ansetzen. Der obere Wert entspricht der Zufuhr, welche die DGE für eine gemischte, kohlenhydratreiche Kost empfiehlt. Der untere Wert entspricht den angenommenen Proteineinsparungen im ketogenen Stoffwechsel. Ein 80 kg schwerer Nichtsportler braucht bei der optimierten Keto-Diät demnach 48-64 g Protein pro Tag.

Wenn wir die Empfehlungen zur Proteinzufuhr des Sportlers aus der Tabelle von Volek und Phinney auf die unterschiedlichen Ausgangssituationen anwenden, ergibt sich folgendes Bild: Die obere Grenze (1,9 g pro kg Körpergewicht) wäre für den Kraftsportanfänger anzusetzen, der mehr Protein benötigt, als jemand, der schon länger trainiert. Das liegt daran, dass man mit Aufnahme eines regelmäßigen Krafttrainings sehr schnell an Muskelmasse zulegt. Der erfahrene Kraftsportler baut dagegen nur noch vergleichsweise langsam weitere Muskelmasse auf. Ein 80 kg schwerer Kraftsportanfänger – das

Tab. 40 Min./max. Proteinzufuhr pro Tag für Kraft- und Ausdauersport [ac]

Sportart	Geschlecht	Körpergewicht*	Körperfett	Protein pro Tag	Protein in g pro kg KG
• Kraft	Mann	90 kg	15 %	102-170 g	1,13-1,88 g
	Frau	68 kg	20 %	72-120 g	1,05-1,76 g
• Ausdauer	Mann	75 kg	10 %	89-149 g	1,19-1,99 g
	Frau	54 kg	15 %	61-102 g	1,23-1,89 g

* Angaben für das Körpergewicht umgerechnet in Kilogramm

ac Daten entnommen: Volek JS, Phinney SD: The art and science of low carbohydrate performance. Beyond Obesity LLC, 2012, o.O., S. 67.

bleibt er etwa für ein Jahr – benötigt also nach Volek und Phinney bis zu 152 g Protein pro Tag. Nach einem Jahr regelmäßigen, harten Krafttrainings darf er sich dann zu den „Erfahrenen" zählen und die Proteinzufuhr absenken.

Die Mitte, also 1,5 g Protein pro kg Körpergewicht, wäre nach den Vorgaben von Volek und Phinney und analog zu den Ergebnissen von Dr. Lemon dem erfahrenen Kraftsportler zu empfehlen. Nicht nur für den Muskelerhalt, auch für den Muskelaufbau. Schließlich müssen dafür nur wenige Gramm Protein pro Tag mehr aufgebaut werden – schneller geht es physiologisch einfach nicht. Bei einer 80 kg schweren Person wären das 120 g Protein pro Tag (siehe dazu Tab. 41 und Tab. 42 auf der folgenden Seite).

9.7.4 Weniger Protein ist auch genug

Volek und Phinney gelten in den USA als die Gurus der ketogenen Sporternährung. Schließlich beschäftigen sich die beiden Wissenschaftler schon seit Jahrzehnten damit. Und trotzdem erscheint mir ihre Proteinempfehlung etwas zu hoch. Ich selbst lebe seit mehr als 20 Jahren mit der ketogenen Ernährung und habe in dieser Zeit immer regelmäßig trainiert. Aber ich habe stets weniger Protein zugeführt, als von ihnen empfohlen. Dabei habe ich meine Proteinzufuhr eigentlich kontinuierlich weiter abgesenkt. Heute liege ich an der unteren Grenze der Empfehlung von Volek und Phinney. Während ich zu Beginn, noch mit der Anabolen Diät, etwa 1,6-1,8 g Protein pro kg Körpergewicht und Tag verzehrt habe, bin ich heute mit der optimierten Keto-Diät, wie in diesem Buch beschrieben, bei 1,0-1,35 g Protein pro Tag angekommen. Damit halte ich mein Körpergewicht zuverlässig zwischen 87 und 89 kg.

Wem das zu wenig erscheint, der muss wissen, dass sich in der bereits erwähnten Studie von Tinsley et al zum Intervallfasten [15] sogar noch niedrigere Proteinzufuhren ergeben haben. Die Fastengruppe in dieser Studie konnte essen, soviel sie wollte, musste aber an vier Tagen pro Woche die gesamte Nahrungsmenge in vier Stunden aufnehmen – es wurde also das 20/4-Modell angewandt. Dabei ergab sich an den Fastentagen nicht nur ein Minderverzehr von jeweils 650 kcal. Es wurde am Ende der Studie auch festgestellt, dass die Proteinaufnahme *im Durchschnitt* – also Fasten- und normale Tage auf Wochensicht berechnet – nur bei 1,0 g pro kg Körpergewicht und Tag gelegen hatte.

Trotzdem hatten die Kraftsportler nach acht Wochen noch etwas Muskelmasse zugelegt, bei einem gleichzeitig sehr guten Fettabbau! Das belegt eine fast unglaubliche Wirkung der Ketose auf die Optimierung des Proteinhaushalts und stellt alle bisherigen Annahmen der Sportwissenschaft auf den Kopf. Die Proteinaufnahme in der Vergleichsgruppe, die ohne Beschränkungen essen durfte, lag dagegen bei 1,4 g pro Kilo Körpergewicht und Tag. Trotzdem führte die höhere Proteinmenge in dieser Gruppe nicht zu einem stärkeren Muskelaufbau.

Um meine Proteinmengen besser einschätzen zu können, möchte ich meine Trainings-

Tab. 41 Proteinzufuhr pro Tag für Kraftsportler und Nicht-Sportler

Aktivität	Protein in g pro kg KG
• kein Sport	0,6-0,8 g
• Kraftsport Anfänger	1,6-1,8 g
• Kraftsport Erfahrener	1,4-1,6 g

Bei geringen Trainingsumfängen kann die Proteinzufuhr für erfahrene Kraftsportler auch um 0,2 g niedriger ausfallen, also 1,2-1,4 g pro kg Körpergewicht.

belastung angeben, die – zugegeben – nicht sehr hoch liegt: Ich trainiere zweimal die Woche den ganzen Körper mit einem abgewandelten HIT-Programm. Zum Einsatz kommen Verbundübungen wie Kniebeugen, Kreuzheben, Bankdrücken, Klimmzüge und vorgebeugtes Rudern. Leichtere Übungen wie Curls oder Trizepsdrücken werden dagegen nicht oft gewählt. Dabei führe ich selten mehr als 7-10 Sätze pro Trainingseinheit aus. Allerdings sehr präzise, langsam und pro Trainingseinheit nur einen, höchstens zwei Sätze bis zum Muskelversagen. Die anderen Sätze werden vorher beendet, also wenn vielleicht noch eine Wiederholung mehr möglich wäre. Intensitätstechniken setze ich nicht ein. Obendrein wird nur ein Satz wirklich schwer trainiert, d.h. mit wenig Wiederholungen und hohem Gewicht. Die anderen Sätze liegen im mittelschweren und manchmal auch im leichten Bereich. Die Wiederholungszahl liegt im schweren Bereich bei 6-8, im mittelschweren bei 10-14 und im leichten Bereich können es auch einmal bis zu 20 werden.

Mit diesem Programm schaffe ich es seit vielen Jahren, Übertraining – eine häufige Begleiterscheinung beim HIT – zu vermeiden. Eine sehr kontrollierte Übungsausführung und volle Konzentration auf die Sache ersetzen dabei weitgehend die schweren Gewichte.

Meine Keto-Ernährung gestalte ich recht einfach, was die Proteinzufuhr angeht. Proteinpulver oder andere Supplements setze ich nicht ein. Mir reichen morgens 3 Eier (ca. 25 g Protein), mittags 100-150 g Fleisch oder Fisch (ca. 20-30 g Protein) und abends 180-250 g Fleisch (ca. 35-50 g Potein). Dazu kommen 7-10 Nüsse und die kleinen Proteinanteile aus dem vielen Gemüse, das ich jeden Tag verzehre, aber das macht nicht mehr als 10-15 g pro Tag aus. Das ergibt in der Summe zwischen 90 und 120 g Eiweiß pro Tag aus tierischen und pflanzlichen Lebensmitteln. Insgesamt komme ich so auf eine Proteinzufuhr in Höhe von 1,0 bis 1,35 g pro kg

Tab. 42 Proteinbedarf für Kraftsportler

Frauen und Männer pro Tag

Gewicht kg	Anfänger 1,9 g kg/KG	Erfahrene 1,5 g kg/KG
50	95 g	75 g
55	105 g	83 g
60	114 g	90 g
65	124 g	98 g
70	133 g	105 g
75	143 g	113 g
80	152 g	120 g
85	162 g	128 g
90	171 g	135 g
95	181 g	143 g
100	190 g	150 g
105	200 g	158 g
110	209 g	165 g

In dieser Tabelle kommen die Tücken der Vereinfachung wieder zum Vorschein: Für die meisten Frauen mit Ihrer geringeren Muskelmasse sind die Proteinwerte vermutlich 10 % zu hoch angesetzt. Das lässt sich aber nicht verallgemeinern, denn eine austrainierte Bodybuilderin dürfte ähnliche Muskelmasse aufweisen wie ein gleich schwerer Mann. So bleibt für die Frauen nur der Rat, mit diesen Werten für die Proteinzufuhr zu beginnen. Nach erfolgter Keto-Adaption können Anpassungen nach unten vorgenommen werden. Dabei lässt sich anhand regelmäßiger Umfangsmessungen in den ersten Wochen ein etwaiger Muskelverlust feststellen und die Proteinmenge ggf. korrigieren.

Verändert sich das Körpergewicht, sollte die Proteinzufuhr angepasst werden: Ab einem Gewichtsverlust von drei Kilogramm wird die nächstniedrigere Proteinmenge gewählt. Bei eine Gewichtszunahme von drei Kilogramm wäre entsprechend die nächsthöhere Proteinmenge zu wählen.

Körpergewicht. An den meisten Tagen dürfte die Eiweißmenge etwa in der Mitte liegen, also bei 1,2 g pro kg Körpergewicht. Mein Ziel ist allerdings der Muskelerhalt bei einem geringen Körperfettanteil, nicht eine Gewichtszunahme.

Der Anfänger braucht natürlich mehr Protein, keine Frage. Aber meiner Meinung nach nicht mehr als 1,6-1,8 g Eiweiß pro kg Körpergewicht. Und wer mit dem Ziel des Muskelaufbaus bei geringem Fettzuwachs trainiert, braucht etwas mehr Protein, als für den Muskelerhalt. Hier würde ich den Bedarf etwa in Höhe von Volek und Phinney ansetzen. Ich denke, dass dafür bei der optimierten Keto-Diät täglich zwischen 1,4 und 1,6 g Protein pro kg Körpergewicht völlig ausreichen. Es gilt ja bei der Eiweißzufuhr immer im Auge zu behalten, die Ketose nicht durch zu viel Protein zu unterbrechen.

Die Entscheidung, wem Sie folgen wollen, muss ich Ihnen überlassen. Volek und Phinney haben sich in ihren wissenschaftlichen Untersuchungen vor allem mit Ausdauersportlern beschäftigt, weniger mit Kraftsportlern. Vielleicht hilft Ihnen das, um sich für die US-Experten oder meine etwas niedrigeren Empfehlungen zur Proteinzufuhr zu entscheiden.

9.7.5 Erhöhter Proteinbedarf bei einer Kalorienreduzierung?

Für eine Diät wird in der Regel eine erhöhte Proteinzufuhr empfohlen. Grundlage dafür sind Überlegungen, die bei einer normalen, kohlenhydratbetonten Ernährung ihre Berechtigung haben. Das wären eine mögliche Unterversorgung des Immunsystems mit Protein sowie, bedingt durch das eingeschränkte Nahrungsangebot, eine Unterversorgung mit Protein für den Energiestoffwechsel. Beim Kraft- und Ausdauersportler kommt hinzu, dass die Muskulatur, die durch die reduzierte Nahrungsmenge ebenfalls gefährdet ist, durch eine erhöhte Proteinzufuhr vor dem Abbau geschützt werden soll.

Bei der optimierten Keto-Diät treffen diese Gründe für eine erhöhte Proteinzufuhr aber nicht mehr zu. Das Immunsystem läuft bereits durch den niedrigen Insulinspiegel und die weitgehende Hemmung von IGF-1 und mTOR sehr effektiv. Im Energiestoffwechsel werden fast nur noch Fettsäuren und Ketone eingesetzt; selbst beim Sportler werden nur noch wenige Gramm Aminosäuren pro Tag in Glucose umgewandelt. Und der ökonomisierte Proteinstoffwechsel sorgt über den besseren Schutz der BCAA dafür, dass auch auf diesem Wege kein Eiweiß verbraucht wird. Denn die Ketone liefern das gleiche Grundgerüst zur Glucoseherstellung wie die Aminosäuren, die im mit Kohlenhydraten ernährten Organismus zur Energiebereitstellung herangezogen werden. Dazu kommt der Umstand, dass wenn Energie aus der Nahrung fehlt, das Körperfett reichlich Fettsäuren liefert, die diesen Mangel ausgleichen. Deswegen ist bei der optimierten Keto-Diät auch bei einer verringerten Kalorienzufuhr keine erhöhte Proteinmenge erforderlich.

9.7.6 Ist ein Protein-Timing notwendig?

Die Einnahme des Proteins kann man darüber hinaus entspannter angehen, als früher gedacht. Die Trainingseinheit ist nicht umsonst gewesen, wenn man nicht sofort danach einen großen Proteinshake verzehrt. Eine aktuelle Meta-Analyse zum Protein-Timing hat ergeben, dass nicht der Zeitpunkt des Proteinverzehrs für einen optimalen Muskel- und Kraftaufbau ausschlaggebend ist, sondern die Gesamtmenge, die pro Tag verzehrt wird. [87] Dafür wurden 43 Studien mit insgesamt 1003 Teilnehmern ausgewertet; das Ergebnis ist also sehr aussagekräftig.

Das bedeutet: Wer möchte, kann sich den Proteinshake im Fitness-Studio schenken und ihn kostengünstiger zu Hause einnehmen oder man verzichtet ganz darauf und verzehrt statt dessen später ein eiweißreiches Abendessen. Der

Körper vermag die längere Zeitspanne bis zur Proteineinnahme problemlos zu überbrücken. Der stets gefüllte Aminosäurenpool als Zwischenspeicher kann jederzeit genug Bausteine für eine erste Aufbaureaktion nach dem Training liefern.

Diese Erkenntnisse wurden bei einer gemischten, kohlenhydratreichen Kost gewonnen, sie sind aber auf die optimierte Keto-Diät übertragbar. Im Vergleich zur kohlenhydratbetonten Ernährung kommt es in der Ketose zu einer verringerten Katabolie nach der Belastung; auch das trägt zum besseren Muskelschutz bei. Denn wenn die Ketose jederzeit genug Fettsäuren und Ketone liefern kann, dann muss auch kein Muskeleiweiß für die Glucoseherstellung geopfert werden.

So kommt es, dass bei der optimierten Keto-Diät, selbst wenn sie durch Intervallfasten „verschärft" wird, auch bei nur wenigen Mahlzeiten pro Tag, der Muskelaufbau nicht behindert wird.

9.7.7 BCAA vor oder nach dem Training?

Die Zweigketten-Aminosäuren (engl. abgekürzt BCAA) Leucin, Isoleucin und Valin nehmen im Kraftsport beinahe die Rolle eines Grundnahrungsmittels ein. Für viele Athleten ist eine BCAA-Einnahme vor oder nach dem Training so normal, wie das tägliche Zähneputzen. Sie versprechen sich davon einen verringerten Muskelabbau unter Belastung und eine schnelle Wiederherstellung der Muskulatur nach dem Training, da die BCAA den Proteinaufbau besonders stark anregen.

Bei einer kohlenhydratreichen Ernährung mag das seine Berechtigung haben, doch bei der optimierten Keto-Diät verliert es an Bedeutung. Denn durch die Ketose werden die BCAA in der Muskulatur ja viel besser geschont. Der Grund dafür liegt vermutlich im ähnlichen Kohlenstoffgerüst der Ketone, so dass bei einem Energiemangel kein erhöhter Bedarf für die Umwandlung von BCAA in Glucose besteht – dafür werden jetzt Fettsäuren und die überreichlich vorliegenden Ketone verwendet.

Noch wichtiger ist aber der Umstand, dass die BCAA, vor allem das Leucin, den Insulinausstoß besonders stark anregen. Ein hoher Insulinspiegel unterbricht aber die Ketose und damit die effektive Fettverbrennung. Darüber hinaus wird die Verstoffwechselung von Ketonen im Muskel gestört, womit man sich um deren leistungssteigernde Wirkung bringt.

Wer sich mit Eiern, Fleisch und Fisch als Proteinlieferanten ernährt, wie nachfolgend empfohlen, der entwickelt bestimmt keinen Mangel an BCAA, denn die tierischen Lebensmittel enthalten reichlich davon. Da ergibt es wenig Sinn, BCAA als Supplement einzunehmen. Wer trotzdem nicht darauf verzichten will, der sollte sie wenigstens zu den Mahlzeiten einnehmen, die ohnehin einen Insulinausstoß erzwingen. Vor oder direkt nach dem Training zugeführt, sind BCAA aber als Zwischenmahlzeit zu sehen und deshalb abzulehnen.

9.7.8 Proteinreiche Lebensmittel

Die Proteinzufuhr wird am besten mit Fleisch, Fisch und Eiern bestritten. Auch pflanzliche Nahrungsmittel wie z.B. Nüsse oder Tofu liefern viel Protein, doch pro 100 g stets weniger, als tierische. Im Abschnitt 9.9 soll trotzdem kurz auf die Möglichkeit einer vegetarischen bzw. veganen Keto-Diät eingegangen werden.

9.7.9 Fleisch

Die meisten Kraftsportler verzehren traditionell viel Geflügel: Puten- oder Hähnchenbrust sind ausgesprochen beliebte Lebensmittel. Das liegt einerseits wohl am günstigen Preis, andererseits sind diese Geflügelprodukte ausgesprochen fettarm. Bei der ketogenen Ernährung muss aber kein Fett eingespart werden und nur die Massentierhaltung, die ohne den Einsatz von Medikamenten nicht möglich wäre, macht dieses Fleisch so günstig. Man muss nicht auf Geflügel verzichten, aber man sollte sich nicht ausschließlich davon ernähren. Biologisch erzeugtes Geflügelfleisch wäre eine gute Alternative. Durch den hohen Preis wird es aber eher selten auf dem Speiseplan stehen, doch es gibt ja gute Alternativen.

Da bei der optimierten Keto-Diät nicht soviel Protein zugeführt werden muss, empfiehlt es sich für den Kraftsportler, das so eingesparte Geld in bessere tierische Produkte zu investieren. Der Einkauf von Bio-Eiern z.B. belastet das Budget nur wenig mehr. Eier enthalten neben hohen Anteilen der wichtigen schwefelhaltigen Aminosäuren auch viel gut resorbierbares Vitamin D. Fleisch wird ebenfalls immer öfter in besseren Qualitäten angeboten, ohne gleich sehr teuer zu sein. Biofleisch wäre die bessere Alternative, am besten ist aber das Fleisch von grasgefütterten Tieren. Denn diese traditionelle Fütterungsmethode sorgt für einen deutlich höheren Gehalt an konjugierter Linolsäure (CLA) und Omega-3-Fettsäuren. Immer mehr Bauern setzen daher auf Weidehaltung bzw. Heufütterung bei Rindern, statt auf die Mast mit Mais und Soja. Schafe und Ziegen werden in der Regel auf der Weide gehalten bzw. mit Heu gefüttert, so dass auch deren Fleisch mehr wertvolle Inhaltsstoffe enthält.

Eine weitere Alternative wäre einheimisches Wild – auch Reh, Rotwild und Wildschwein liefern Biofleisch! Dabei muss Wildfleisch nicht unbedingt beim Metzger gekauft werden. Viele Jäger vermarkten ihr Wild selbst und verkaufen zu akzeptablen Preisen. Hackfleisch und Gulasch sind dabei am preiswertesten, die Edelstücke wie Rücken, Keulen und Filets sind teurer. Wenn Sie in Ihrer Bekanntschaft nachfragen, kennt bestimmt jemand einen Jäger, den Sie darauf ansprechen können. Und falls dieser nicht selbst verkauft, dann kennt er mit Sicherheit befreundete Jäger, die es tun.

Der Proteingehalt bei Fleisch und Fisch liegt immer bei etwa 20 g pro 100 g – egal, welches Stück vom Tier. Fettes Fleisch enthält etwas weniger Protein (die meisten Stücke vom Lamm nicht mehr als 18 g pro 100 g), sehr mageres wie Hähnchenbrust dagegen bis zu 22 g Eiweiß pro 100 g (siehe dazu Tab. 44). Sehr reich an Nährstoffen ist auch das Fleisch von einheimischem Wild. Die Tiere führen ein weitgehend stress-

Tab. 43 Lebensmittel für die optimierte Keto-Diät (Werte pro 100 g)

Wild [y]	kcal.	Fett/g	Prot/g	Kh/g
• Hase, Durchschnitt	113	3,0	21,6	0,0
• Hirsch, Durchschnitt	112	3,3	20,6	0,0
• Reh, Keule	97	1,3	21,4	0,0
• Reh, Rücken	122	3,6	22,4	0,0
• Wildschwein, Durchschnitt	162	9,3	19,5	0,0

y Werte entnommen: Souci SW, Fachmann W, Kraut H. Die Zusammensetzung der Lebensmittel, Nährwert-Tabellen. 7. Auflage, Medpharm Scientific Publishers, Stuttgart 2008.

Tab. 44 Lebensmittel für die optimierte Keto-Diät (Werte pro 100 g)

Fleisch, Geflügel & Eier [ab]	kcal.	Fett/g	Prot/g	Kh/g
• Lamm – Filet	194	13,2	18,7	0,0
• Lamm – Keule	234	18,0	18,0	0,0
• Rind – Kalbfleisch	92	0,8	21,3	0,0
• Rind – Kalbsleber	130	4,1	19,2	4,1
• Rind – Bündnerfleisch	242	9,5	39,0	0,0
• Rind – Filet	121	4,0	21,2	0,0
• Rind – Roastbeef	130	4,5	22,5	0,0
• Rind – Hüfte	107	2,4	21,5	0,0
• Rind – Tartar	115	3,0	22,0	0,0
• Schwein – Schinken, gekocht	113	3,9	18,4	1,0
• Schwein – Schinken, geräuchert	116	4,4	18,3	0,9
• Schwein – Bauchspeck	261	21,1	17,8	0,0
• Schwein – Filet	106	2,0	22,0	0,0
• Schwein – Schnitzel	106	1,9	22,2	0,0
• Schwein – Leber	131	4,9	20,7	4,0
• Schwein – Kasseler	151	7,5	20,9	0,0
• Schwein – Bratwurst [y]	291	25,6	15,2	0,0
• Schwein – Mettwurst [y]	296	24,3	19,3	0,0
• Schwein – Mortadella [y]	272	25,0	11,8	0,0
• Schwein – Frankfurter Würstchen [y]	269	24,4	12,4	0,0
• Schwein – Leberwurst, grob [y)	354	33,2	13,9	0,0
• Ente [ad]	227	17,2	18,1	0,0
• Huhn – Brust [ad]	99	0,9	22,8	0,0
• Huhn – Keule [ad]	110	3,1	20,6	0,0
• Huhn – Vollei	155	11,3	12,8	0,7
• Huhn – Eigelb	353	31,9	16,1	0,3
• Huhn – Eiklar	49	0,2	11,1	0,7
• Pute – Brust	105	1,0	24,1	0,0
• Pute – Keule	114	3,6	20,5	0,0

ab Werte entnommen: Souci SW, Fachmann W, Kraut H. Die Zusammensetzung der Lebensmittel, Nährwert-Tabellen. 6. Auflage, Medpharm Scientific Publishers, Stuttgart 2000.

ad Werte entnommen: Aign W, Elmadfa I, Fritzsche W, Muskat E. Die große GU-Nährwert-Tabelle. Gräfe & Unzer, München 2007.

y Werte entnommen: Souci SW, Fachmann W, Kraut H. Die Zusammensetzung der Lebensmittel, Nährwert-Tabellen. 7. Auflage, Medpharm Scientific Publishers, Stuttgart 2008.

freies Leben und verzehren viele frische Kräuter. Dieses natürliche Futter sorgt nicht nur für einen hohen Proteingehalt, es reichert auch mehr Omega-3-Fettsäuren, Vitamine und Mineralien im Muskel an (siehe dazu Tab. 43).

Es muss natürlich nicht immer das hochwertigste Fleisch sein. Doch auch wer auf Standardprodukte vom Rind oder Schwein setzt, kann ja ein- oder zweimal pro Woche bessere Fleischprodukte verzehren. Viel Geld lässt sich sparen, wenn man auf die teuren Stücke wie Filets oder Rumpsteak verzichtet und statt dessen Gehacktes, Gulasch oder Bratenfleisch kauft. Hackfleisch kann in vielen Varianten schnell zubereitet werden, Gulasch oder Braten erfordern längeres Garen bzw. Schmoren. Dafür kann aber eine größere Menge vorgekocht werden, die portionsweise schnell wieder aufgewärmt ist. Der Zeitaufwand pro Mahlzeit fällt damit selbst bei den vermeintlich aufwendigeren Gerichten niedriger aus, als man denkt.

Tab. 45 Lebensmittel für die optimierte Keto-Diät (Werte pro 100 g)

Nüsse [y]	kcal.	Fett/g	Prot/g	Kh/g	Mg/mg	O-6/g	O-3/g
• Erdnuss	564	48,1	29,8	7,5	160	13,9	0,5
• Cashew	572	42,2	20,6	30,5	267	7,4	0,2
• Haselnuss	644	61,6	14,1	10,5	156	8,5	0,1
• Kokosnuss	363	36,5	4,6	4,8	39	0,6	–
• Mandel	583	54,1	22,1	5,4	170	12,8	0,3
• Paranuss	670	66,8	16,0	3,6	160	29,8	–
• Pecannuss	703	72,0	11,0	4,4	142	15,2	0,8
• Pistazie	581	51,6	20,8	11,6	158	7,4	0,2
• Macadamia	703	73,0	8,8	4,0	* 110	1,7	–
• Walnuss	663	62,5	17,0	10,6	129	34,3	7,8

Nüsse sind bei der optimierten Keto-Diät mit Einschränkung zu empfehlen. Sie enthalten zwar reichlich Protein und Fett. Doch das besteht vor allem aus Linolsäure, einer Omega-6-Fettsäure (O-6) und es enthält nur geringe Anteile an der Omega-3-Fettsäure Alpha-Linolensäure (O-3). Die Nüsse mit dem geringsten Einfluss auf das Omega-6/Omega-3-Verhältnis sind Kokosnuss, Macadamia und Walnuss – diese sind den anderen Sorten vorzuziehen. Da Nüsse auch Phytate und Lektine enthalten, sollte der Verzehr auf 50 g pro Tag beschränkt werden.

In dieser Tabelle ist auch der Gehalt an Magnesium (Mg) angegeben. Zur Bekämpfung eines Magnesiummangels, der bei der ketogenen Ernährung unter hoher Trainingsbelastung bzw. starken Schweissverlusten manchmal auftritt, können Nüsse ebenfalls verwendet werden. Die sehr kohlenhydratreiche Cashew-Nuss sollte allerdings nur in kleinen Mengen zum Einsatz kommen (siehe dazu auch im Abschnitt 9.11). Besser dafür geeignet sind Para- und Pecannuss, sowie Walnuss und Mandel, die deutlich weniger Kohlenhydrate enthalten.

* O.V.: Macadamia: Königin der Nüsse. 16.12.2013, https://www.apothekenumschau.de/Macadamia

y Werte entnommen: Souci SW, Fachmann W, Kraut H. Die Zusammensetzung der Lebensmittel, Nährwert-Tabellen. 7. Auflage, Medpharm Scientific Publishers, Stuttgart 2008.

Viele Athleten setzen bei der ketogenen Ernährung auf Wurst in allen Formen. Natürlich enthalten Fleisch- und Leberwurst, Schinken und Salami sowie all die anderen traditionell haltbar gemachten Fleischprodukte hochwertiges Protein. Aber die Konservierung und die Optik – sonst wird die Wurst schnell unappetitlich grau – erfordern Nitritpökelsalz (auf den Verpackungen gekennzeichnet als Natrium- oder Kaliumnitrit). Das findet sich in kleineren Mengen auch in Lebensmitteln, die Wurst enthalten, also Wurstbrötchen oder Suppen mit Fleischwursteinlage. Im Körper können sich aus diesem Konservierungsstoff krebserregende Nitrosamine bilden. Deshalb ist Wurst nur in Maßen zu empfehlen; der gesundheitsbewusste Sportler sollte sich den Verzehr als Ausnahme genehmigen, aber sie sollte kein Grundnahrungsmittel sein. Bei Bio-Wurstprodukten wird häufig auf Nitritpökelsalz verzichtet. Sie sind aber recht teuer, so dass aufgrund des hohen Preises ein Verzehr wohl nicht so oft in Frage kommt.

Nüsse sind als pflanzliche Eiweißspender eine gute Ergänzung zum tierischen Protein. Eine hohe Zufuhr – mehr als 50 g pro Tag – sollte aber nur in Ausnahmefällen zur Anwendung kommen. Der hohe Gehalt an Phytinsäure, das Lektinproblem und das häufig ungünstige Verhältnis der Omega-6- zu den Omega-3-Fettsäuren dürfen nicht außer Acht gelassen werden (siehe dazu Tab. 45 auf der vorangegangenen Seite).

9.7.10 Fisch

Fisch ist nicht nur als hochwertige Proteinquelle von Nutzen. Besonders der fette Kaltwasserfisch wie Hering, Makrele, Sprotte oder Lachs enthält große Mengen Vitamin D und die gesundheitsfördernden Omega-3-Fettsäuren; Fische aus Binnengewässern weisen weniger von beidem auf. Die hoch ungesättigten Omega-3-Fettsäuren liegen im Fisch in der natürlichen, tierischen Form vor: Sowohl Docosahexaensäure (DHA) als auch Eicosapentaensäure (EPA) können vom Körper sofort verwertet werden. Gleichzeitig sind sie im Gewebe „eingebunden" und damit weitgehend stabilisiert.

Das trifft auch auf Zuchtfisch zu, doch ist dem Futter dieser Fische z.T. immer noch ein giftiges Konservierungsmittel (Ethoxyquin) zugesetzt, neben anderen Medikamenten gegen Krankheiten und Parasiten. Daher sollte Fisch aus „Massentierhaltung" weniger häufig verzehrt werden. Das gilt nicht nur für Salzwasserfisch wie den beliebten Lachs, sondern mittlerweile auch für viele andere Arten, die in großen Käfigen gehalten werden, wie z.B. Wolfsbarsch und Dorade. Auch Fisch aus heimischen Binnengewässern ist davon betroffen, darunter Forelle und Karpfen. Halten Sie sich besser an Fisch aus Wildfang. Das müssen nicht unbedingt teure Edelfische sein, sondern gerade die preisgünstigen Arten wie Hering, Makrele, Sprotte und Sardine sind sehr zu empfehlen (siehe dazu Tab. 46).

Hering ist als Matjes oder Salzhering zu empfehlen, da diese Produkte nicht weiter verarbeitet sind. Der mitunter hohe Salzgehalt lässt sich vermindern, indem man den Fisch vor dem Verzehr gründlich wässert – entweder in eine Schüssel mit Wasser einlegen, das Wasser dabei mehrmals wechseln oder man kann den Fisch in ein Plastiksieb geben (z.B. ein billiges Nudelsieb) und unter fließendem Wasser abspülen. Metallsiebe eignen sich weniger, da der Fisch dann einen metallischen Geschmack annehmen kann. Eingefrorener Matjes ist in der Regel weniger stark gesalzen, hier kann man sich das Wässern sparen.

Hering in Sahnesoße ist ebenfalls akzeptabel. Die Soße sollte aber nicht oder höchstens sparsam mitgegessen werden. Sie enthält nur selten echte Sahne, sondern häufiger billige Pflanzenöle und Verdickungspulver, häufig auch Süßstoffe. Wer es richtig „sauber" haben will, spült auch diesen Hering unter fließendem Wasser ab, dann

Tab. 46 Lebensmittel für die optimierte Keto-Diät (Werte pro 100 g)

Fisch & Meeresfrüchte [y]	kcal.	Fett/g	Prot/g	Kh/g	EPA/g	DHA/g
• Brathering	204	15,2	16,8	0,0	–	–
• Bückling	224	15,5	21,2	0,0	0,96	0,97
• Dorade	138	6,8	19,3	0,0	0,33	1,00
• Forelle	103	2,7	19,5	0,0	0,14	0,47
• Garnelen, geschält	87	1,4	18,6	0,0	0,20	0,16
• Heilbutt	95	1,6	20,1	0,0	0,14	0,37
• Hering, Atlantik	233	17,8	18,2	0,0	2,04	0,68
• Hering, Ostsee	155	9,2	18,1	0,0	0,74	1,17
• Hering, Bismarckhering	210	16,0	16,5	0,0	1,83	0,61
• Heringsrogen	131	3,1	26,0	0,0	–	–
• Hering, Matjes	267	22,6	16,0	0,0	–	–
• Hering, Salzhering	218	15,4	19,8	0,0	1,77	0,59
• Kabeljau	77	0,6	17,7	0,0	0,07	0,19
• Krabbe, Nordsee, geschält	87	1,4	18,6	0,0	0,21	0,16
• Krebsfleisch, Dose	87	1,7	18,0	0,0	–	–
• Lachs	202	13,6	19,9	0,0	0,75	1,86
• Makrele	182	11,9	18,7	0,0	0,64	1,14
• Makrele, geräuchert	222	11,9	18,7	0,0	1,02	1,90
• Miesmuschel	69	1,9	10,5	2,4	0,13	0,11
• Rotbarsch	105	3,6	18,2	0,0	0,26	0,16
• Sardelle	101	2,3	20,1	0,0	0,21	0,29
• Sardine	118	4,5	19,4	0,0	0,58	0,81
• Sardine in Öl	222	13,9	24,1	0,0	1,20	1,24
• Schillerlocken	302	24,1	21,3	0,0	1,53	3,31
• Seelachs, Alaska	74	0,8	16,7	0,0	–	–
• Sprotte	216	16,6	16,7	0,0	1,37	1,98
• Sprotte, geräuchert	243	18,4	19,4	0,0	1,47	2,10
• Thunfisch	226	15,5	21,5	0,0	1,39	2,08
• Thunfisch in Öl	283	20,9	23,8	0,0	–	–
• Tintenfisch	73	0,9	16,1	0,0	–	–
• Zander	83	0,7	19,2	0,0	0,08	0,10

– keine Angaben in Quelle

Man beachte die deutlich höheren Gehalte der Omega-3-Fettsäuren Eicosapentaensäure (EPA) und Docosahexaensäure (DHA) in Salzwasserfischen, vor allem solchen, die in kälteren Regionen gefangen werden.

y Werte entnommen: Souci SW, Fachmann W, Kraut H. Die Zusammensetzung der Lebensmittel, Nährwert-Tabellen. 7. Auflage, Medpharm Scientific Publishers, Stuttgart 2008.

ist ein Teil der Konservierungsstoffe aus der Heringslake weg, ebenso wie ein großer Teil der Süßstoffe. Das gilt auch für Bismarckhering.

Geräucherter Fisch sollte nicht so häufig verzehrt werden. Besonders Sprotte und Makrele, aber auch Forelle wird häufig durch Rauch konserviert. Das ist gesundheitlich nicht unbedenklich, da während des Prozesses krebsauslösende Stoffe auf dem Räuchergut zurückbleiben.

9.7.11 Konserven

Als Konserven werden Hering, Makrele, Sprotten, Thunfisch oder Sardinen in Öl angeboten. Manchmal ist noch ein Geschmacksträger zugesetzt, wie Tomaten- oder eine andere Soße. Hier wird der Fisch durch Einkochen und das luftdichte Verschließen der Dose haltbar gemacht. Leider wird fast immer Sonnenblumenöl eingesetzt, was zu viele entzündungsfördernde Omega-6-Fettsäuren enthält. Wenn es schnell gehen muss, kann man die Soße so gut wie möglich abkratzen, bevor die Fischstücke verzehrt werden. Besser wäre es, sie unter fließendem Wasser abspülen, um soviel Soße und Öl wie möglich zu entfernen.

Bei Dosen kommt auch die Innenbeschichtung ins Spiel: Um zu verhindern, dass der Doseninhalt einen metallischen Geschmack annimmt, werden Konservendosen innen mit Lack beschichtet. Das hilft natürlich gegen die Geschmacksverfälschung, fügt dem Doseninhalt aber chemische Weichmacher aus dem Lack hinzu (der bekannteste Stoff dürfte das berüchtigte Bisphenol A sein), die östrogenartig wirken. Doch auch verwandte Substanzen, die sich ebenfalls in den verwendeten Lacken finden, haben negative Eigenschaften.

Das Problem wird verschärft, wenn die Dose zur Haltbarmachung erhitzt wird, dabei werden noch mehr Weichmacher freigesetzt. Die meisten Weichmacher werden sich im Inhalt in den Bereichen befinden, welche die Wandung der Dose berühren. Aber ein Teil wird auch in das Innere übergehen. Besonders die fettreichen Teile des Doseninhalts (also auch der Fisch oder fettes Fleisch) nehmen Weichmacher auf, da diese fettlöslich sind. Einen Teil der Weichmacher, also das, was außen am Fisch anhaftet und die Teile, die in der Soße sind (besonders die Öle enthalten größere Mengen), lassen sich durch Abspülen mit Wasser entfernen. Ganz entfernen lassen sich die Weichmacher im Fisch oder Fleisch aus Konserven aber nicht.

Diese Weichmacher haben für den Sportler einen weiteren, großen Nachteil – sie wirken im Körper ähnlich wie Östrogene und dem anabolen Testosteron entgegen. Dadurch kommt es zu einer Leistungsminderung in Training und Wettkampf; einem verminderten Muskelaufbau, sowie zu einer verstärkten Fetteinlagerung! Daher sollten Lebensmittel in Dosen nur in Maßen verzehrt werden und selbst dann, nach Möglichkeit, gründlich mit Wasser abgespült. Bei Fleischgerichten mit Soße in Dosen kann man sich behelfen, indem man sowenig Soße wie möglich mitverzehrt. Auch das vermindert die Menge der aufgenommenen Weichmacher.

9.7.12 Milch und Milchprodukte

Milch und Milchprodukte sollten nur in kleinen Mengen verzehrt werden. Zwar liefern sie vergleichsweise viel hochwertiges Protein, doch sie weisen gravierende Nachteile auf: Auch Milch und Milchprodukte sorgen nämlich für einen starken Insulinanstieg – Milch sogar stärker als Weißbrot! [88,89] Das liegt nicht allein an den enthaltenen Kohlenhydraten aus dem Milchzucker (so viele sind es nicht), auch die Proteinzusammensetzung und die leichte Verfügbarkeit mancher Aminosäuren (hier vor allem Leucin) scheinen eine Rolle zu spielen. Doch noch schädlicher als die stark insulinogene Wirkung wirkt sich ein anderer Umstand aus: Milch und Milchprodukte, auch Käse, führen zu einer erhöhten Ausschüttung von IGF-1 und mTOR im menschlichen Körper, mit allen daraus erwachsenden Nachteilen.

Loren Cordain, US-Autor der „Paleo-Diät“, hatte schon länger empfohlen, auf Milch- und Milchprodukte zu verzichten. Er hat stets betont, es gäbe außer dem Menschen kein Lebewesen, das nach dem Säuglingsalter noch Milch verzehrt. Ich habe diese Einschätzung früher für überzogen gehalten; natürlich gibt es Milch und Käse als Nahrungsmittel erst, seit der Mensch sesshaft geworden ist. Aber wir alle sind schließlich damit aufgewachsen – so schädlich kann es doch nicht sein? Doch ich mußte mich im Laufe der Jahre vom Gegenteil überzeugen lassen.

Prof. Bodo Melnik von der Universität Osnabrück sieht Milch ebenfalls sehr kritisch, er hat viele Studien dazu durchgeführt. Melnik bewertet die Milch nicht allein als Nahrungsmittel, sondern er schreibt der Milch vor allem eine „biologische Signalvermittlung“ zwischen Mutter und Neugeborenem zu. Deshalb führt Milch nicht nur über ihre Inhaltsstoffe zu einer starken Insulinerhöhung, sondern stimuliert im Körper des Empfängers auch die Produktion von Insulin über interne Prozesse. Das Ziel ist ein schnelles Wachstum des Säuglings. Doch bereits beim Jugendlichen, stärker noch beim Erwachsenen kann diese Funktion ernste Probleme auslösen.

So kann Milch das Enzym mTOR im Übermaß aktivieren, was ein ungezügeltes Zellwachstum fördert und auf diesem Wege nicht nur Akne auslöst, [90] sondern langfristig auch Zivilisationskrankheiten wie Diabetes und Krebs. [91] Dieser Zusammenhang ist mittlerweile gut belegt: Eine Untersuchung aus dem Jahr 2008 stellt fest, dass der Verzehr von nur 35 g Milcheiweiß pro Tag (das entspricht der Proteinmenge in einem Liter Milch, bzw. in einem Eiweiß-Shake mit Milchprotein) das Risiko für die Entstehung von Prostata-Krebs um 32 % erhöht. [92] Dabei spielt besonders die hohe Aktivierung von mTOR durch Milchprodukte bei der Entstehung und beim Fortschreiten von Prostatakrebs eine entscheidende Rolle, ebenso wie bei Eierstock- und Brustkrebs. Eine gute Übersicht zur Studienlage, auch bei anderen Erkrankungen, die mit dem Verzehr von Milchprodukten zusammenhängen, findet sich auf dieser milchkritischen Webseite. [93]

Bei der Bewertung dieser Erkenntnisse muss allerdings bedacht werden, dass mTOR nicht durchgehend gehemmt werden kann; schließlich wird es durch jede Mahlzeit aktiviert. Zweitens darf man mTOR auch nicht für immer abschalten, da das Enzym wichtige Aufgaben im Organismus erfüllt. Doch sollte es auch nicht durch erhöhten Konsum von Milchprodukten, Kohlenhydraten bzw. viele Zwischenmahlzeiten über das normale Maß hinaus erhöht werden, denn das führt zu den angesprochenen Problemen. Ein weitgehender Verzicht auf Milchprodukte unterbindet eine überschießende mTOR-Produktion und Aktivierung von IGF-1. Die zeitweilige Hemmung von mTOR und IGF-1, wie sie eine ketogene Ernährung hervorruft, führt darüber hinaus zu einem guten Schutz vor degenerativen Erkrankungen.

Der junge Sportler wird vielleicht denken, ihn beträfe das alles nicht. Doch die Nebenwirkungen eines hohen Verzehrs von Milchprodukten müssen nicht unbedingt in ferner Zukunft liegen. Ein befreundeter Kraftsportler, der als Vertreter viel mit dem Auto unterwegs war, hatte sich eine zeitlang tagsuber nur von mehreren Joghurts ernährt – gesünder als Fast Food, wie er dachte. Bei einer Routineuntersuchung fiel er aus allen Wolken, als der Arzt ihm mitteilte, es läge ein Frühstadium von Diabetes vor! Nach einer Ernährungsumstellung und dem Verzicht auf Milchprodukte war das Problem dann schnell behoben. Doch dieses Beispiel sollte als Warnung dienen; Milchprodukte sind nicht so „gesund“, wie uns immer erzählt wird.

Ein weiteres Beispiel, wie vorteilhaft sich der Verzicht auf Milch auswirkt, kann ich selbst bei-

Tab. 47 Lebensmittel für die optimierte Keto-Diät (Werte pro 100 g)

Milch & Milchprodukte [y]	kcal.	Fett/g	Prot/g	Kh/g
• Appenzeller, 50 % Fett i.Tr.	386	31,7	24,3	0,0
• Blauschimmelkäse	355	29,8	20,7	0,0
• Brie	345	27,9	22,1	0,1
• Butterkäse, 50 % Fett i.Tr.	344	28,8	20,7	0,0
• Camembert, 30 % Fett i.Tr.	215	13,5	23,0	0,0
• Camembert, 40 % Fett i.Tr.	275	20,5	22,5	0,0
• Camembert, 50 % Fett i.Tr.	314	25,7	20,1	0,1
• Cheddar, 40 % Fett i.Tr.	397	32,2	24,9	0,4
• Emmentaler, 45 % Fett i.Tr.	400	31,4	28,4	0,0
• Feta	237	18,1	16,7	0,5
• Frischkäse 50 % Fett i.Tr.	284	23,6	13,5	3,4
• Frischkäse, Doppelrahmstufe	340	31,5	11,1	2,6
• Creme fraiche	300	30,0	2,3	3,3
• Edamer 45 % Fett i.Tr.	357	28,3	24,3	0,0
• Gouda 45 % Fett i.Tr.	334	25,4	25,0	0,0
• Hüttenkäse	102	4,3	12,0	3,3
• Joghurt, 3,5 % Fett	70	3,6	3,8	4,4
• Joghurt, 1,5 % Fett	49	1,6	3,5	4,5
• Milch, Kuh, Rohmilch	67	3,8	3,3	4,7
• Milch, Kuh, 3,5 % Fett	65	3,6	3,3	4,7
• Milch, Kuh, 1,5 % Fett	48	1,6	3,3	4,8
• Mozarella	225	16,1	19,5	0,0
• Proteinpulver, Kh-arm *	374	1,1	95,0	0,2
• Proteinpulver, Kh-arm, Vanille	347	1,8	81,1	1,1
• Sahne, 30 % Fett	308	31,7	2,3	3,3
• Sahne, Sauerrahm	189	18,0	2,7	3,5
• Speisequark, 40 % Fett i.Tr.	160	11,4	10,9	2,6

Milch und Milchprodukte erhöhen den Insulinspiegel viel stärker als der geringe Kohlenhydratgehalt vermuten lässt. Sie sollten bei der optimierten Keto-Diät nur in geringen Mengen verzehrt werden. Fettreiche Milchprodukte sind unbedingt vorzuziehen, da bei ihnen der Anstieg des Insulinspiegels geringer ausfällt.

* »Kh-arm«: arm an Kohlenhydraten; der Kohlenhydratgehalt eines Proteinpräparats läßt sich leicht feststellen, indem die aufgedruckten Nährwerte geprüft werden.

y Werte entnommen: Souci SW, Fachmann W, Kraut H. Die Zusammensetzung der Lebensmittel, Nährwert-Tabellen. 7. Auflage, Medpharm Scientific Publishers, Stuttgart 2008.

steuern. Im Verlauf der Arbeiten zum vorliegenden Buch hatte ich beschlossen, auf den Liter Vollmilch zu verzichten, den ich pro Woche noch verzehrt habe. Kaffee ohne Milch, das war für mich bis dahin unvorstellbar. Nach einigen Tagen mit schwarzem Kaffee habe ich die Milch aber nicht mehr vermisst. Das überraschende Resultat zeigte sich einige Wochen später, als ich mich wieder einmal gewogen habe: Ich hatte 1,5 kg verloren und seither auch nicht wieder zugenommen. Da alle anderen Parameter (Nahrungsmenge, Training, Schlaf) unverändert geblieben waren, muss der Gewichtsverlust (besser: Fettabbau, denn das Training läuft heute ebensogut, wie zuvor) wohl auf den Milchverzicht zurückzuführen sein.

Bei der optimierten Keto-Diät ist es von großer Bedeutung, nicht nur Milch weitgehend zu meiden. Auch andere aus Milch hergestellte Produkte sind sehr kritisch zu sehen. So ergab eine ältere Studie, dass Hüttenkäse als Eiweißquelle zu einer 3,6-fach höheren Insulinausschüttung führte als Eiklar-Protein, [94] eine weitere Studie ergab immerhin noch eine Verdoppelung des Insulinausstoßes durch Hüttenkäse. [95] Eine andere Untersuchung [96] zur Insulinwirkung von fermentierten Milchprodukten (Joghurt) ergab sogar noch eine etwas höhere Insulinausschüttung, als bei reiner Milch. Die Autoren wiesen darauf hin, dass die insulinogene Wirkung von Milchprodukten 3 bis 6-fach höher ausfällt als durch ihren glykämischen Index (GI) angezeigt.

Butter, die überwiegend aus gesättigten Fetten besteht, enthält etwa 20 % Milchbestandteile, darunter auch Protein. Damit fällt sie ebenfalls unter die Milchprodukte, die mit Augenmaß verzehrt werden sollten. Wer neben Butter aber auch andere Fette wie Olivenöl und Kokosfett bei der optimierten Keto-Diät einsetzt, muss den Butterkonsum nicht zwingend einschränken. Wer dagegen verstärkt auf Butter als Fettlieferant setzt, der kann die Butter auch „klären“, so dass nur die Fettbestandteile übrig bleiben (siehe dazu Tab. 48). Oder man nimmt Butterschmalz, das keine Milchbestandteile mehr enthält.

Für den Sportler ergeben sich besondere Probleme. Aus dem Kraftsport sind Milchprodukte kaum wegzudenken, ihr günstiger Preis und die gute Verfügbarkeit machen sie zur Hauptproteinquelle vieler Athleten. Die beliebtesten Proteinpulver (Lactalbumin/Whey und Casein) werden ebenfalls aus Milch gewonnen und vielen Mehrkomponenten-Proteinpulvern ist als Hauptbestandteil Milcheiweiß zugesetzt. Die Studienlage ist hier eindeutig: Im direkten Vergleich fällt der Insulinausstoß durch das beliebte Wheyprotein (Molkeprotein) sogar höher aus als der von Weißbrot! Und Whey führt zu einem viermal höheren Insulinausstoß als das Casein. Dafür stimuliert Casein den Ausstoß von IGF-1 deutlich stärker als das Whey. [97] Produkte, die viel Milchfett enthalten (Sahne, Schmand, Creme fraiche) scheinen weniger problematisch zu sein, was das Insulin angeht: Im direkten Ver-

Tab. 48 Wie man Butter klärt

Ein Block Butter wird in einem Topf langsam erhitzt, dabei setzen sich weiße Flocken oben auf der flüssigen Butter ab, schwerere sinken zu Boden. Die oben schwimmenden Bestandteile werden mit einer Schaumkelle oder einem Löffel abgehoben und die flüssige Butter durch ein sauberes Tuch in ein Gefäß (am besten aus Glas) gegeben. Die Milchbestandteile, die sich am Boden des Topfes abgesetzt haben, sollten nicht mit durch das Tuch geschüttet werden. Das Gefäss mit der geklärten Butter muss abkühlen und sollte dann verschlossen oder mit Frischhaltefolie abgedeckt im Kühlschrank verwahrt werden. Beim indischen Ghee handelt es sich ebenfalls um geklärte Butter, die aber, leicht gebräunt, etwas würziger schmeckt. Auch Ghee kann selbst hergestellt werden.

gleich fiel der Insulinanstieg durch Sahne etwa dreimal niedriger aus als durch Casein.

Bei der optimierten Keto-Diät muss auf das beliebte Whey-Protein im Eiweißshake wohl nicht zwingend verzichtet werden. Die Zugabe von Kokosfett oder Olivenöl kann den Insulinanstieg vermutlich abmildern, wie das Beispiel der fettreichen Sahne zeigt bzw. die Ergebnisse der Studien mit fettreichen Milchprodukten zum Food Insulin Index (FII) nahelegen, die unter 2.9 erwähnt wurden.

Vor dem Hintergrund der anderen Nebenwirkungen von Milchprodukten sollten Milchproteine aber nicht als alleinige Eiweißquelle genutzt werden. Schon der gesunde Menschenverstand legt nahe, sich aus möglichst vielen Quellen mit Nährstoffen, also auch mit Protein, zu versorgen. Hier wäre vor allem anzuraten, Fleisch und Fisch in jeder Form zu verzehren, auch Eier sind uneingeschränkt zu empfehlen.

Für Milchprodukte sollte aber gelten: Die Menge macht das Gift. Ich meide Milch als Getränk und setze sie auch nicht mehr im Kaffee oder Tee ein. Ich gebrauche noch ein wenig Sahne bzw. Creme fraiche, die ich von Zeit zu Zeit löffelweise in Soßen gebe und verzehre Käse in kleinen Mengen beim unechten Refeed. Dafür verzichte ich auf Proteinpulver, Quark und alle anderen Milchprodukte.

Das kann aber jeder halten, wie er will. Vielleicht wählt ein anderer lieber seinen gewohnten Proteinshake und verzichtet dafür auf Milch, Sahne und Käse. Wichtig ist allein, sich bei der optimierten Keto-Diät mit Milchprodukten zurückzuhalten. Wer unter Akne leidet, der verzichtet besser konsequent auf alle Milchprodukte, um eine Besserung des Krankheitsbildes zu erreichen. Das gilt natürlich ebenfalls für ernste Erkrankungen wie Krebs, Diabetes, Herz-Kreislauf-Erkrankungen, Morbus Parkinson und Alzheimer.

9.8 Fett

Die Keto-Diät gilt als eine „High-Fat“-Ernährung, doch das muss nicht zwangsläufig so sein. Natürlich muss mehr Fett zugeführt werden, da die fehlenden Kohlenhydrate als Energieträger ersetzt werden müssen. Doch dafür müssen die Mahlzeiten nicht in Fett schwimmen. Nach erfolgter Keto-Adaption kann dieses Fett auch eine zeitlang zu großen Teilen aus den Körperfettreserven stammen – besonders bei den Personen, die zu viel davon mit sich herumtragen. Der schnellste Weg, um in die Ketose zu kommen, ist nämlich nicht zu essen! Das kann bei der optimierten Keto-Diät am besten durch Intervallfasten mit kürzeren Essensfenstern geschehen. Eine leichte Absenkung des Fettanteils in der Ernährung, wie unter 9.3.1 für den Fettabbau empfohlen, kann die Gewichtsabnahme ebenfalls unterstützen.

Die für die optimierte Keto-Diät erforderliche Fettmenge pro Tag kann aus Tab. 49 und 50 entnommen werden. Die Angaben verstehen sich für Kraftsportler, können in der relativen Höhe (in Prozent) aber auch für nicht sportliche Menschen verwendet werden, wenn die Kalorienmenge an die verminderte Aktivität angepasst wird. Zu Berechnung kann ein Kalorienrechner aus dem Internet genutzt werden.

Für den Beginn der optimierten Keto-Diät ist aber grundsätzlich eine gute Versorgung mit Fett aus der Nahrung zu empfehlen. Wer es sich in der Umstellungsphase zu schwer macht, der ist eher versucht, die Sache abzubrechen. Strengere Formen der Keto-Diät, auch solche mit einem leicht reduzierten Fettverzehr, sollten erst angegangen werden, wenn die Keto-Adaption abgeschlossen ist. Das gilt besonders für jene Menschen, die eine ketogene Ernährung zum ersten Mal ausprobieren.

Welche Fette bei der ketogenen Ernährung eingesetzt werden, ist für den Abnehmerfolg zweitrangig. Egal ob gesättigte oder ungesättigte Fettsäuren – der Körper kann sie alle verwerten und zu Ketonen umbauen. Deshalb mag es kurzfristig kein Problem darstellen, wenn man sich mit billigen Industriefetten vollstopft. Doch auf Dauer ist das nicht zu empfehlen, denn mit der optimierten Keto-Diät Körperfett abzubauen ist wirklich keine große Sache. Doch mit dem langfristigen Verzehr der falschen Fette kann man sich ernste gesundheitliche Probleme einhandeln.

9.8.1 Omega-6- und Omega-3-Fettsäuren

Die herkömmliche Ernährung, reich an Getreide und Getreideprodukten, weist heute ein Omega-6- zu Omega-3-Verhältnis zwischen 20:1 und 10:1 auf. Als empfehlenswert wird ein Verhältnis von bis zu 5:1 erachtet; das heißt, 5 Anteile Omega-6-Fette auf 1 Anteil Omega-3-Fette. Wissenschaftler, die sich mit der Steinzeiternährung beschäftigen, haben aber nachgewiesen, dass die Nahrung unserer Vorfahren als Jäger und Sammler ein Omega-6- zu Omega-3-Verhältnis von 2:1 oder sogar 1:1 aufgewiesen hat. Daher sollte man sich an 1:1 als Richtwert orientieren, auch wenn dieses Verhältnis heute nur schwer erreicht werden kann.

Tab. 49 Fettbedarf für Kraftsportler I: Frauen pro Tag

Anfänger			Erfahrene		
Gewicht kg	Prozent der kcal. pro Tag	Gramm pro Tag	Gewicht kg	Prozent der kcal. pro Tag	Gramm pro Tag
50	65 %	119 g	50	70 %	128 g
55	66 %	133 g	55	71 %	143 g
60	67 %	147 g	60	72 %	158 g
65	68 %	161 g	65	73 %	173 g
70	68 %	175 g	70	73 %	188 g
75	69 %	190 g	75	74 %	203 g
80	69 %	204 g	80	74 %	218 g
85	70 %	218 g	85	75 %	233 g
90	70 %	232 g	90	75 %	248 g
95	71 %	246 g	95	76 %	263 g
100	71 %	260 g	100	76 %	278 g
105	71 %	274 g	105	76 %	293 g
110	71 %	288 g	110	76 %	309 g

Angaben berechnet nach der Gesamt-Kalorienmenge pro Körpergewicht und Tag, abzüglich der Kalorien für 50 g Kohlenyhdrate (200 kcal.) und der Proteinmenge, jeweils für Anfänger (23 %) und Erfahrene (18 %). Für Anfänger und Erfahrene ergeben sich unterschiedliche Fettmengen pro Tag, da die Proteinzufuhr anders ausfällt.

Es ist nicht egal, ob man zu viele Omega-6-Fettsäuren zuführt und zuwenig Omega-3-Fettsäuren. Beide Fette können zwar als Energieträger dienen, doch die hoch ungesättigten Fettsäuren werden vorrangig in die Zellmembranen eingebaut und sie wirken im Eicosanoidsystem des Körpers.

Dabei handelt es sich um ein sehr altes System von Hormonvorläufern, das viele wichtige Prozesse im Organismus steuert. Zu viele Omega-6-Fette aus den gängigen Speiseölen wie Sesam-, Sonnenblumen-, Distel-, Soja-, Maiskeim- oder Arganöl sorgen für einen Überschuss an Eicosanoiden, die im Körper unter anderem die Rate der Blutgerinnung erhöhen. Das ist sehr nützlich, wenn man sich geschnitten hat oder bei Nasenbluten. Schlimm ist es dagegen bei Atherosklerose: Wenn die Adern schon sehr verengt sind, kann ein Blutgerinnsel, was sich bei einer verstärkten Gerinnungsneigung natürlich eher bildet, die Ader völlig verstopfen und einen Herzinfarkt oder Schlaganfall auslösen.

Ein Übermaß an Omega-6-Fetten zieht viele weitere Probleme nach sich: Es führt zu einer erhöhten Entzündungsaktivität im Körper, damit wird das Immunsystem geschwächt; Infekte

Tab. 50 Fettbedarf für Kraftsportler II: Männer pro Tag

Anfänger			Erfahrene		
Gewicht kg	Prozent der kcal. pro Tag	Gramm pro Tag	Gewicht kg	Prozent der kcal. pro Tag	Gramm pro Tag
50	67 %	130 g	50	71 %	139 g
55	68 %	145 g	55	72 %	155 g
60	69 %	160 g	60	73 %	171 g
65	69 %	176 g	65	74 %	187 g
70	70 %	191 g	70	75 %	203 g
75	71 %	206 g	75	75 %	219 g
80	71 %	221 g	80	76 %	236 g
85	72 %	237 g	85	76 %	252 g
90	72 %	252 g	90	77 %	268 g
95	72 %	267 g	95	77 %	284 g
100	73 %	282 g	100	77 %	300 g
105	73 %	297 g	105	77 %	316 g
110	73 %	313 g	110	78 %	332 g

Angaben berechnet nach der Gesamt-Kalorienmenge pro Körpergewicht und Tag, abzüglich der Kalorien für 50 g Kohlenyhdrate (200 kcal.) und der Proteinmenge, jeweils für Anfänger (23 %) und Erfahrene (18 %). Für Anfänger und Erfahrene ergeben sich unterschiedliche Fettmengen pro Tag, da die Proteinzufuhr jeweils anders ausfällt.

Tab. 51 Ungesättigte Fettsäuren in verschiedenen Ölen [af]

Ölsorte	Ölsäure	Linolsäure	alpha-Linolensäure	Eicosa-pentaensäure	Docosa-hexaensäure
	C 18:1 Omega-9	C 18:2 Omega-6	C 18:3 Omega-3	C 20:5 Omega-3	C 22:6 Omega-3
• Olivenöl	70	10	0	0	0
• Sonnenblumenöl	15	75	1	0	0
• Maisöl	30	60	1	0	0
• Leinöl	20	20	60	0	0
• Lebertran	25	2	1	12	8
• Fischöl	15	2	1	18	12
• Rapsöl	61 [ag]	20 [ah]	9 [ah]	0	0

Angaben in Prozent; Werte nach Analysen von Singer [af]. Die Summen ergeben nicht immer 100 %, da noch andere Fettsäuren in den Ölen enthalten sind, die hier nicht aufgeführt werden. Wie deutlich zu erkennen ist, enthalten Sonnenblumen- und Maisöl die höchsten Gehalte an Linolsäure (Omega-6), daher sollten diese Speiseöle nach Möglichkeit gemieden werden (ebenso wie Distel- , Sesam- und Sojaöl, weitere Hauptlieferanten für Linolsäure).

Leinöl dagegen weist ein sehr viel besseres Fettsäurenmuster auf: Das Verhältnis von Omega-6 (Linolsäure) zu Omega-3 (alpha-Linolensäure) beträgt 3:1. Mit ein oder zwei Eßlöffeln Leinöl pro Tag kann dem durch Verzehr von Fleisch aus herkömmlicher Zucht entstandenen Übergewicht von Omega-6-Fettsäuren entgegengewirkt werden, wenn gleichzeitig auf die zuvor genannten Speiseöle verzichtet wird. Wer obendrein noch 3-4 x pro Woche fetten Seefisch wie Hering, Makrele oder Sardinen verzehrt, der hat einen weiteren, noch größeren Schritt getan, um ein günstiges Omega-6- zu Omega-3-Verhältnis im Körper herzustellen. Durch die weitgehende Schonung der hochungesättigten Fettsäuren bei der optimierten Keto-Diät liegt der Bedarf an Omega-3-Fettsäuren ohnehin niedriger, als bei einer kohlenhydratreichen Ernährung.

Ölsäure, eine Omega-9-Fettsäure, die gehäuft im Olivenöl oder in der Avocado vorkommt, verhält sich dagegen neutral. Sie kann vom Körper nicht nur optimal verwertet werden, sondern übt auch keinen Einfluss auf den Stoffwechsel der Omega-6- und Omega-3-Fettsäuren aus.

Zum Vergleich unten das Rapsöl, die Daten stammen aus anderen Quellen. Der hohe Gehalt an Ölsäure und der vergleichsweise hohe Anteil an alpha-Linolensäure lässt es besser aussehen als die anderen Pflanzenöle. Es sollte aber auf jeden Fall eine hochwertige, kaltgepresste Variante gewählt werden, nicht industriell raffinierte Rapsöle, die billig angeboten werden.

af Singer, P.: Was sind, wie wirken Omega-3-Fettsäuren? 3. Auflage, Umschau-Zeitschriften Verlag Breidenstein, Frankfurt 2000

ag O.V.: Der Fisch auf dem Trockenen. Union zur Förderung von Oel- und Proteinpflanzen e.V., Berlin. [sic] https://www.deutsches-rapsoel.de/ernahrung/special-omega-3/

ah O.V.: Gesund, aber oft kein Genuss. Test 11/2009, S. 21. Stiftung Warentest, Berlin.

und chronische Entzündungen oder sogar Krebs können dann vermehrt auftreten. Für den Diätwilligen besonders interessant ist vielleicht die Tatsache, dass Omega-6-Fette die Schilddrüse direkt hemmen können. Damit fällt der Spiegel an Schilddrüsenhormonen im Körper, was den Stoffwechsel herunterfährt und den Abbau von Körperfett verlangsamt.

Nur mit einem ausgewogenen Verhältnis von Omega-6- zu Omega-3-Fettsäuren ist der Stoffwechsel im Gleichgewicht und die Blutgerinnung (gefördert durch Eicosanoide aus Omega-3-Fetten) und die Hemmung derselben (durch Eicosanoide aus Omega-6-Fetten) halten sich die Waage. Gleichzeitig wird die Körperabwehr nicht überfordert, weil Entzündungsreaktionen, vermittelt durch Eicosanoide aus Omega-6-Fettsäuren, zur Abwehr von Krankheitserregern genutzt werden können, ohne Entzündungen zum Dauerzustand werden zu lassen. Dafür sorgen dann die Eicosanoide aus Omega-3-Fetten, die entzündungshemmend wirken. Auch die Schilddrüse funktioniert besser, wenn beide Fette sich im Gleichgewicht befinden.

Das Problem einer viel zu hohen Omega-6-Zufuhr zeigt sich aber nicht nur bei Speiseölen (siehe dazu Tab. 51 auf der vorangegangenen Seite). Die billigen Pflanzenöle, auf riesigen Feldern angebaut und industriell verarbeitet, finden sich auch in unzähligen verarbeiteten Lebensmitteln, die heute im Supermarkt angeboten werden. Viele dieser Lebensmittel werden gern bei der Keto-Diät eingesetzt, wie z.B. Margarine, die fast immer mit pflanzlichen Omega-6-Fetten (und künstlich gesättigten Fetten, siehe unten) zubereitet ist, sowie fertige Mayonnaise, die eigentlich immer mit Sonnenblumenöl angerührt ist, das von allen Speiseölen den höchsten Anteil an Omega-6-Fetten enthält.

Darüber hinaus werden diese Fette in sehr vielen weiteren verarbeiteten Nahrungsmitteln eingesetzt, häufig in der Soße (so mancher „Rahmspinat" enthält eben nicht teure, tierische Sahne, sondern viel billiger, gehärtete pflanzliche Fette). Auch sog. Analog-Käse (häufig „veganer" Käse genannt), ein Kunstprodukt aus Pflanzenölen und pflanzlichen Eiweißen, das man nicht nur am Stück erwerben kann, sondern welches auch zunehmend in verarbeiteten Lebensmitteln Verwendung findet, sollte gemieden werden. Die sog. Fleischersatzprodukte wie Tofu, Seitan und Tempeh aus Soja oder neuerdings sogar aus Lupinen, Erbsen usw. enthalten zwar nur geringe Mengen Fett, aber darin finden sich vor allem Omega-6-Fettsäuren.

Nuss- und Kernöle sind recht teuer und werden daher nicht so häufig verwendet. Das ist auch gut so, denn die meisten enthalten ebenfalls große Mengen an Omega-6-Fetten und viel zuwenig Omega-3-Fette. Gegen den gelegentlichen Einsatz als Geschmacksträger z.B. im Salat ist nichts einzuwenden. Doch als Grundnahrungsmittel eignen sich diese Öle nicht.

Die Ausnahmen von dieser Regel sind Öle aus Macadamia- und Kokosnuss. Macadamias enthalten überwiegend die einfach ungesättigte Ölsäure (dieselbe Fettsäure, die dem Olivenöl seinen Namen gibt) und Kokosöl nur gesättigte Fettsäuren. Die Fettsäuren dieser beiden tropischen Nüsse sind sehr stabil und vom Körper problemlos nutzbar. Obendrein üben sie keinen Einfluss aus auf den Stoffwechsel der Omega-6-bzw. Omega-3-Fettsäuren.

Auch Brot, Reis und andere Getreide sowie Getreideprodukte wie Nudeln, Müsli usw. weisen viel zu hohe Omega-6-Werte auf – schliesslich sind sie ja aus Pflanzensamen hergestellt. Da ist die Scheibe „gesundes" Vollkornbrot in der Refeed-Phase dem Löffel Pflanzenöl gleichzusetzen; beides wird aus Pflanzensamen hergestellt. Die meisten Nüsse und Samen weisen zu hohe Omega-6-Werte auf und sollten daher nicht im Übermaß verzehrt werden (siehe dazu Tab. 46). Das gilt auch für rotes und weißes Fleisch, was aus herkömmlicher Zucht stammt. Selbst Zuchtfisch weist zwar annehmbare Werte an den „guten“ Omega-3-Fetten auf, aber mittlerweile, da er wie die Zuchttiere an Land mit großen Teilen billigen Getreides und Soja gemästet wird, auch recht hohe Werte an Omega-6-Fetten (siehe dazu Tab. 45).

Es ist aber nicht einfach damit getan, Fischölkapseln einzunehmen, um mit mehr Omega-3-Fettsäuren das Verhältnis zu den Omega-6-Fettsäuren auszugleichen. Denn beide Fettsäuregruppen werden über das gleiche Enzymsystem verstoffwechselt. Der „Flaschenhals“ im Organismus liegt beim Enzym Delta-6-Desaturase, welches zudem die Omega-6-Fettsäuren bevorzugt. Das bedeutet, bei einer hohen Zufuhr dieser Fettsäuren werden die Omega-3-Fettsäuren benachteiligt. Auch dies ist ein Grund, warum es keinen Sinn ergibt, einfach einige Omega-3-Kapseln einzuwerfen, um die Versorgung damit sicherzustellen.

Ein weiteres Problem kommt hinzu. Beide Fettsäuregruppen sind hoch ungesättigt und damit sehr instabil. Den Vorteil einer höheren Omega-3-Versorgung durch Supplements vergibt man durch den Nachteil einer höheren Oxidationsrate dieser instabilen Fette. Auf Omega-3-Supplements in Form von Kapseln sollte deshalb verzichtet werden. Obendrein kann eine Degeneration der instabilen Fettsäuren bereits bei Herstellung und Lagerung nicht ausgeschlossen werden.

Der beste Weg ist, auf die Zufuhr von Omega-6-Fettsäuren aus Pflanzenölen und verarbeiteten Lebensmitteln soweit wie möglich zu verzichten. Das ist die wichtigste Maßnahme zur Verbesserung des Omega-6- zu Omega-3-Verhältnisses! Vermeiden kann man die Omega-6-Fettsäuren ohnehin nicht, denn sie sind in jedem pflanzlichen und tierischen Lebensmittel enthalten. Das wäre auch kontraproduktiv, denn eine gewisse Menge von Omega-6-Fettsäuren ist lebenswichtig. Probleme bereitet allein die übermäßige Zufuhr. Setzen Sie Omega-6-reiche pflanzliche Öle also sehr sparsam ein, wählen Sie hochwertige Produkte (kaltgepresst, in dunklen Flaschen) und erhitzen Sie diese nicht!

Darüber hinaus sollte der Anteil von Omega-3-Fettsäuren aus Kaltwasserfisch erhöht werden. Fisch enthält die tierischen Omega-3-Fettsäuren EPA und DHA. Anders als die pflanzliche Omega-3-Fettsäure Alpha-Linolensäure, die in Pflanzenölen vorkommt, können die tierischen Formen vom Körper ohne Umwandlung genutzt werden. Pro Woche 3-4 Mahlzeiten mit diesen Fischen liefern bereits reichlich EPA und DHA. Der gelegentliche Verzehr von Biofleisch, bzw. dem Fleisch grasgefütterter Tiere, von einheimischem Wild und von Bio-Eiern mit ihrem höheren Gehalt an Omega-3-Fettsäuren tun ein übriges, um das Omega-3- zu Omega-6-Verhältnis zu verbessern.

Durch die günstige Stoffwechsellage bei der optimierten Keto-Diät, welche die hoch ungesättigten Fettsäuren viel besser „schont“, als eine kohlenhydratreiche Ernährung, kommt es zu einem verringerten Bedarf an Omega-3-Fettsäuren. Zusammen mit den bis hierher vorgestellten Maßnahmen kann deshalb eine gute Versorgung mit Omega-3-Fettsäuren sichergestellt werden.

9.8.2 Vorsicht vor degenerierten Ölen

Die meisten Pflanzenöle, die heute auf dem Markt sind, werden industriell hergestellt. Das bedeutet, schon bei der Pressung des Öls aus dem Samen entsteht zu viel Wärme, die das Öl degenerieren lässt. Die günstigen Öle werden sogar mittels Lösungsmitteln extrahiert, um auch das letzte Quentchen Öl aus den Pflanzensamen herauszuholen. Die Lösungsmittel werden dann durch Erhitzen wieder entfernt. Dabei verschwinden nicht nur fettlösliche Inhaltsstoffe aus dem Öl, auch der Prozess an sich degeneriert das so gewonnene Öl weiter. Am schlimmsten ist aber, dass viele günstige Pflanzenöle zur Haltbarmachung wiederum erhitzt werden. Danach sind die Doppelbindungen der Moleküle bereits stark angegriffen und die Fettsäuren können ihre biologischen Funktionen, z.B. in den Zellmembranen, nicht mehr voll erfüllen.

Der Körper des Menschen kann natürliche mehrfach ungesättigte Fettsäuren und chemisch veränderte nicht auseinander halten und nutzt beide Arten für Reparatur- und Aufbauprozesse. So kann es trotz einer hohen Zufuhr pflanzlicher Fette nicht nur zu einem Mangel an mehrfach ungesättigten Fettsäuren kommen, sondern auch zu einer Vielzahl anderer Gesundheitsbeeinträchtigungen wie ungewollte Gewichtszunahmen, Herz-Kreislauf-Erkrankungen, Diabetes und Krebs.

Durch ihren hohen Gehalt an doppelt ungesättigten Omega-6-Fettsäuren und in geringeren Anteilen dreifach ungesättigten Omega-3-Fettsäuren sind die meisten Pflanzenöle sehr unstabil. Licht, Luft und Wärme führen sofort dazu, dass diese Fettsäuren oxidieren und damit degenerieren – dann sind sie ausgesprochen schädlich für den Menschen. Kochen Sie also

Tab. 52 Lebensmittel für die optimierte Keto-Diät (Werte pro 100 g)

Fette, Kräuter & Sonstiges [y]	kcal.	Fett/g	Prot/g	Kh/g
• Butter	751	83,2	0,7	0,0
• Butterschmalz	897	99,5	0,3	0,0
• Gänseschmalz	900	100,0	0,0	0,0
• Leinöl	900	100,0	0,0	0,0
• Olivenöl	900	100,0	0,0	0,0
• Kokosöl	900	100,0	0,0	0,0
• Rindertalg	896	99,5	0,0	0,0
• Schweineschmalz	900	100,0	0,0	0,0
• Balsamessig	27	0,0	0,4	2,6
• Basilikum	47	0,7	2,4	7,5
• Dill	55	0,8	3,7	8,0
• Estragon [ae]	49	1,1	3,4	6,3
• Ingwer	61	0,8	2,5	11,0
• Knoblauch	139	0,1	6,1	28,4
• Petersilie	50	0,4	4,4	7,4
• Schnittlauch	27	0,7	3,6	1,6
• Senf (Dijon-Senf)	102	6,3	5,9	5,3
• Tomatenmark	39	0,5	2,3	5,6
• Weißweinessig/Essig	19	0,0	0,4	0,6
• Zitronensaft	27	0,1	0,4	2,4

y Werte entnommen: Souci SW, Fachmann W, Kraut H. Die Zusammensetzung der Lebensmittel, Nährwert-Tabellen. 7. Auflage, Medpharm Scientific Publishers, Stuttgart 2008.

ae Werte entnommen: www.Lebensmittellexikon.de

um Himmels willen nicht damit, auch wenn es in unzähligen Kochbüchern heißt: „...in Pflanzenöl scharf anbraten". Die hoch ungesättigten Pflanzenöle eignen sich *nur* für kalte Gerichte wie etwa Salate oder kalte Soßen wie z.B. Mayonnaise. Den beliebten Smoothies sollten Pflanzenöle immer als letzte Komponente zugegeben werden, da bei der Zerkleinerung der festen Bestandteile durch Reibung ebenfalls Hitze entsteht.

Pflanzenöle kauft man am besten in kleineren Flaschen aus dunklem Glas. So wird die Lichtoxidation vermindert. Und sie werden am besten im Kühlschrank aufbewahrt und relativ schnell aufgebraucht. Das gilt besonders für das Leinöl, das von allen Pflanzenölen am meisten hoch ungesättigten Fettsäuren aufweist.

9.8.3 Gehärtete Fette

Ein weiterer Aspekt der Fettversorgung sind die sog. gehärteten Fette. Dabei handelt es sich um Fettsäuren in Pflanzenölen, die chemisch „gesättigt" und so zu festen Fetten werden. Man erkennt diese sog. Transfettsäuren an der Bezeichnung „Pflanzenöle, z.T. gehärtet" auf dem Warenetikett. Der Gehalt in Margarine hat zwar heute deutlich abgenommen, doch viele Produkte enthalten immer noch geringe Mengen davon. Gehärtete Fette werden auch in sehr vielen verarbeiteten Lebensmitteln eingesetzt, besonders gern in den Backfetten von Plätzchen, Keksen usw., aber auch in vielen frisch zubereiteten Backwaren, die beim Bäcker angeboten werden und vielleicht beim Refeed Verwendung finden, sowie in Frittierfett.

Transfettsäuren sind heute als ernste Ursache für Herz-Kreislauferkrankungen identifiziert und die Empfehlung lautet, so wenig wie möglich davon aufzunehmen. Aber ein weiterer Aspekt ist vielleicht noch bedeutsamer: Auch diese chemisch veränderten Fette werden vom Körper nicht als „falsch" erkannt und ausgeschieden, sondern im Organismus z.B. in die Zellmembranen eingebaut, die dann nicht mehr richtig funktionieren.

Wenn man jung und gesund ist und über einen durch Sport gestählten Körper verfügt, dann mögen diese Probleme mit Speisefetten und -ölen vernachlässigbar erscheinen. Doch täuschen Sie sich nicht: Optimale Gesundheit und Höchstleistungen im Sport sind nur möglich, wenn der Zellstoffwechsel optimal funktioniert, da sind verdorbene Fette und Transfette unbedingt zu meiden. Hohe Entzündungswerte durch schädliche Fette hemmen überdies den Fettabbau, wie Mauro Di Pasquale in seinem Buch „Die Radikaldiät" [21] anschaulich beschreibt.

9.8.4 Empfehlenswerte Fette

Entgegen landläufiger Meinung enthalten tierische Produkte wie Fleisch und Eier nicht nur gesättigte Fettsäuren. Das Fett vom Rind enthält z.B. gesättigte und einfach ungesättigte Fettsäuren in gleicher Menge. Das Fett vom Geflügel enthält sogar mehr einfach ungesättigte Fettsäuren als gesättigte. In kleineren Teilen enthalten diese tierischen Fette auch zweifach (Omega-6) und dreifach (Omega-3) ungesättigte Fettsäuren, abhängig vom Futter. Die Kombination mit gesättigten Fettsäuren und die Einbindung in das Gewebe stabilisieren die ungesättigten Fettsäuren, so dass tierische Fette beim Kochen und Braten weniger entarten. Das gilt für das Fett im Fleisch ebenso wie für Schweine- oder Gänseschmalz bzw. Rindertalg. Tierische Fette sind also recht stabil und stellen beim Erhitzen ein geringeres Gesundheitsproblem dar als isolierte Pflanzenöle.

Dabei muss man sich um eine höhere Zufuhr der natürlichen gesättigten Fette nicht sorgen. Diese Fette sind nicht nur sehr stabil, weil sie keine Doppelbindungen aufweisen. Sie werden im ketogenen Organismus auch bevorzugt zur Energiegewinnung verbrannt, so dass es nicht zu dauerhaft hohen Konzentrationen im Blut kommt. Die immer wieder verbreitete Warnung, gesättigte Fette zu meiden, gilt nur für eine kohlenhydratreiche Ernährung. Hier kommt es tatsächlich zu hohen Konzentrationen im Blut, da der im Vergleich zur ketogenen Ernährung deutlich höhere Insulinspiegel die Verwendung dieser Fettsäuren zur Energiegewinnung in den Zellen durch Hemmung des Carnitin-Transportsystems unterbindet.

Weitere empfehlenswerte Fette zum Kochen und Braten sind das einfach ungesättigte und recht stabile Olivenöl, Butter (am besten geklärt) oder Butterschmalz und Kokosöl. Macadamia- und Avocadoöl, die überwiegend Ölsäure enthalten und nur einen geringen Linolsäureanteil aufweisen, sind für die optimierte Keto-Diät ebenfalls gut geeignet.

Braten kann man hervorragend mit Butter bzw. Butterschmalz und Olivenöl im Verhältnis 50:50, was übrigens auch dem Fettsäuren-Verhältnis im menschlichen Körperfett am nächsten kommt. Auch das sehr stabile Kokosfett eignet sich optimal zum Braten. Allerdings sollte grundsätzlich von sehr hohen Temperaturen abgesehen werden, da auch stabile Fette bei übermäßiger Hitze degenerieren und schädlich werden. Das Anbraten geschieht am besten, indem man das Gargut in die langsam erhitzte Pfanne gibt, nicht aber, indem man die Maximaltemperatur einstellt. Nach der ersten Bräunung des Fleisches kann die Temperatur ruhig wieder abgesenkt werden. Wenn es unangenehm riecht bzw. raucht und das Fett dunkel wird, dann ist die Pfanne zu heiß und das Fett verdorben!

9.8.5 Die Fettzufuhr bei der optimierten Keto-Diät

Grundsätzlich sollte mit jeder Mahlzeit auch Fett zugeführt werden, um eine gute Sättigung zu erreichen. Das kann über fettreiche Lebensmittel wie Eier oder Nüsse geschehen, auch Avocados enthalten sehr viel einfach ungesättigte Ölsäure (die gleiche Fettsäure, die 90 % des Olivenöls ausmacht). Kaltwasserfisch wie Hering, Makrele, Sprotten oder Sardinen enthalten ebenfalls viel Fett, so dass auch hier meist auf zusätzliches Fett in Form von Butter oder Olivenöl verzichtet werden kann.

Beim Fleisch müssen Fettränder nicht entfernt werden. Bei mageren Stücken kann Fett in Form von etwas Butter bzw. einer Soße aus dem Bratfett zugegeben werden. Man kann mageren Fleischstücken auch einige Löffel Olivenöl hinzugeben oder man verzehrt es mit einer selbst hergestellten Paste aus Meerrettich bzw. einer „schnellen“ Soße mit einem Löffel Creme fraiche und Senf. Eine weitere Option wäre eine mit Olivenöl selbst zubereitete Tomatenpaste oder ein Pesto mit Basilikum (zu diesen und weiteren Soßen siehe unter den Rezepten). Die im Handel

Tab. 53 Empfehlenswerte Fette

Diese Fette eignen sich optimal für die Zubereitung gesunder, ketogener Mahlzeiten:

Zum Braten und Kochen
- Gänseschmalz
- Schweineschmalz
- Rindertalg
- Butterschmalz
- Butter (in Maßen)
- Kokosöl
- Olivenöl
- Macadamiaöl
- Avocadoöl

In kleinen Mengen nur kalt zu verwenden
- Leinöl
- Nussöle
- Rapsöl

erhältlichen Produkte sind dagegen fast immer mit Soja- oder Sonnenblumenöl zubereitet und sollten deshalb gemieden werden.

Sie werden schnell feststellen, dass für die optimierte Keto-Diät keine großen Fettmengen neben den Lebensmitteln erforderlich sind, um eine gute Sättigung zu erreichen. Wenn eine Mahlzeit trotzdem einmal sehr fettreich ausfällt, dann stellt das auch kein Problem dar, denn der Körper kann Fette jetzt ohne Schwierigkeiten verarbeiten. Das von einer kohlenhydratreichen Ernährung bekannte Völlegefühl nach einer Mahlzeit und die damit einhergehende Müdigkeit werden Sie nicht mehr erleben. Andererseits können unvorteilhafte, fettarme Mahlzeiten auch im Restaurant mit etwas Butter oder Olivenöl aufgewertet werden, so dass eine gute Sättigung erzielt wird.

9.9 Vegetarische oder vegane Keto-Kost

Wer mich vor 10 Jahren gefragt hätte, ob sich eine ketogene Ernährung auch vegetarisch oder gar vegan gestalten lässt, dem hätte ich davon abgeraten. Wie vermutlich alle war auch ich überzeugt, dass es ohne Fleisch nicht geht. Schliesslich galten als großes Vorbild für diese Ernährungsform die Steinzeitjäger, die vor dem Getreideanbau in Nordeuropa vor allem von tierischen Produkten gelebt haben.

Im Licht der neuen Erkenntnisse zur optimierten Keto-Diät kann diese Frage anders beantwortet werden – vegetarisch ist es bestimmt möglich, vegan wird es aber schwierig. Die Probleme konzentrieren sich vor allem auf drei Bereiche: Die erforderliche Proteinzufuhr, die Zusammensetzung der Fette in der Ernährung und die Verfügbarkeit lebenswichtiger Mikronährstoffe.

Beginnen wir mit der Proteinzufuhr. Den Begriff Lacto-Ovo-Vegetarier haben Sie bestimmt schon einmal gehört. Das sind Leute, die zwar auf Fleisch verzichten, vorwiegend pflanzliche Nahrung verzehren, aber die Proteinzufuhr mit Milchprodukten und Eiern sicherstellen. Damit lässt sich nicht nur die Nährstoffverteilung bei einer Keto-Diät ganz gut abbilden. Da die optimierte Keto-Diät weniger Protein erfordert als eine herkömmliche Sporternährung, lässt sich die Proteinversorgung damit problemlos sicherstellen. Allerdings wissen wir jetzt, dass Milchprodukte deutliche Nebenwirkungen aufweisen und von Erwachsenen weitgehend gemieden werden sollten. Dann bleiben nur noch Eier als Hauptquelle für tierisches Protein übrig.

Natürlich kann man die Proteinversorgung auch mit Soja-Produkten wie Tofu, Tempeh, Seitan oder pflanzlichen Proteinpulvern ergänzen. Doch verschiedene pflanzliche Proteinpulver, aber auch Nüsse sind nötig, um die Defizite der einzelnen Proteine auszugleichen. Zusammen mit einigen Eiern pro Tag sollte das aber gelingen. Allerdings werden damit die wichtigen schwefelhaltigen Aminosäuren wie Methionin, Cystein und Cystin (ein Disulfid, bestehend aus zwei Molekülen Cystein) trotzdem nur an der unteren Bedarfsgrenze zugeführt. Diese Aminosäuren haben neben dem Proteinstoffwechsel aber auch andere wichtige Aufgaben im Organismus. So dient Cystein als Baustein für Glutathion, dem stärksten Antioxidans im Körper des Menschen. Darüber hinaus wirken die schwefelhaltigen Aminosäuren, besonders das essentielle Methionin, als Methylgruppen-Donatoren in einer Vielzahl von Stoffwechselvorgängen.

Eine wenig beachtete Funktion der schwefelhaltigen Aminosäuren ist die Stabilisierung und Energetisierung der hoch ungesättigten Fettsäuren im Körper, die so vor Oxidation und Degeneration geschützt werden. Das haben die Forschungen von Dr. Johanna Budwig schon in den 1950er Jahren ergeben. Für eine optimale Funktion der Zellmembranen ist das ungeheuer wichtig. Ein Mangel an diesen Eiweißbausteinen, bzw. die daraus folgende verstärkte Oxidation dieser wichtigen Fette, führt zu degenerativen Erkrankungen bis hin zu Herz-Kreislauferkrankungen und Krebs.

Alle tierischen Proteine weisen genug schwefelhaltige Aminosäuren auf. Wer ausreichend davon verzehrt, wird keinen Mangel entwickeln. Bei einer weitgehend pflanzlichen Ernährung ist die Versorgung damit aber deutlich schwieriger und muss durch regelmäßige Zufuhr von schwefelhaltigen Nahrungsmitteln wie Paranüssen, Zwiebeln, Erbsen, Sonnenblumenkernen usw. sichergestellt werden. Sojaprodukte weisen zwar einen recht hohen Methioningehalt auf, allerdings ist dieser vom Körper kaum nutzbar, so dass Soja und Sojaprotein früher als „methioninverarmte" Lebensmittel galten. Dieses Beispiel zeigt, dass es eben nicht so einfach ist, mit pflanzlicher Nahrung genügend schwefelhaltige Aminos zuzuführen. Noch schwerer wird es für den Veganer, der gar keine tierischen Produkte mehr verzehrt.

Ein weiteres Problem ergibt sich aus der Zusammensetzung der Fettsäuren in einer weitgehend pflanzlichen Ernährung. Hier wird fast immer ein Übergewicht an entzündungsfördernden Omega-6-Fettsäuren vorliegen. Dem kann mit Leinöl gegengesteuert werden, was in Form von alpha-Linolensäure reichlich von dieser pflanzlichen Omega-3-Fettsäure enthält. Allerdings ist auch hier wieder Vorsicht geboten, denn dieses Öl beinhaltet so viele hoch ungesättigte Fettsäuren, darunter auch die Omega-6-Fettsäure Linolsäure, dass es von allen pflanzlichen Fetten am unstabilsten ist.

Darüber hinaus funktioniert die Umwandlung der pflanzlichen alpha-Linolensäure in die vom menschlichen Körper benötigten tierischen Varianten durch den „Flaschenhals" Delta-6-Desaturase nicht sehr effektiv. Nur etwa 10 % werden zu den Omega-3-Fettsäuren EPA und DHA umgebaut. Dabei ist die Umwandlungsrate abhängig davon, wieviel Omega-6-Fettsäuren in Form von Linolsäure verzehrt werden: 10 % Umwandlung kann nur erwartet werden, wenn das Verhältnis von Linolsäure zu alpha-Linolensäure 4:1 nicht übersteigt. Bei einer höheren Linolsäure-Zufuhr – die sich bei einer überwiegend pflanzlichen Ernährung kaum vermeiden lässt – sinkt die Umwandlungsrate von alpha-Linolensäure zu EPA und DHA bis auf 5 % ab. [98] Da können sich beim Vegetarier, besonders aber beim Veganer schnell Mängel in der Versorgung mit Omega-3-Fettsäuren ergeben.

Das dritte Problemfeld ist die Versorgung mit lebenswichtigen Mikronährstoffen wie z.B. Vitamin B-12, Vitamin A (in Reinform als Retinole, nicht als Carotinoid-Vorläufer) und Vitamin D, was ebenfalls in mehreren Varianten erforderlich ist. Tierische Lebensmittel enthalten reichlich davon, wer diese regelmäßig verzehrt, muss sich um einen Mangel keine Gedanken machen. Pflanzliche Lebensmittel liefern nur sehr wenig und selbst wenn, ist nicht immer sichergestellt, dass diese Vitamine auch genutzt werden können. So kann das Vitamin B-12 aus Shiitake-Pilzen, obwohl vorhanden, so gut wie nicht vom Körper aufgenommen werden. Pflanzliche Lebensmittel enthalten darüber hinaus vor allem Vitamin D-2, während tierische vorwiegend Vitamin D-3 liefern. Im Sommer soll der Bedarf an D-3 durch die vermehrte Sonneneinstrahlung in der Haut gebildet werden können, im Winter ist das allerdings nicht gewährleistet.

Eine sehr gute Quelle für Vitamin D sind Fleisch und Innereien vom Tier, die dem Vegetarier bzw. Veganer aber kaum schmecken werden. Aber auch Eier liefern (im Eigelb) reichlich davon, ebenso Fisch und Meeresfrüchte. Diese tierischen Lebensmittel enthalten auch viel Vitamin B-12 und Vitamin A. Milchprodukte wären in dieser Hinsicht ebenfalls zu empfehlen, aber bei einem zu hohen Verzehr handelt man sich die vorgenannten Probleme ein.

Man kann es drehen und wenden, wie man will – die Natur hat es so vorgesehen, dass wir eben nicht allein von Pflanzen leben können. Entsprechend lebt kein Volk auf der Erde – egal auf welcher Entwicklungsstufe – ausschließlich vegan. Der Verzicht auf tierische Lebensmittel ist allein der Religion oder einer bestimmten Ethik geschuldet. Wer es im Sinne dieser Ethik auf sich nehmen kann, Vitamin D aus tierischen Quellen in Kapselform einzunehmen und chemisch hergestelltes B-12 in Tablettenform zuzuführen, der kann natürlich so existieren. Doch die Fettsäurenproblematik und die sehr niedrige Zufuhr an schwefelhaltigen Aminosäuren erweist sich bei einer strikt veganen Ernährung als kaum lösbar.

Wer als Vegetarier dagegen auch bestimmte tierische Lebensmittel wie Eier, kleinere Mengen Milchprodukte, vielleicht sogar Fisch zuführt, der wird nicht nur keinen Mangel leiden, sondern auch eine ketogene Ernährung damit gut bestreiten können. Der Kohlenhydratgehalt wird durch die größere Zufuhr pflanzlicher Lebensmittel höher ausfallen als bei einer fleischreichen Kost, wie sie in diesem Buch empfohlen wird. Dem dadurch erhöhten Insulinspiegel kann durch eine strenge Kontrolle der Kalorienmenge begegnet werden.

Bei einer höheren Kohlenhydratzufuhr wird die Ketose allerdings deutlich erschwert, so dass ketogene Phasen durch den Verzicht auf Zwischenmahlzeiten und durch Intervallfasten unbedingt betont werden sollten. Ein weiterer Nachteil der höheren Kohlenhydratzufuhr liegt darin, dass die Prägung auf diesen Makronährstoff schlechter überwunden werden kann. Die Gefahr eines „Rückfalls“ in Form eines wieder steigenden Verzehrs von Kohlenhydraten liegt damit deutlich höher als bei einer echten ketogenen Ernährung mit strengem Kohlenhydratverzicht.

Trotzdem kommt man mit einer solchen Ernährung der Kost jener Jäger- und Sammlervölker sehr nah, die in ihrem Habitat nur wenige Tiere für den Verzehr finden. Manche dieser Völker greifen daher auch auf Insekten, Insektenlarven und andere Kleintiere zurück. Da deren guter Gesundheitszustand am Beispiel der Kitava-Studie [72] belegt ist, kann eine mit tierischen Produkten ergänzte vegetarische Kost für die Keto-Diät durchaus empfohlen werden.

Tab. 54 Empfehlenswerte Getränke

Diese Getränke eignen sich für die optimierte Keto-Diät:

- Wasser
- Wasser mit etwas Limetten- oder Zitronensaft
- Tee, ungesüßt
- Kaffee, ungesüßt

9.10 Der Flüssigkeitsbedarf

Während eine kohlenhydratreiche Ernährung eher wassersparend ausfällt, verhält es sich bei ketogener Kost anders herum: Die Umstellung des Körpers auf Fettverbrennung und die hohe Anzahl von Ketonen im Blut erfordern eine deutlich höhere Flüssigkeitsaufnahme. Denn nicht nur tierische Nahrungsmittel, sondern auch die nicht zur Energiegewinnung genutzten Ketone übersäuern das Blut. Der Körper ist aber stets bemüht, ein Gleichgewicht herzustellen und den pH-Wert als Maß für die Säurekonzentration im Blut um den Wert von „7“ herum stabil zu halten. Die ungenutzten Ketone müssen daher über die Nieren mit dem Urin ausgeschieden werden. Trinken Sie also reichlich, wenn Sie Durst verspüren. Natürlich werden Sie auch die Toilette öfter aufsuchen müssen, aber das ist eine unvermeidliche Begleiterscheinung der ketogenen Ernährung.

Sie sollten grundsätzlich nur ungesüßte Flüssigkeiten wählen, wie Wasser, Kaffee oder alle Arten von Tee. Über ein wenig Milch in Kaffee oder Tee kann hinweggesehen werden, aber der so beliebte Milchkaffee ist bereits zu viel des Guten (siehe dazu auch unter Abschnitt 9.7.12). Auf Fruchtsäfte, auch wenn diese ausdrücklich mit dem Hinweis „ohne Zuckerzusatz“ versehen sind, muss unbedingt verzichtet werden. Denn selbstverständlich enthalten diese Kohlenhydrate von den Früchten, aus denen sie hergestellt sind.

Was ist mit zuckerfreien Softdrinks wie Diätcola oder ähnlichen Getränken? Auch davon ist abzuraten. Die Debatte, ob Süßstoffe den Insulinspiegel hochtreiben oder nicht, findet zwar seit vielen Jahren kein Ende – es gibt Studien, die das bejahen und solche, die keinen Einfluß auf den Insulinspiegel finden. Aber das ist noch nicht einmal das Hauptproblem. Das liegt eher darin, dass man sich mit dem Konsum dieser süßen Getränke die Prägung auf Zucker erhält! Je eher Sie diese verlieren, desto schneller profitieren Sie von den vielen Vorteilen der ketogenen Ernährung.

9.11 Mineralstoffe

Die optimierte Keto-Diät, wie sie im vorliegenden Buch empfohlen wird, orientiert sich an den Ergebnissen der Verzehrstudien mit Jäger- und Sammlervölkern. Das bedeutet einen moderaten Proteinverzehr, einen erhöhten Fettverzehr und vor allem eine höhere Aufnahme von Gemüse. Geringe Mengen kohlenhydratarmes Obst sollten auch nicht fehlen. Damit werden deutlich mehr Vitamine und Mineralien zugeführt als bei einer kohlenhydratreichen Ernährung, die vorwiegend aus Getreideprodukten besteht. Zudem wird auf „leere“ Kalorien in Form von Zucker und Süßigkeiten verzichtet, was die Menge an Mikronährstoffen ebenfalls erhöht.

Deshalb liegt bei der optimierten Keto-Diät bestimmt keine Mangelernährung vor. Das bedeutet, auf Vitamin- und Mineralstoff-Supplemente kann verzichtet werden. Diese Ansicht teilen aber nicht alle Vertreter der ketogenen Ernährung, auch für die Anabole Diät haben wir damals eine Nahrungsergänzung empfohlen. Wie gesagt, ich sehe das heute anders. Ich glaube, die Forderung nach zusätzlichen Vitaminen und Mineralien geht vor allem darauf zurück, dass die ketogene Kost als eine Mangelernährung gesehen wird. Tatsächlich handelt es sich aber um eine viel natürlichere, ursprünglichere Ernährung, deren sichere Langzeitanwendung z.B. durch die Kitava-Studie längst bewiesen ist.

Während sich die Frage eines Vitaminmangels nicht mehr stellt, so raten doch einige Autoren bei einer ketogenen Ernährung, besonders aber bei den strengeren Formen wie Intervall- oder echtem Fasten, zu einer gesteigerten Mineralstoffzufuhr, besonders in Form von Magnesium, Kalium und Natrium. Mängel an diesen Mineralien können sich in der Anfangsphase ergeben, wenn noch keine vollständige Keto-Adaption vorliegt bzw. bei großen Schweissverlusten.

Zu Beginn der optimierten Keto-Diät wird durch den Abbau des Muskelglycogens viel Wasser ausgeschieden. Damit fällt auch der Gehalt an Natrium im Blut, was zu Problemen führen kann. Denn der Körper versucht jetzt, den Kaliumgehalt ebenfalls zu reduzieren, da für eine optimale Funktion aller Zellen im Körper eine ausgewogene Balance beider Mineralien vorliegen muss. Das kann in Einzelfällen vorübergehend zu Problemen führen. Es kann dann zu einem Schwächegefühl und zu einer Einschränkung der sportlichen Leistungsfähigkeit kommen. Heißes Wetter und starkes Schwitzen, besonders bei einem langdauernden Ausdauertraining, können ebenfalls dazu beitragen.

Dem kann entgegengesteuert werden, indem täglich ein oder zwei Brühwürfel verzehrt werden, die entweder zerkaut und mit einem Schluck Wasser hinuntergespült oder in einem Glas mit heißem Wasser aufgelöst und getrunken werden. Ein gestrichener Teelöffel gekörnte Brühe erfüllt denselben Zweck. Damit werden etwa 2 g Kochsalz aufgenommen, was das fehlende Natrium ersetzen kann. Alternativ kann natürlich auch eine selbst hergestellte Brühe oder Suppe, in der Rinder- oder Hühnerknochen ausgekocht wurden, verzehrt werden. Leicht gesalzen, wird damit sowohl Natrium als auch Kalium zugeführt.

Eine gute Kaliumzufuhr ist durch Fleisch und Gemüse eigentlich sichergestellt. Allerdings wird Kalium, ebenso wie andere Mineralien, durch den Kochvorgang ausgeschwemmt und befindet sich nun im Kochwasser. Am besten dünstet man das Gemüse, indem man es mit einem Einsatz im Kochtopf zubereitet. Dann kann das Kochwasser in eine Tasse abgefüllt und getrunken werden. Eine ungehinderte Kaliumaufnahme aus Gemüse kann aber auch durch den Verzehr von Rohkost geschehen. Bei der Zubereitung von Fleisch in der Pfanne können die verbleibende Flüssigkeit und das Fett über das Gargut gegeben werden, dann geht kein Kalium

Tab. 55 Magnesiumreiche Lebensmittel für die optimierte Keto-Diät

Lebensmittel [y]	100 g	50 g Portion	200 g Portion	300 g Portion
• Kürbiskern**	262 mg	131 mg	* –	*–
• Spinat	62 mg	–	124 mg	186 mg
• Grünkohl	31 mg	–	62 mg	93 mg
• Avocado	30 mg	–	60 mg	90 mg
• Himbeere	30 mg	15 mg	* –	*–
• Thunfisch	50 mg	–	100 mg	150 mg
• Hering, Atlantik	31 mg	–	62 mg	93 mg
• Makrele	30 mg	–	60 mg	90 mg

Der Tagesbedarf an Magnesium für Erwachsene liegt bei 350-400 mg. Beim Sportler kann sich ein Mehrbedarf ergeben, besonders bei langen Trainingseinheiten und verstärktem Schwitzen. Mit den für die optimierte Keto-Diät empfohlenen Lebensmitteln wird in der Regel ausreichend Magnesium aufgenommen. Sollten sich Mängel ergeben (ein Anzeichen dafür sind Muskelkrämpfe), kann die Aufnahme von Magnesium durch den gesteigerten Verzehr der oben angeführten Lebensmittel erhöht werden.

Eine Ausnahme bilden Kürbiskerne; diese enthalten sehr viel Magnesium. Sie liefern für die optimierte Keto-Diät aber eigentlich zuviele Kohlenhydrate (54 g pro 100 g), so dass bei akutem Magnesiummangel der Verzehr nur in kleinen Mengen zu den Mahlzeiten erfolgen sollte, bis zu einer Höchstgrenze von 50 g Kürbiskernen pro Tag. Zum Ausgleich kann die Aufnahme von anderen Kohlenhydratlieferanten wie Beerenfrüchte oder Obst zeitweilig eingestellt werden.

Weitere gute Magnesiumlieferanten sind Nüsse; die Werte können Tab. 45 entnommen werden.

* Portion enthält zuviele Kohlenhydrate

y Werte entnommen: Souci SW, Fachmann W, Kraut H. Die Zusammensetzung der Lebensmittel, Nährwert-Tabellen. 7. Auflage, Medpharm Scientific Publishers, Stuttgart 2008.

** Werte nach USDA, ermittelt durch Google-Abfrage.

verloren. Bei Schmorgerichten wird die Soße ohnehin mitverzehrt und das Problem stellt sich nicht, ebenso bei Suppen.

Durch den regelmäßigen Verzehr von Kochwasser und Bratrückständen aus der Pfanne wird auch sichergestellt, dass genug Magnesium aufgenommen wird. Fleisch und grüne Blattgemüse enthalten reichlich von diesem Mineralstoff, der allerdings wie das Kalium bei der Zubereitung größtenteils aus dem Gargut austritt. Kommt es trotzdem häufiger zu Muskelkrämpfen, dann deutet das auf einen Magnesiummangel hin. Dem kann mit einem gut resorbierbaren Magnesium-Supplement begegnet werden, um eine schnelle Linderung zu erzielen. Sinnvoller als eine andauernde Nahrungsergänzung ist allerdings ein gesteigerter Verzehr von stark magnesiumhaltigen Lebensmitteln (siehe dazu Tab. 45 und 55).

Das Problem eines Natriummangels stellt sich erfahrungsgemäß aber nur zu Beginn einer ketogenen Ernährung. Mit zunehmender Anpassung daran halten die Nieren immer mehr Salz zurück, so dass weniger ausgeschieden wird. Nach erfolgter Keto-Adaption ergeben sich eigentlich keine Probleme mehr, so dass auf Brühwürfel als zusätzliche Salzquelle verzichtet werden kann. Das gilt auch für Kalium und Magnesium: Wer sich mit viel Gemüse ernährt und die Kochrückstände mitverzehrt, der wird keinen Mangel an beiden Mineralien entwickeln. Wer sicher gehen will, der nimmt zwei- bis dreimal pro Woche eine selbst hergestellte Knochenbrühe zu sich, welcher in der letzten Stunde der Zubereitung verschiedene Gemüse beigegeben werden. Das müssen nicht immer die klassischen Suppengemüse wie Lauch, Sellerie, Karotten und Zwiebeln sein. Auch alle Kohlsorten und Kräuter wie Petersilie oder Schnittlauch können zugefügt werden. Ein Beispiel dafür ist die „Frische Suppe", deren Zubereitung unter den Rezepten aufgeführt ist.

9.12 Verarbeitete Keto-Nahrungsmittel

Die ketogene Ernährung erfreut sich schon länger großer Beliebtheit, daher gibt es mittlerweile eine Reihe von Produkten auf dem Markt, die das Leben damit erleichtern sollen. Dazu zählen Eiweißriegel, Fertignahrung aus der Tüte, Backmischungen, ja sogar „Bullet-Proof-Coffee", ein Kaffeepulver mit Fettzusatz wird auf dem Markt angeboten. Dazu ist erst einmal zu sagen, dass es sich bei diesen Produkten grundsätzlich um verarbeitete Nahrungsmittel handelt. Das bedeutet, keines dieser Produkte kann all die Nährstoffe enthalten, die ein natürliches Lebensmittel mitbringt. Deshalb sollten sie nicht als alleinige Nahrungsgrundlage dienen.

Darüber hinaus sind viele dieser Produkte auch keine echten Keto-Nahrungsmittel. Die beliebten Low-Carb-Eiweißriegel enthalten zwar häufig wenig Kohlenhydrate in Form von Zucker, aber fast immer langkettige Kohlenhydrate in Form von Getreidezusätzen. Und weil es ohne „Süße" nicht schmeckt, werden in der Regel Zuckeralkohole zugesetzt, die im Körper wie Kohlenhydrate verstoffwechselt werden (siehe dazu Tab. 15). Das Etikett des Produkts muss also sorgfältig geprüft werden. Wenn es nicht zu viele Kohlenhydrate oder Zuckeralkohole enthält, ist es als gelegentlicher Ersatz für eine Mahlzeit geeignet.

Ein anderer Aspekt ist aber noch wichtiger. Wer Keto-Riegel als Snack nutzt, der unterbricht die Ketose zwischen den Mahlzeiten, selbst bei einem sehr geringen Kohlenhydratgehalt. Solche Zwischenmahlzeiten sollten bei der optimierten Keto-Diät nach Möglichkeit unterbleiben. Besser sind wenige Hauptmahlzeiten, die dazwischen eine tiefere Ketose erlauben. Das ermöglicht nicht nur einen besseren Fettabbau, sondern schafft über die Hemmung von mTOR auch bessere Voraussetzungen für eine gesteigerte Autophagie und Immunreaktion.

Die gleichen Vorbehalte wie beim Low-Carb-Riegel gelten für Fertigmahlzeiten aus dem Beutel – diese sollten nur selten eingesetzt werden, wenn es wirklich nicht anders geht. Im folgenden Kapitel wird eine Reihe von einfachen Rezepten vorgestellt, mit denen gesunde Mahlzeiten aus natürlichen Lebensmitteln hergestellt werden können.

Auch einen „Bullet-Proof-Coffee", erfunden vom US-Amerikaner Dave Asprey, kann man einfach selbst herstellen. Dazu gibt man einen Stich Butter oder einen Löffel Kokosfett in den Kaffee. Damit soll Energie in Form von Fett bereitgestellt werden und das Coffein aus der Kaffeebohne unterstützt die Freisetzung von Fettsäuren im Körper. Der Bullet-Proof-Coffee ist als Ersatz für ein Frühstück gedacht, bzw. als ketogene Zwischenmahlzeit.

Das ist vom Ansatz her nicht falsch, aber nicht zu Ende gedacht. Das Fett allein im Kaffee führt natürlich nicht zu einem Insulinausstoß. Allerdings wird durch die Fettzufuhr von außen die Verbrennung von Körperfett erst einmal unterbunden. Wer den Bullet-Proof-Coffee zwischen den Mahlzeiten oder im Fastenfenster einsetzt, fügt damit eine Zwischenmahlzeit hinzu. Der Sinn des Fastenfensters besteht aber darin, durch Nahrungsverzicht eine möglichst lange und tiefe Ketose zu erzielen, um mehr Körperfett zu verbrennen. Da sind Zwischenmahlzeiten kontraproduktiv. Als eiliges Frühstück kann ein Bullet-Proof-Coffee natürlich dienen, aber er enthält weder viel Volumen, noch Mikronahr- oder Ballaststoffe, so dass sich keine gute Sättigung ergibt. Damit ist der Nutzen in der optimierten Keto-Diät eher fraglich.

*

Backmischungen für kohlenhydratarmes Brot, Muffins oder gar Kuchen haben in der Keto-Ernährung dagegen nichts verloren. Ihnen ist häufig Gluten zugesetzt, damit das Erzeugnis nicht auseinanderfällt. Selbst wenn es also wenig Kohlenhydrate enthält, liefert es doch reichlich von dem schädlichen Klebereiweiß des Weizens, das so vielen Menschen Probleme bereitet. Dabei muss auch bedacht werden, dass mit zunehmender Dauer der Keto-Diät die erworbene Immunität gegen Gluten in Teilen verloren gehen kann. Der Körper verträgt es dann noch schlechter. Auch Mandelmehl und andere Nussmehle sind in größerer Menge nicht unproblematisch, da sie viel Phytinsäure und Omega-6-Fettsäuren enthalten.

Darüber hinaus sind häufig Soja oder andere Eiweißlieferanten zugesetzt, die Omega-6-Fette enthalten, welche beim Backprozess stark erhitzt werden und degenerieren können. Manchmal müssen auch Milchprodukte wie Quark oder Frischkäse beigefügt werden, die das Ganze stabilisieren. Das sind alles suboptimale Nahrungsmittel, die bei der optimierten Keto-Diät eigentlich nur in geringen Mengen verzehrt werden sollten. Verzichten Sie daher besser auf Low-Carb-Brot und -Gebäck oder essen Sie es wenigstens nicht so oft. Für alle, die nicht ohne Brot leben können, bleibt immer noch die Möglichkeit, beim Refeed kleine Mengen vom Original zuzuführen, so dass man nicht ganz darauf verzichten muss.

10. Die Organisation der Keto-Ernährung

10.1 Der Einkauf

Die meisten Menschen beginnen eine ketogene Ernährung, indem sie die Kohlenhydratträger vom Speiseplan streichen und andere Lebensmittel weiter verzehren, an die sie sich gewöhnt haben. Das ist nicht falsch, aber auch nicht der Weisheit letzter Schluss. Denn die optimierte Keto-Diät bedeutet ja eine Abkehr von alten Gewohnheiten. Das sollte sich auch in den Mahlzeiten niederschlagen. Deshalb soll eine Standard-Einkaufsliste einmal auf ihre Brauchbarkeit hin bewertet werden, siehe dazu Tab. 56 auf der folgenden Seite.

Wer bislang fettarme Geflügelteile vorgezogen hat, dem ist zu raten, statt Hähnchen- oder Putenbrust lieber Hähnchenschenkel oder ein halbes Hähnchen mit Haut auf den Teller zu legen. Kamen bisher häufig fettarme Schnitzel und Schweinelendchen oder gar Rindersteaks auf den Tisch, so sollten jetzt lieber Braten- oder Gulaschfleisch gewählt werden, die gern mit Fettadern „durchwachsen" sein dürfen. Sie werden feststellen, dass Sie schon nach kurzer Zeit die fettarmen Fleischstücke nicht mehr so schätzen wie zuvor. Denn mageres Fleisch sättigt nicht besonders gut. Das bedeutet nicht, dass darauf verzichtet werden muss. Doch es erfordert stets eine Beigabe in Form von etwas Butter, Olivenöl oder einer fettreichen Soße. Sie werden vermutlich, wie so viele andere, die sich der ketogenen Ernährung verschrieben haben, sehr schnell zu gehaltvolleren Mahlzeiten übergehen.

Diese müssen nicht unbedingt mehr Zeit für die Zubereitung erfordern. Das scheint überhaupt das Hauptproblem zu sein – so mancher würde gern besser essen, doch es fehlt die Zeit zum Kochen. Das ging mir nicht anders. Ich habe selbst mit sehr einfachen Mahlzeiten begonnen. Das waren hartgekochte Eier mit Mayonnaise (mit Sonnenblumenöl – damals wusste ich es noch nicht besser), nicht panierte Schnitzel mit Butterzugabe oder, sehr häufig, ein Burger ohne Brötchen aus der Schnellrestaurantkette mit dem Clown. Wenn ich unterwegs schnell etwas essen muss, dann gehe ich auch heute noch in ein Burger-Restaurant. Doch das kommt nur noch sehr selten vor. In allen Burgerketten bekommt man übrigens auf Nachfrage ein Plastikbesteck, mit dem man den Burger fachgerecht zerlegen kann.

Es dauerte nicht lange, bis ich festgestellt hatte, dass diese schnellen Lösungen nicht nur langweilig werden, sondern auch hinsichtlich einer gesunden Ernährung alles andere als optimal sind. So kam es zwangsläufig dazu, dass ich begann, selbst zu kochen. Doch es gab immer wieder Tage, wo der Kühlschrank leer war oder die Lust dazu nach einem langen Arbeitstag gefehlt hat. Dann wirft man die guten Vorsätze schnell über Bord und landet doch wieder beim Fast Food.

Dabei ist die Lösung ganz einfach: Gute Ernährung erfordert Organisation! Das beginnt damit, dass man vorausplant, was in der kommenden Woche gegessen werden soll. Anhand einer langen Liste wird beim wöchentlichen Einkauf nichts vergessen und der Kühlschrank wird mit guten Lebensmitteln gefüllt. Ein großer Einkauf pro Woche ist auch weniger zeitaufwendig als mehrere kleine.

Wenn Sie noch keine große Erfahrung mit ketogenen Diäten haben, würde ich Ihnen zu

Tab. 56 Bewertung einer Einkaufsliste [ai]

+ = uneingeschränkt zu empfehlen
+- = mit Einschränkungen zu empfehlen
- = nicht zu empfehlen
Kh = Kohlenhydrate

Lebensmittel	Bewertung	Kommentar
Ananas	+-	13 g Kh/100 g: wenig verzehren
Äpfel	+-	11,4 g Kh/100 g: dito
Avocado	+	
Bertolli Sauce	+-	nur 6 g Kh, aber Fertigprodukt
Bifi als Snack	-	keine Snacks!
Bismarckhering	+	
Bockwurst	+-	Fertigprodukt, enthält viel Salz
Bratwürstchen	+-	dito
Brie	+-	Milchproblem: wenig verzehren
Brokkoli	+	
Camembert	+-	Milchproblem: wenig verzehren
Cevapcici	+-	Fertigprodukt, enthält viel Salz
Champignons	+	
Chickenwings	+	auf Kh in der Marinade achten
Cola-Fanta-Diet/Zero	-	Süßstoff erhält Zucker-Prägung
Corned Beef	+-	hoher Pökelsalzanteil
Creme fraiche	+-	Milchproblem: wenig verzehren
Eier	+	
Eisbergsalat	+	
Erdnuss Creme	+-	9 g Kh/100 g, hoher Lektingehalt
Erdnuss-Butter	-	20 g Kh/100 g, dito
Feta	+-	Milchproblem: wenig verzehren
Fisch (alles ohne Panade)	+	fetten Kaltwasserfisch wählen
Fleischkäse	+-	Fertigprodukt, enthält viel Salz
Fleischwurst	+-	dito
Frischkäse, Doppelrahm	+-	Milchproblem: wenig verzehren
Garnelen	+-	wenig verzehren: häufig schadstoffbelastet
Gouda	+-	Milchproblem: wenig verzehren
Geflügelwiener	+-	Fertigprodukt, enthält viel Salz
Geflügelwurst	+-	dito
Grillkäse	+-	Milchproblem: wenig verzehren
Paprika	+	
Gurken	+	
Gyros	+-	verarbeitet, enthält viel Salz
Hackfleisch	+	
Hähnchen Keulen	+	
Hamburger Patties	+-	verarbeitet, enthält viel Salz
Harzer Käse	+-	Milchproblem: wenig verzehren
Himbeeren im Glas	+	nur ohne Zuckerzusatz
Hähnchenbrustfilet	+	sehr fettarm
Hüttenkäse	+-	Milchproblem: wenig verzehren
Käse-Salami	+-	verarbeitet, enthält viel Salz, Milchproblem
Ketchup light	+-	6-12 g Kh/100 g, enthält viel Salz
Lachs	+-	Zuchtfisch, Verzehr in Maßen
Lachsschinken	+-	sehr fettarm, enthält viel Salz
Landjägersalami	+-	verarbeitet, enthält viel Salz
Lauch	+	
Leinöl	+	kalt und lichtgeschützt lagern
Leinsamen	+	
Macadamias	+	
Magerquark	+-	Milchproblem: wenig verzehren
Mandeln	+-	22 g Kh/100 g, wenig verzehren
Mayonnaise	-	Omega-6-Fette, meiden
Mozzarella	+-	Milchproblem: wenig verzehren
Nackensteaks (eingelegt)	+-	Marinade mit Omega-6-Fetten
Ofenkäse	+-	Milchproblem: wenig verzehren
Oliven im Glas	+	
Olivenöl	+	
Omega-3	+-	Supplemente nicht notwendig
Paranüsse	+	
Pesto	+	auf Kh-Anteil achten, Omega-6-Fette meiden, besser mit Olivenöl

ai Liste entnommen: http://www.team-andro.com/phpBB3/anabole-diaet-einkaufliste-t18647-345.html, zusammengestellt von User JoJo1985. Bewertungen vom Autor vorgenommen.

Folgendem raten: Wählen Sie aus den Rezepten dieses Buches jene aus, die Sie im Laufe einer Woche zubereiten möchten. Schreiben Sie alle Zutaten auf und addieren Sie die benötigten Mengen dahinter. Falls Sie für mehrere Personen kochen oder ein Gericht öfter verzehren wollen, müssen die Mengen in den Rezepten entsprechend vervielfältigt werden. Mit dieser Liste haben Sie Ihren Einkauf perfekt vorbereitet.

Werfen Sie die Rezeptauswahl und die zugehörige Einkaufsliste nach dem Einkauf nicht weg. Vielleicht wollen Sie diese einige Wochen später noch einmal verwenden? Wer einige fertige Einkaufslisten gesammelt hat, der kann sich die Einkaufsvorbereitung zukünftig schenken.

Tab. 57 Kühl-Gefrierkombination

Nicht nur eingekauftes Fleisch und Gemüse müssen gekühlt werden, sondern auch Gerichte, die in größeren Mengen vorgekocht werden. Als ich mit der ketogenen Ernährung begonnen habe, hatte ich nur einen kleinen Kühlschrank mit einem 3-Sterne-Gefrierfach. Auch damit kommt man natürlich zurecht, der Platz, besonders für Eingefrorenes, ist aber recht begrenzt. Wer häufig selbst kocht, der profitiert ungemein von einer Kühl-/Gefrierkombination.

Dabei reicht schon ein kleines Gefrierabteil mit drei Schubladen unter dem Kühlschrank aus, um viele Mahlzeiten portioniert einzufrieren. Ein Kühlschrank mit einem größeren Gemüsefach erleichtert die Aufbewahrung von pflanzlichen Lebensmitteln deutlich; in modernen Kühlschränken bleiben diese darin auch länger frisch. Ein Extra-Fleischfach mit einer Temperatur um 0 Grad ist nicht unbedingt nötig, leistet aber auch gute Dienste. Kurz gesagt, eine Kühl-/Gefrierkombination bietet viel mehr Platz als ein kleiner Untertisch-Kühlschrank und erleichtert die Logistik rund um Einkauf und Aufbewahrung von Lebensmitteln und Speisen enorm.

10.2 Zeitersparnis durch Vorkochen

Das Zeitproblem beim Kochen lässt sich einfach lösen, indem man vorkocht. Dafür muss zwar einmal mehr Zeit aufgewendet werden. Doch die spart man beim Aufwärmen der fertigen Mahlzeiten wieder ein! Letztlich kommt man so auf einen Zeitaufwand von nur 10-15 Minuten pro Einzel-Mahlzeit – das ist sogar weniger, als wenn man jeden Tag frisch kocht.

Dafür muss man nur einen Nachmittag pro Woche erübrigen, an dem zumindest ein größeres Fleischgericht zubereitet wird. Man entnimmt z.B. eine Portion aus dem großen Topf Gulasch oder Suppe zum sofortigen Verzehr und lässt den Rest abkühlen. Dieser wird dann löffelweise (um gleich große Portionen zu erhalten) auf eine Glasschüssel mit Deckel und in einzelne, kleine Gefrierbeutel verteilt. Das ergibt zwei oder drei Portionen in der Glasschüssel, die, aus dem Kühlschrank genommen, abends nur noch aufgewärmt werden müssen. Und einige tiefgefrorene Mahlzeiten, die – falls man vergisst, sie am Vortag aus der Kühltruhe zu nehmen – im Topf auf dem Herd schnell aufgetaut und aufgewärmt werden können.

Wer so vorgeht, der kommt jeden Tag zu einer gesunden, selbst zubereiteten warmen Mahlzeit. Dabei ergibt stets eine Portion Fleisch und eine Portion Gemüse zusammen das abendliche Hauptgericht. Ich halte es meistens so, dass ich am Vorkochtag ein großes Fleischgericht zubereite und am folgenden Tag eine größere Menge Gemüse vorkoche, was deutlich weniger Zeit erfordert. Dabei achte ich darauf, nicht immer das Gleiche zu kaufen, sondern wechsle jede Woche, von Rosenkohl, Blumenkohl, Weißkohl, Wirsing, Spitzkohl, Brokkoli oder Kohlrabi zu mediterranem Gemüse wie Fenchel, Zucchini, Auberginen und Paprika. Die übriggebliebenen Portionen kommen wiederum in einer Glasschüssel mit Deckel in den Kühlschrank. Auch Gemüse hält sich ohne Probleme für zwei bis drei Tage und schmeckt aufgewärmt sehr gut.

Wird eine größere Menge Gemüse zubereitet, kann wiederum ein Teil davon portioniert eingefroren werden. Das ermöglicht nicht nur, im Lauf der Woche auch anderes Gemüse zu verzehren (was z.B. in der Woche davor zubereitet wurde), sondern auch, sowohl ein fertiges Fleisch- als auch ein Gemüsegericht aus dem Tiefkühler nehmen zu können, wenn man es einmal sehr eilig hat.

Die Woche über gibt es bei mir zum Frühstück weichgekochte Eier und täglich wechselnde Rohkost, darunter auch etwas Beerenobst. Am Samstag und Sonntag statt dessen als unechten Refeed Spiegeleier und ein Brötchen mit Butter, gut belegt mit Wurst und Käse. Am Wochenende verzichte ich auf ein Mittagessen; auf das Frühstück folgt am Nachmittag eine kleine Zwischenmahlzeit mit einem hartgekochten Ei, einigen Scheiben Wurst und einem Apfel. Am Samstagabend verzehre ich dann eine echte Refeed-Mahlzeit mit mehr Kohlenhydraten, während am Sonntag bereits wieder ein ketogenes Abendessen auf dem Plan steht.

In der Woche nehme ich mittags schnelle Mahlzeiten zu mir, dreimal in Form von Hering oder Makrele, die wiederum mit Rohkost in Form von Karotten, Radieschen oder Gurke verzehrt werden, gefolgt von einem kleinen Apfel. Zweimal in der Woche gibt es mittags eine selbst zubereitete Suppe mit Fleisch und Gemüse. Dafür koche ich an einem Nachmittag in einem großen Topf soviel vor – 3 kg Beinscheiben vom Rind mit viel Porree, Sellerie, Möhren und Petersilie – dass es 14 Portionen ergibt. Zwei davon werden an zwei aufeinander folgenden Tagen mittags verzehrt, der Rest wird wiederum portioniert eingefroren (siehe Rezept „Frische Suppe“).

Am Wochenende gehe ich manchmal auswärts essen, viel häufiger lädt man allerdings Freunde zum Essen ein oder lässt sich einladen. Bei dieser Gelegenheit werden dann auch einige Kartoffeln oder etwas Reis verzehrt. Ein solcher Abend pro Woche reicht als Abwechslung von der Routine und die Kohlenhydratzufuhr bleibt dabei gering. Auch Sie werden merken, das man im Restaurant einfach nicht mehr so leicht zufrieden zu stellen ist, wenn man selbst kocht. Das hängt auch damit zusammen, dass viele Lokale wegen des großen Kostendrucks vermehrt auf Fertigprodukte zurückgreifen müssen. Da schmeckt es zu Hause einfach besser.

Ich kann Ihnen nur raten, es ähnlich zu machen. Der Zeitaufwand für das Kochen hält sich in Grenzen, wenn man gut plant und regelmäßig vorkocht. Die Woche über folgen Sie einer streng ketogenen Ernährung mit Fleisch, Fisch, Eiern sowie viel Gemüse, Salat und Rohkost. Am Wochenende gibt es einige kulinarische Abwechslungen, ohne dass dabei zu viele Kohlenhydrate verzehrt werden. Auf diese Weise lässt sich eine optimierte Keto-Diät sehr lange durchhalten.

10.3 Die Nutzung der Rezepte

Die Rezepte orientieren sich an den Vorgaben, die bis hierher aufgestellt worden sind. Das bedeutet, es werden hochwertige, tierische Pro-

Tab. 58 Aufbewahrung von Speisen

Eine Glasschüssel mit Deckel, der nur lose aufgelegt wird, ist zum Aufbewahren von Speisen viel besser geeignet als die beliebten Plastiktöpfe mit luftdicht schließendem Deckel. Unter Luftabschluss verderben nämlich viele Speisen eher als wenn noch eine gewisse Luftzirkulation vorhanden ist. Das gilt auch für die Aufbewahrung von rohem Fleisch im Kühlschrank. Das sollte ebenfalls in eine solche Glasschüssel gegeben werden oder auf einen Teller, der mit einem anderen, umgedrehten Teller abgedeckt wird. So kann immer etwas Luft zirkulieren und das Fleisch hält sich länger.

teinträger und „gute“ Fette verwendet, bei sehr geringem Kohlenhydratgehalt. Darüber hinaus werden Milchprodukte und lektinreiche Gemüse weitgehend vermieden, Nüsse werden sparsam verwendet. Getreideprodukte sind in kleinen Mengen in einigen Rezepten enthalten.

Suchen Sie sich für Ihr Körpergewicht die erforderlichen Gesamtkalorien aus Tab. 31 heraus. Dann legen Sie die benötigte Proteinmenge mit Hilfe der Angaben aus Tab. 40/41 fest und die erforderliche Fettmenge entnehmen Sie aus Tab. 48/49. An diesen Vorgaben sollten Sie sich an den ketogenen Tagen orientieren.

Die Proteinmenge der Rezepte lässt sich nach Bedarf leicht anpassen, indem ein Ei mehr oder weniger verzehrt wird bzw. mehr oder weniger Fleisch auf den Teller kommt. Um auf die benötigte Kalorienmenge zu kommen, wird weniger bzw. mehr Fett in Form von Butter, Olivenöl oder Schmalz zugefügt oder ein wenig der fettreichen Soßen/Pasten. Für eigene Gerichte können die Nährwerte der Lebensmittel pro 100 g jeweils den entsprechenden Tabellen (38, 39, 43-47, 51-53) entnommen werden.

Alle Gerichte im folgenden Kapitel sind darauf ausgelegt, nicht zu viele Kohlenhydrate zu liefern. Stellen Sie sich Frühstück, Mittag- und Abendessen so zusammen, dass die 50 g-Grenze für ketogene Tage nicht überschritten wird.

Es werden überwiegend „schnelle“ Rezepte präsentiert, die man jeden Tag zubereiten kann. Dazu einfache Soßen, die zu magerem Fleisch gegeben werden können. Darüber hinaus auch einige Rezepte für Gerichte, die sich in größeren Mengen gut für das Vorkochen eignen. Ich bin sicher, damit gelingt Ihnen ein guter Start in die optimierte Keto-Diät. Ich wünsche Ihnen viel Erfolg!

*

11. Einfache Rezepte für die optimierte Keto-Diät

Tab. 59 Liste der Rezepte

1 Fettreiche Soßen/Pasten für mageres Fleisch
a) Meerrettichpaste
b) Meerrettichsoße
c) Tartarensoße
d) Pesto
e) Senfsoße
f) Currypaste
g) Scharfe Tomatenpaste

2 Frühstück
a) Belegtes Brot
b) Avocados und Ei, Tomate und Kirschen
c) Paprika, Nüsse, Eier, Heidelbeeren
d) Nüsse, Eier, Rote Bete, Kohlrabi, Himbeeren
e) Rühreier mit Speck
f) Hartgekochte Eier mit Senfsoße
g) Hartgekochte Eier mit Petersilie und Butter
h) Proteinsmoothie mit Grün
i) Proteindrink mit Früchten
j) Frühstück für unechten Refeed

3 Mittag
a) Sahnehering mit Möhren
b) Salzhering in Quark mit Gurken
c) Frische Suppe
d) Makrele mit Paprika
e) Sardinen auf Salat
f) Thunfisch mit Salat
g) Currypfanne mit Huhn und Paprika
h) Hähnchenbrust mit Feldsalat und Haselnüssen
i) Wurstsalat mit Zwiebeln
j) Tartar mit Ei und Kapern, Rohkost

4 Abend
a) Frikadelle mit Meerrettich
b) Schnitzel natur mit Lauchgemüse
c) Hackfleisch mit mediterranem Gemüse
d) Grünkohl mit Mettwurst
e) Leber mit Apfel und Zwiebel
f) Wildschwein-Gulasch
g) Flambiertes Pfeffersteak
h) Hackfleisch mit Spitzkohl
i) Hackfleisch mit gebratenem Salat
j) Pilzpfanne

5 Kohlgemüse als Beilage
a) Wirsing
b) Rosenkohl
c) Brokkoli
d) Weißkohl
e) Spitzkohl
f) Blumenkohl

1a Meerrettichpaste

Menge für 8 Portionen

1	**Meerrettichwurzel**	**200 g**
3 EL	**Olivenöl**	**30 g**
2 EL	**Apfelessig**	**20 g**

Meerrettich liefert Allylisothiocyanat, das aus dem Senfölglycosid Sinigrin gebildet wird. Es wirkt durchblutungsfördernd und ist sehr wirksam bei einigen Krebsarten. Meerrettich passt hervorragend zu kaltem Rindfleisch oder Fisch und zu Frikadellen. In warme Speisen eingerührt, verliert sich die Schärfe dagegen schnell.

Eine frische Meerrettichwurzel schälen, dunkle Stellen herausschneiden und die Enden abtrennen. Die so gesäuberte Wurzel dann sehr schnell – bevor sich die scharfen Dämpfe entwickeln – auf einer Reibe zerkleinern und in eine Glasschüssel füllen. Dann Olivenöl sowie den konservierenden Essig zugeben und das Ganze mit einem Esslöffel zu einer Paste verrühren. Diese in ein sauberes Glas mit Deckel (ein gespültes Marmeladen- oder Senfglas) geben und im Kühlschrank aufbewahren. Die Meerrettichpaste hält sich bis zu 4 Wochen.

Nährwerte	kcal.	Fett/g	Prot/g	Kh/g
Gesamt	399	31	6	23
1/8 = 1 Portion	50	4	1	3

1b Meerrettichsoße

Menge für 4 Portionen

	Creme fraiche (30 % Fett)	**200 g**
1/3	**Meerrettichwurzel**	**70 g**
1	**Weißbrotscheibe**	**25 g**
1 EL	**Senfpulver (alternativ 1 TL scharfer Löwensenf)**	**10 g**
	Salz	**–**

In einer Schüssel die Weißbrotscheibe mit etwas Wasser benetzen, so dass sie aufweicht. Nach einigen Minuten das Wasser mit Küchenkrepp so vollständig wie möglich herausnehmen, so dass nur noch die Weißbrotpaste zurückbleibt. Das Senfpulver darüber geben. Jetzt ein Drittel der Meerrettichwurzel säubern wie oben. Auf einer Reibe schnell zerkleinern, mit der Creme fraiche in die Schüssel geben und die Masse mit einem Esslöffel solange schlagen, bis die Weißbrotpaste darin völlig aufgelöst ist.

Mit Salz abschmecken und für einige Stunden in den Kühlschrank geben. Danach kann die erstarrte Meerrettichsoße verwendet werden, am besten zu kaltem Fleisch oder Fisch. Sie hält sich, abgedeckt im Kühlschrank, etwa 5 Tage.

Nährwerte	kcal.	Fett/g	Prot/g	Kh/g
Gesamt	732	61	12	32
1/4 = 1 Portion	183	15	3	8

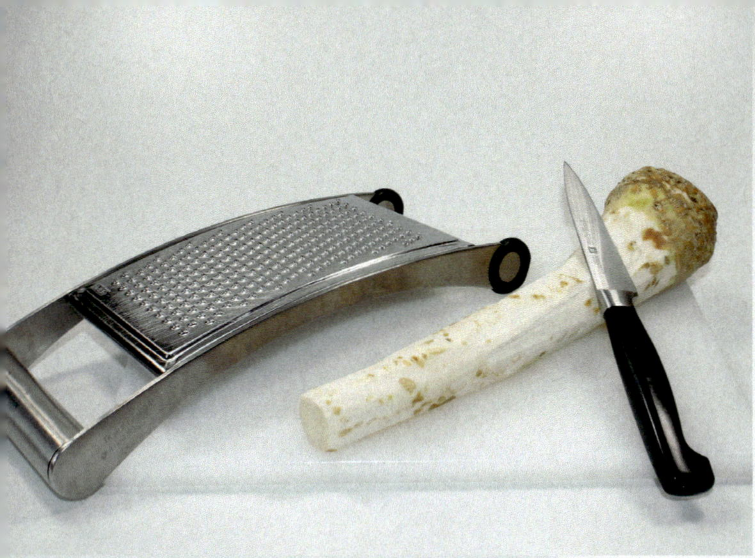
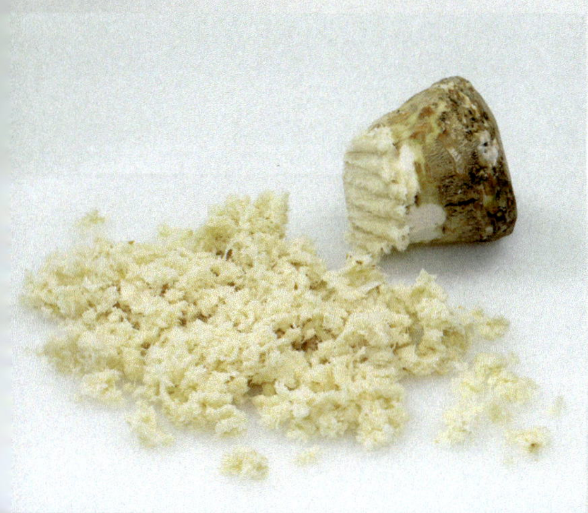
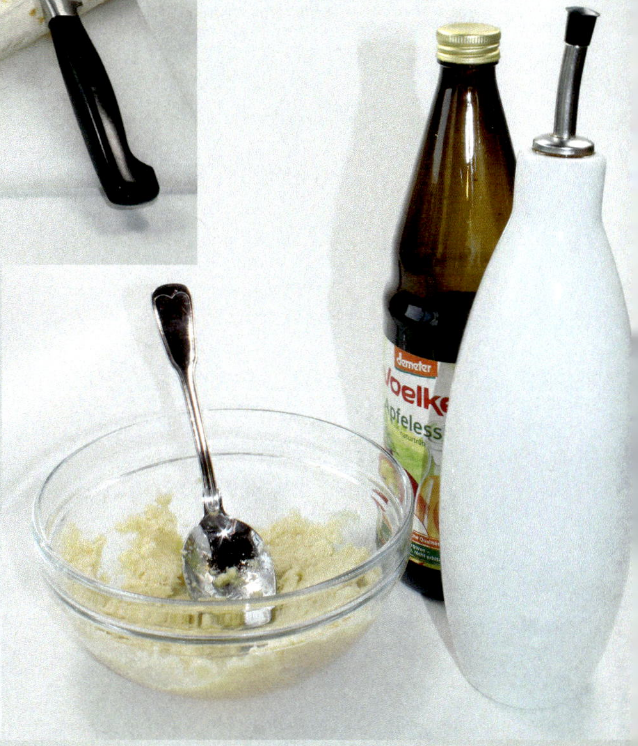
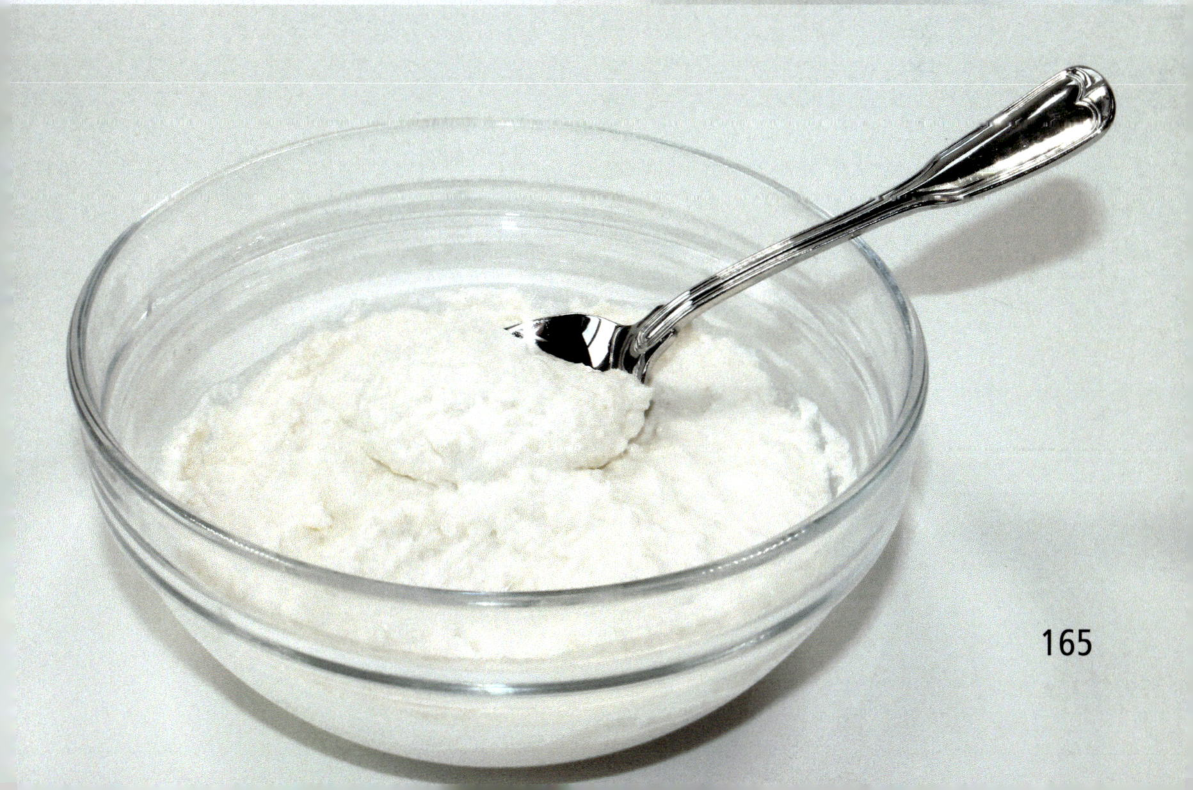

1c Tartarensoße

Menge für 4 Portionen

	Creme fraiche (30 % Fett)	**200 g**
1 Bd.	**Schnittlauch**	**25 g**
	Salz	–

Die klassische, scharfe Tartarensoße wird mit Schnittlauch und Mayonnaise zubereitet. Leider ist sie deshalb nicht lange haltbar. Diese abgewandelte Form nutzt Creme fraiche statt Mayonnaise. Sie ist nicht nur schneller zubereitet, sondern hält sich im Kühlschrank, mit Frischhaltefolie abgedeckt, vier Tage. Sie passt zu allen Arten von Fleisch. Am besten eignet sich meiner Meinung nach die Creme fraiche der französischen Marke „President“ dafür, sie enthält mit 30 % mehr Fett als deutsche Produkte und ist von festerer Konsistenz. Letztlich kann man aber jede Creme fraiche oder Schmand verwenden.

Den Schnittlauch fein hacken und mit der Creme fraiche vermengen, leicht salzen. Die Soße kann gleich verwendet werden, wird aber viel besser (schärfer), wenn sie im Kühlschrank einige Stunden durchziehen kann.

Nährwerte	kcal.	Fett/g	Prot/g	Kh/g
Gesamt	587	60	6	5
1/4 = 1 Portion	147	15	1	1

1d Pesto

Menge für 8 Portionen

	Basilikumblätter, frisch	**200 g**
10 EL	**Olivenöl**	**100 ml**
	Grana Padano	**50 g**
	Pinienkerne	**50 g**
1/2 Bd.	**Petersilie**	**25 g**
2 EL	**Weißwein, trocken**	**20 ml**

Petersilie grob hacken; mit Basilikum, geriebenem Grana-Käse und Pinienkernen in den Mixer geben und pürieren. Wein und Öl zugeben, noch einmal gut durchmischen und in ein sauberes Glas mit Deckel geben. Pesto ist im Kühlschrank beinahe unbegrenzt haltbar, wenn die Oberfläche jedesmal nach Gebrauch mit Olivenöl verschlossen wird (Öl sollte das Pesto knapp bedecken).

Nährwerte	kcal.	Fett/g	Prot/g	Kh/g
Gesamt	1545	144	30	28
1/8 = 1 Portion	193	18	4	3

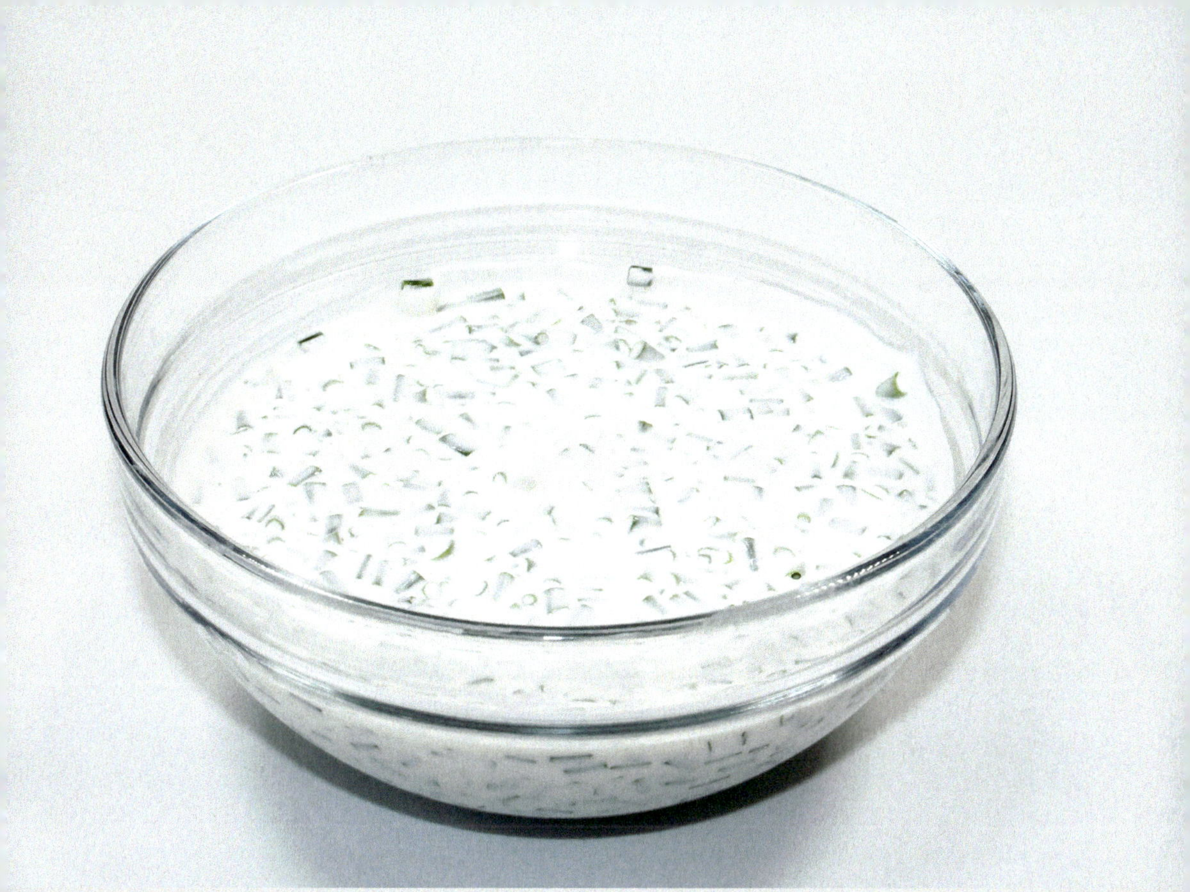

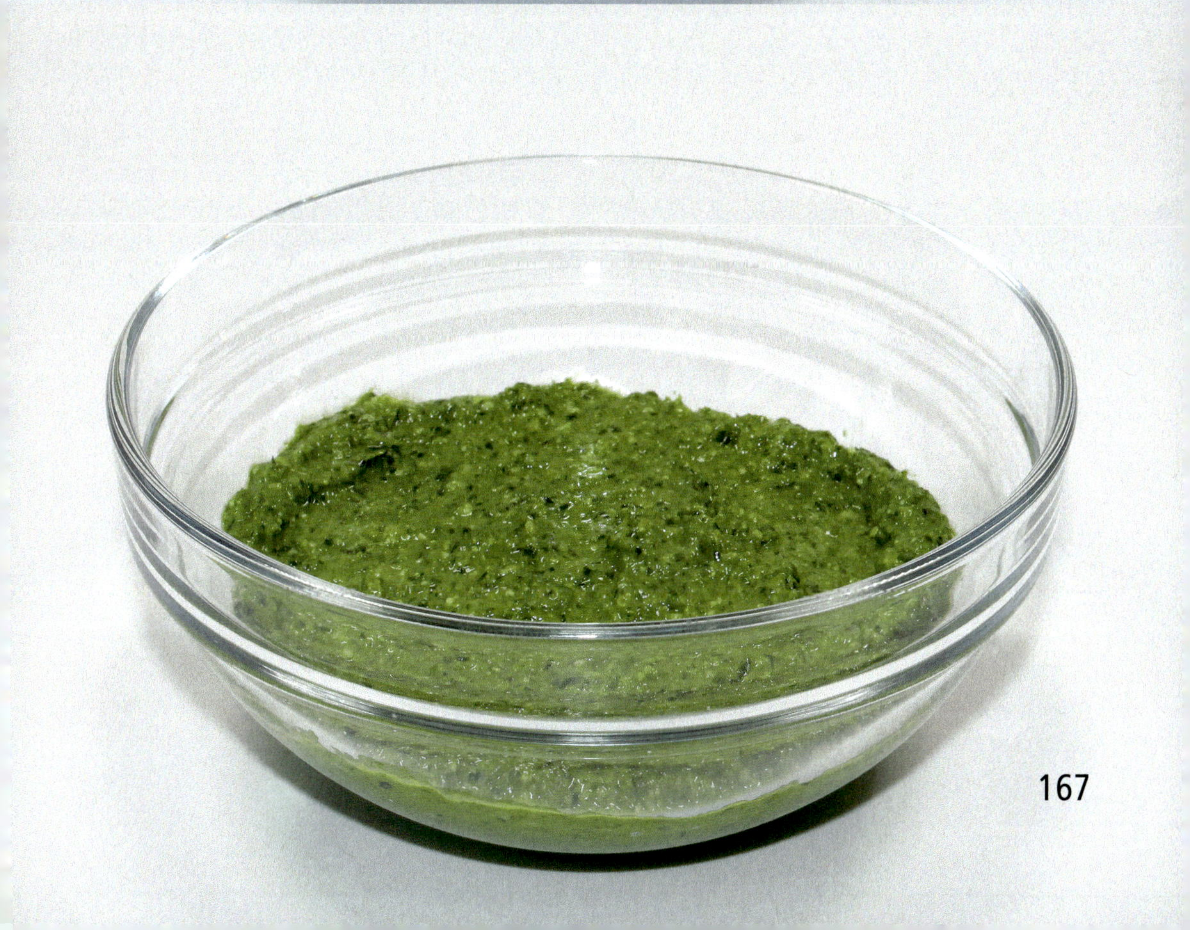

1e Senfsoße

Menge für 4 Portionen

	Creme fraiche (30 % Fett)	**200 g**
3 TL	**Senf, scharf**	**30 g**

Die schnellste aller kalten Soßen: Dafür wird der Senf einfach in die Creme fraiche eingerührt. Das kann in einer kleinen Menge sogar auf dem Tellerrand geschehen, während das Fleisch in der Pfanne bruzzelt. Passt gut zu allen Fleischsorten. Senfsoße kann auch in größerer Menge vorbereitet werden. Im Kühlschrank hält sie sich, mit Frischhaltefolie luftdicht verschlossen, vier Tage.

Nährwerte	kcal.	Fett/g	Prot/g	Kh/g
Gesamt	646	64	9	7
1/4 = 1 Portion	162	16	2	2

1f Currypaste

Menge für 4 Portionen

	Creamed Coconut	**100 g**
1	**Zwiebel, klein**	**50 g**
2 EL	**Kokosöl**	**20 g**
1/2	**Ingwerwurzel**	**10 g**
2	**Knoblauchzehen**	**10 g**
1 EL	**Currypulver**	
	Salz	

„Creamed Coconut" enthält das ungesüßte Fruchtfleisch der Kokosnuss, dem die Flüssigkeit entzogen wurde. Im Gegensatz dazu enthält Kokosnuss-Creme („Creme of Coconut") sehr viel Zucker und sollte für die ketogene Ernährung nicht verwendet werden.

Das Currypulver in eine beschichtete Pfanne geben. Das Kokosöl, die gehackten Zwiebeln und den kleingeschnittenen Knoblauch zugeben und schmoren, bis der Knoblauch beginnt, braun zu werden. Jetzt den zerbröckelten Block „Creamed Coconut" hinzugeben und in einem halben Glas Wasser auflösen. Das Ganze gut verrühren und mit Salz abschmecken. Wer es schärfer mag, gibt etwas Chilipulver hinzu. Die Currysoße passt gut zu Geflügel, aber auch zu rotem Fleisch und hält sich abgedeckt im Kühlschrank eine Woche. Sie wird am besten aufgewärmt verzehrt, weil das Kokosöl im Kühlschrank hart wird.

Nährwerte	kcal.	Fett/g	Prot/g	Kh/g
Gesamt	916	85	8	30
1/4 = 1 Portion	229	21	2	8

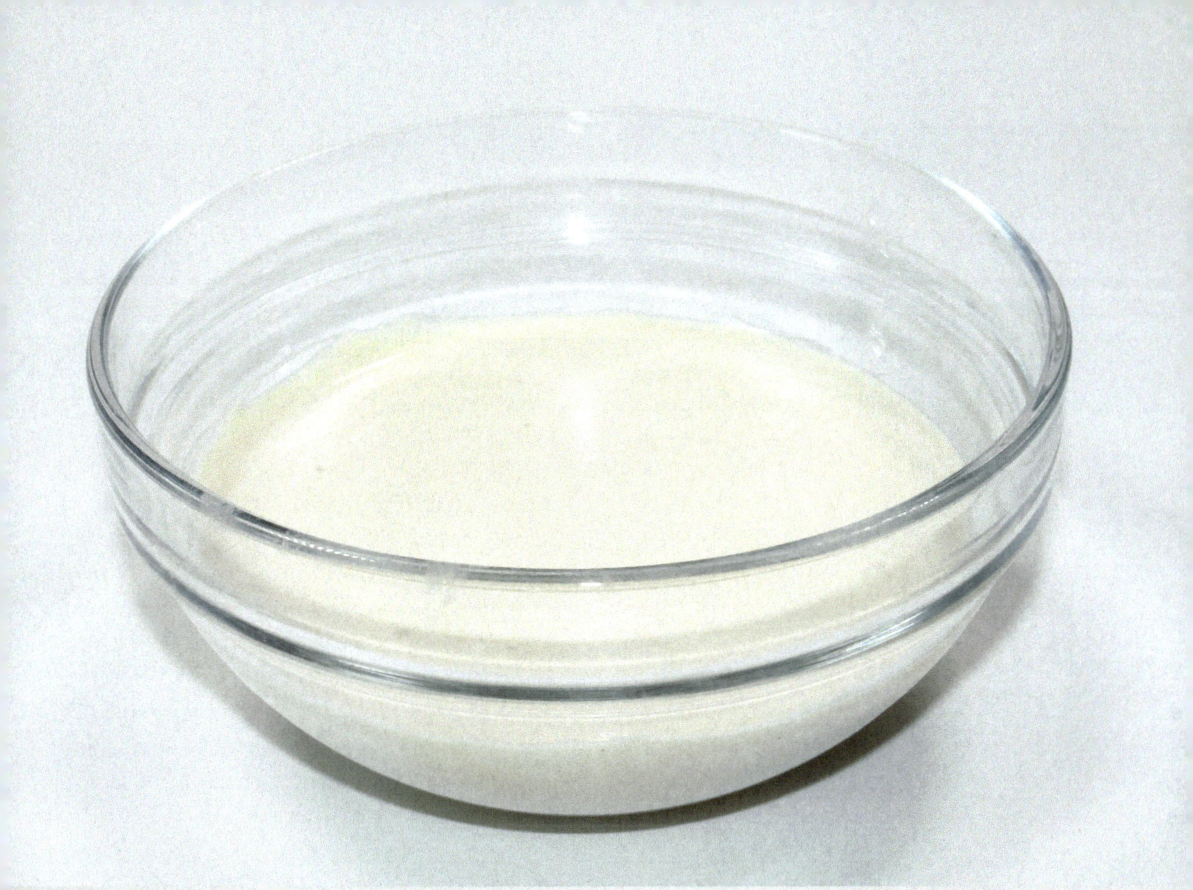

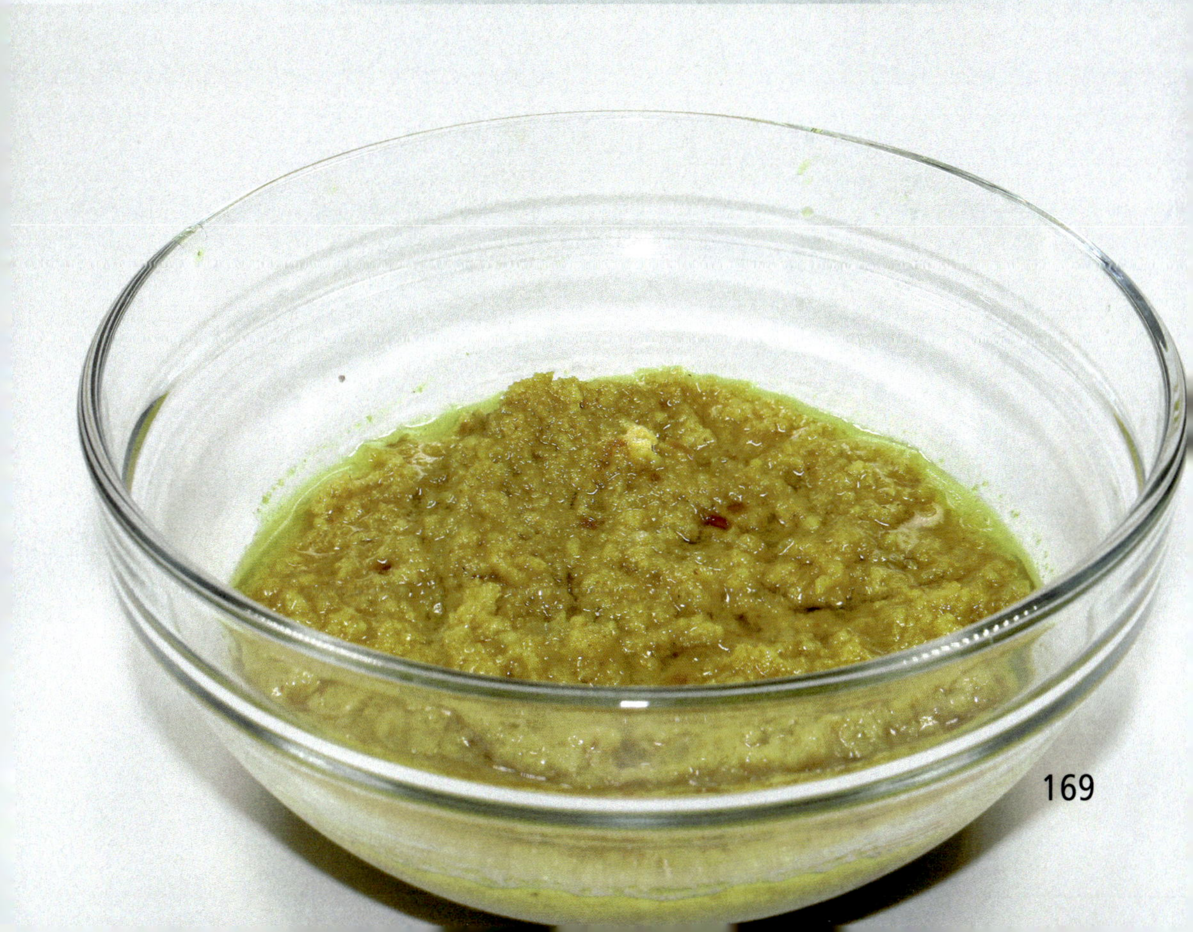

1g Scharfe Tomatenpaste

Menge für 4 Portionen

5	**Tomaten**	**600 g**
6 EL	**Olivenöl**	**60 g**
1	**Zwiebel, klein**	**50 g**
1/2	**Bund Petersilie**	**25 g**
1/2 TL	**Chilipulver**	–
1/2 TL	**schwarzer Pfeffer, gestoß.**	–
	Salz	–

Nährwerte	kcal.	Fett/g	Prot/g	Kh/g
Gesamt	669	61	7	20
1/4 = 1 Portion	167	15	2	5

Zwiebel und Petersilie fein hacken. Die Zwiebelstückchen im Olivenöl anschwitzen. Die Tomaten halbieren, Gallertmasse und Kerne mit einem Löffel entfernen. Das Fruchtfleisch in kleine Stücke schneiden, ebenfalls in den Topf geben und bei kleiner Hitze weich garen. Zum Ende hin die Petersilie zugeben und mit den anderen Zutaten vermengen. Mit Salz, Pfeffer und Chili abschmecken und servieren. Wer es würziger mag, kann Koriander oder Knoblauch zufügen. Die Paste schmeckt warm oder kalt und hält sich, mit Frischhaltefolie abgedeckt, im Kühlschrank etwa eine Woche.

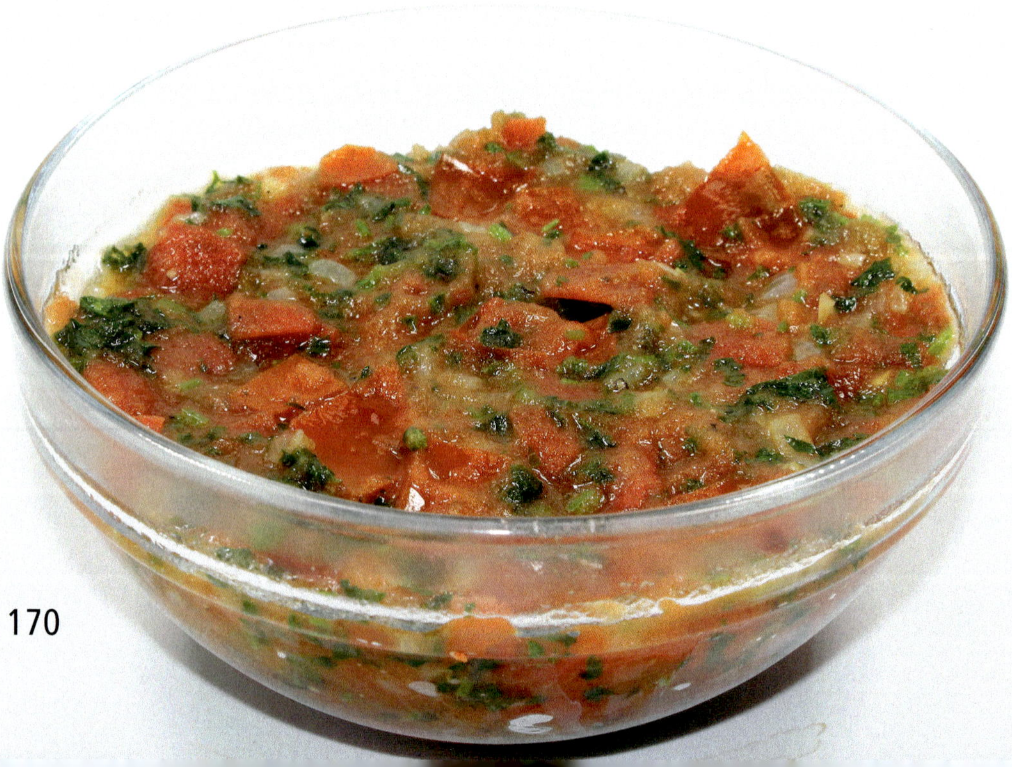

2a Belegtes Brot

Menge für 1 Portion

3	**Gurkenscheiben**	**60 g**
	Wurst (Salami)	**50 g**
	Käse (Gouda)	**50 g**
3	**Radieschen**	**30 g**
	Butter	**20 g**
1	**Brotscheibe, sehr dünn**	**15 g**

Nährwerte	kcal.	Fett/g	Prot/g	Kh/g
Gesamt	528	42	28	10

Ein festes Brot wählen; ein trockenes, älteres Weißbrot eignet sich auch. Mit einem scharfen Messer eine sehr dünne Scheibe abschneiden und in den Toaster geben (geröstet hält die dünne Brotscheibe besser zusammen). Abkühlen lassen, mit der Butter bestreichen und mit reichlich Wurst sowie Käse belegen.

Das ist ein Keto-Notfrühstück, wenn es einmal nichts anderes gibt (z.B. morgens im Hotel). Einige Eier wären eine gute Ergänzung. Statt einer gerösteten Brotscheibe kann man auch ein Brötchen teilen, das Weiche innen entfernen und dieses belegen. Es geht darum, die Getreidekohlenhydrate so niedrig wie möglich zu halten.

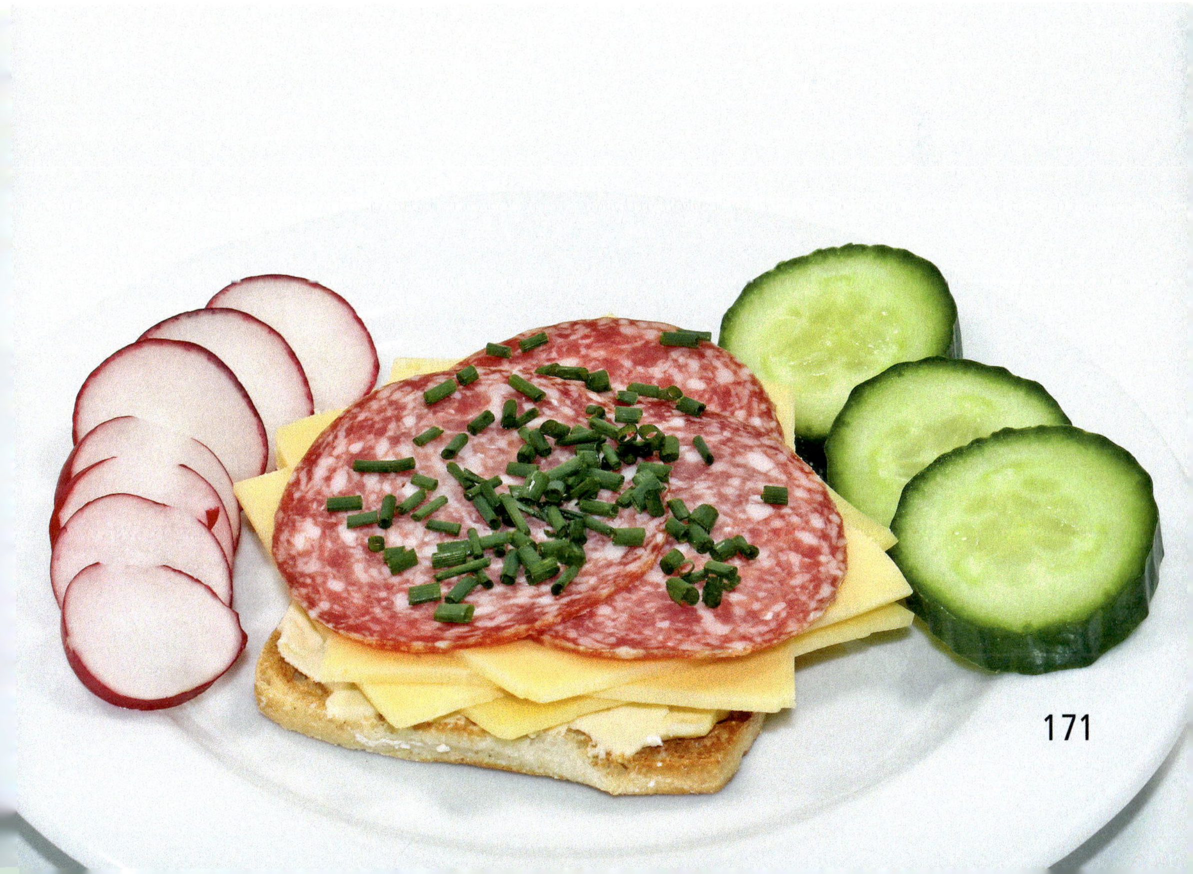

2b Avocados und Ei, Tomate und Kirschen

Menge für 1 Portion

3	**Eier**	**180 g**
1	**Avocado (Hass)**	**120 g**
1	**Tomate**	**100 g**
3	**Rettichscheiben**	**80 g**
3	**Gurkenscheiben**	**60 g**
1	**Zwiebel, klein**	**50 g**
3 EL	**Sauerkirschen**	**50 g**
1 EL	**Sauerkraut**	**30 g**
3	**Radieschen**	**30 g**
	Kurkuma-Zubereitung	
2 EL	**Kokosöl**	**20 g**
1 TL	**Kurkuma**	**1,5 g**
1 Prise	**Pfeffer, schwarz**	–
1 Prise	**Chilipulver**	–
	enthält 180 kcal. und 20 g Fett	

Die Eier im Topf mit Wasser oder schneller, im Eierkocher weich kochen. In der Zwischenzeit die Avocado längs halbieren, den Kern herausheben und das Fruchtfleisch mit einem Esslöffel von der Schale lösen. Zwiebel schälen, Tomate vierteln, Radieschen putzen und von einem weißen Rettich drei fingerdicke Scheiben abschneiden. Alles auf einen Teller geben, Tomate und Avocado mit Salz und Pfeffer würzen. Das Sauerkraut auf die Seite geben und die Kirschen in einer kleinen Schale dazu.

Nährwerte berechnet ohne Kurkuma-Zubereit.

Nährwerte	kcal.	Fett/g	Prot/g	Kh/g
Gesamt	630	50	29	16

Rohkost am Morgen? Zugegeben, eine etwas ungewöhnliche Frühstückskombination, die ich aber seit vielen Jahren 1x pro Woche so zu mir nehme. Es handelt sich um eine echte Keto-Mahlzeit, mit hochwertigen Proteinen und Fetten, akzeptablem Kohlenhydratgehalt sowie reichlich Ballaststoffen. Obendrein sind viele Vitamine, Mineralien und sekundäre Pflanzenstoffe enthalten. Die rohe Zwiebel liefert von allen Gemüsen die größten Mengen des Polyphenols Quercetin und enthält Allicin, was im Knoblauch ebenfalls vorkommt. Die Schärfe lässt sich etwas mildern, wenn man nach einem Bissen Zwiebel ein Radieschen isst.

Die Zubereitung ist in 10 Minuten geschehen und der Verzehr dauert, weil man alles gut kauen muss, noch einmal so lange.

Die Kurkuma-Zubereitung verzehre ich ebenfalls wochentags jeden Morgen zum Rohkostfrühstück. Dafür werden einmal pro Woche 5 Portionen hergestellt: 5 gestrichene Teelöffel Kurkuma in eine kleine Pfanne geben, 15 Pfefferkörner zerstoßen und dazugeben, ebenso 5 Messerspitzen Chilipulver. Das Ganze in 10 Esslöffeln Kokosöl auflösen, einmal aufkochen (Kokosöl siedet, wenn es auf der Oberfläche kleine Bläschen bildet) und in gleichen Portionen in fünf kleine Glasschüsselchen geben. Dabei die Pfanne auskratzen und die nicht gelöste Gewürzmenge gleichmäßig auf alle Schälchen verteilen. Abkühlen lassen, mit Frischhaltefolie verschließen und im Kühlschrank aufbewahren.

Kurkuma hat vielfältige, entzündungshemmende und schmerzstillende Eigenschaften. Gerade der Kraftsportler mit seinen beanspruchten Muskeln und Gelenken kann davon profitieren.

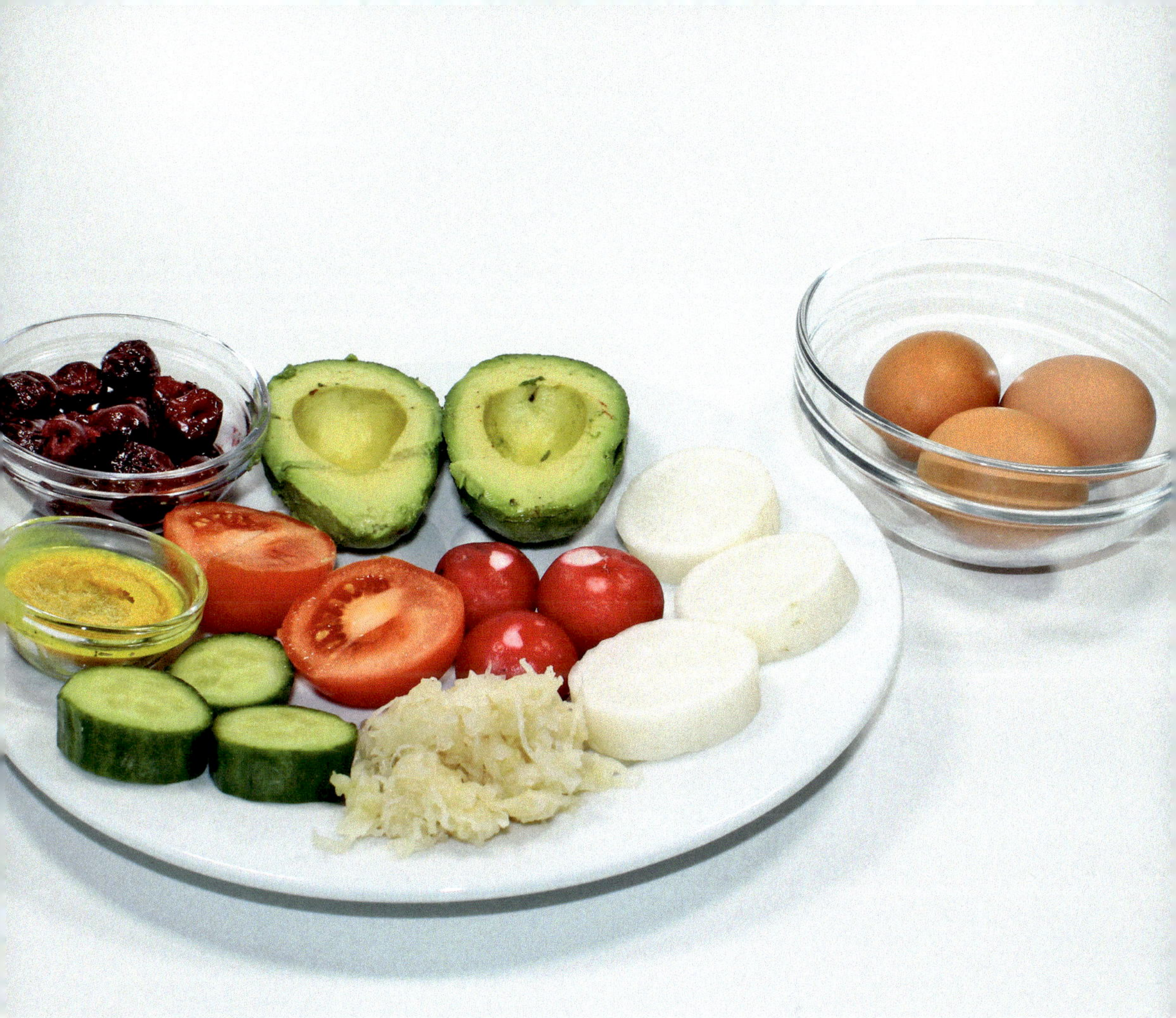

Reines Kurkuma hat aber eine schlechte Bioverfügbarkeit, vom Gewürzpulver wird nur etwa 1 % im Körper resorbiert. Die Kombination mit schwarzem Pfeffer erhöht die Bioverfügbarkeit auf bis zu 20 % [99], die Lösung in Kokosöl und das Chilipulver steigern die Aufnahme im Körper noch einmal um einige Prozentpunkte.

Ich zerteile die gekühlte Kurkuma-Zubereitung zum Verzehr mit einem Messer. Ein Stückchen Kurkuma-Kokosfett wird mit einem Löffel Ei verzehrt, das würzt besser als Salz. Obendrein ist es auch eine vergleichsweise „saubere“ Verzehrmöglichkeit; viel besser, als Kurkumapulver auf das Ei zu streuen. Beachten Sie aber die Färbekraft von Kurkuma: Der deutsche Name „Gelbwurz“ hat seine Berechtigung – Kurkumaflecken in der Kleidung bekommt man nicht mehr heraus.

2c Paprika, Nüsse, Eier, Heidelbeeren

Menge für 1 Portion

3	**Eier**	**180 g**
1	**Spitzpaprika, rot**	**80 g**
3	**Rettichscheiben**	**80 g**
3	**Gurkenscheiben**	**60 g**
3 EL	**Heidelbeeren**	**50 g**
1	**Zwiebel, klein**	**50 g**
1 EL	**Sauerkraut**	**30 g**
3	**Radieschen**	**30 g**
5	**Walnusshälften**	**20 g**
5	**Paranüsse**	**20 g**
5	**Haselnüsse**	**10 g**

Eine weitere Rohkostvariante zum Frühstück. Die Nüsse enthalten, wie das Eigelb, ebenfalls Protein und Fett. Paprika und Heidelbeeren liefern weitere Mikronährstoffe und die kleine Menge Sauerkraut (nicht pasteurisiert und kalt serviert) sorgt für jede Menge Milchsäurebakterien, welche die Darmgesundheit fördern. Rettich und Radieschen sind als gesundes Wurzelgemüse in kleiner Menge immer dabei.

Nährwerte berechnet ohne Kurkuma-Zubereit.

Nährwerte	kcal.	Fett/g	Prot/g	Kh/g
Gesamt	879	74	34	20

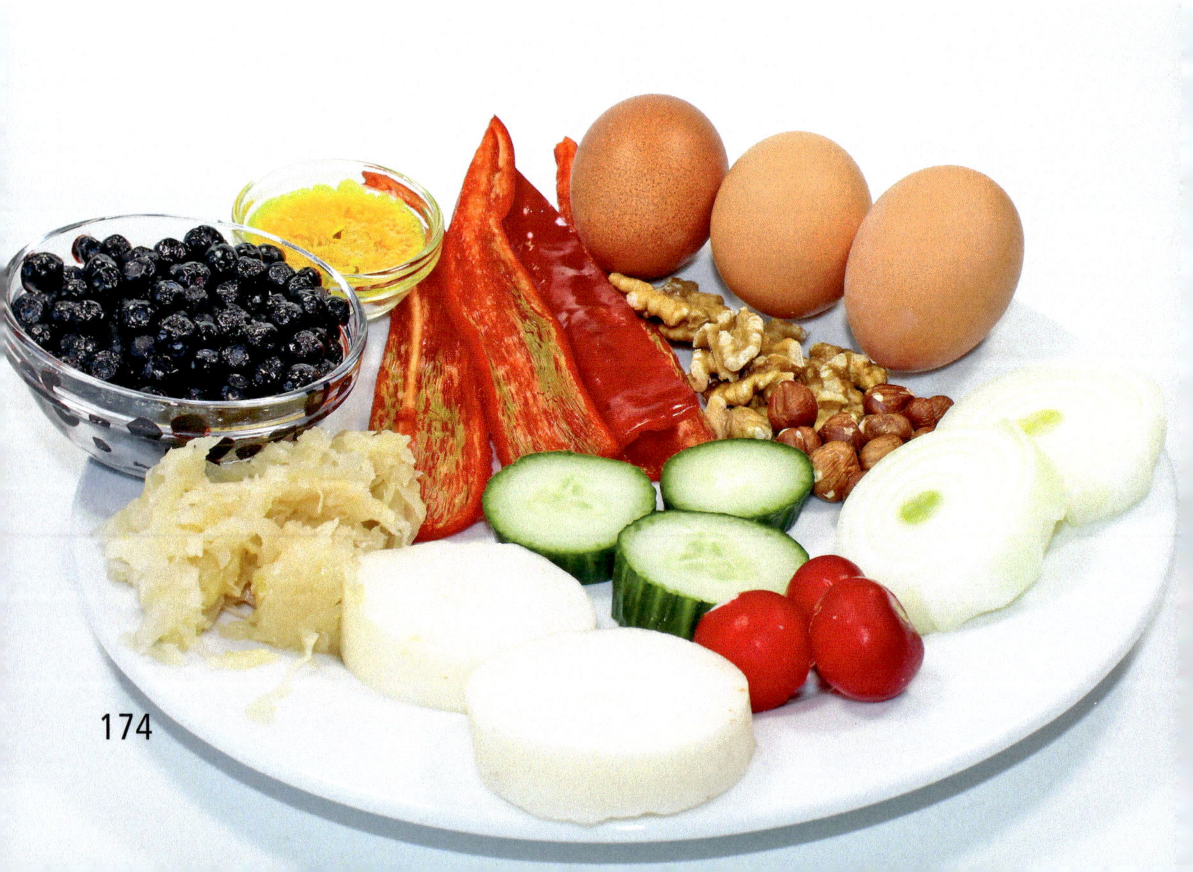

2d Eier, Nüsse, Rote Bete, Kohlrabi, Himbeeren

Menge für 1 Portion

3	**Eier**	**180 g**
1/2	**Rote Bete**	**150 g**
1/2	**Kohlrabi**	**150 g**
4	**Gurkenscheiben**	**80 g**
4 EL	**Himbeeren**	**70 g**
1	**Zwiebel, klein**	**50 g**
3	**Radieschen**	**30 g**
5	**Paranüsse**	**20 g**
10	**Haselnüsse**	**20 g**

Die Eier werden nach Belieben zubereitet. Dazu kommen geschälte und gestiftete Rote Bete und Kohlrabi sowie Walnüsse und Himbeeren.

Nährwerte berechnet ohne Kurkuma-Zubereit.

Nährwerte	kcal.	Fett/g	Prot/g	Kh/g
Gesamt	690	47	36	30

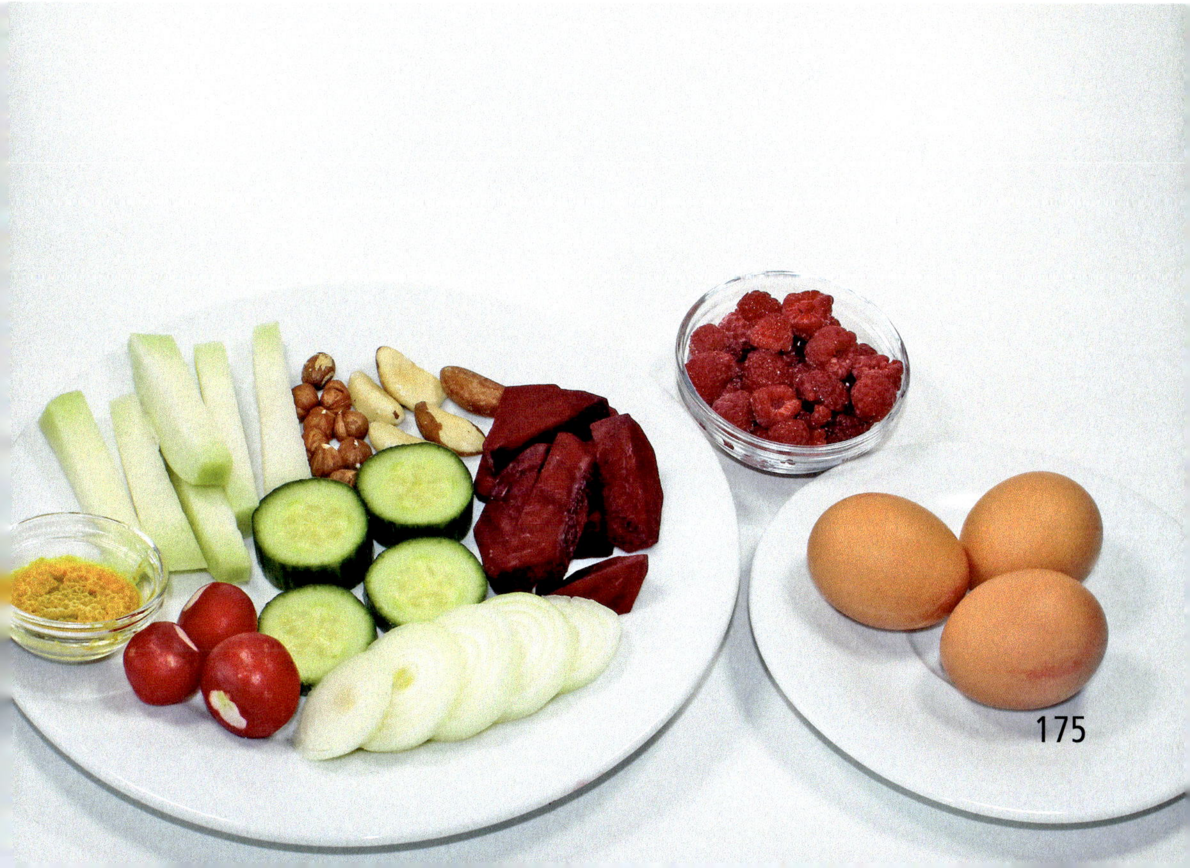

2e Rühreier mit Speck

Menge für 1 Portion

3	**Eier**	**180 g**
1	**Tomate**	**100 g**
1/3	**Gurke**	**80 g**
	Speck, durchwachsen	**50 g**
1	**Zwiebel, klein**	**50 g**
5	**Walnusshälften**	**20 g**
	Butter	**10 g**
	Pfeffer	**–**

Nährwerte	kcal.	Fett/g	Prot/g	Kh/g
Gesamt	837	74	33	10

Ein klassisches, deftiges Low-Carb-Frühstück. Den Speck würfeln und mit der Butter in der Pfanne auslassen. Die Hälfte der Zwiebel fein hacken und dazu geben. Nach einigen Minuten die Eier in die Pfanne schlagen und alles gut vermengen. Das Rührei leicht pfeffern. Salz ist nicht mehr nötig, der Speck enthält genug davon. Das Gemüse waschen und klein schneiden, auch die restliche Zwiebelhälfte mit den Nüssen auf dem Teller anrichten. Das Kauen der festen Bestandteile verzögert die Nahrungsaufnahme und führt so zu einer besseren Sättigung.

Nährwerte berechnet ohne Kurkuma-Zubereit.

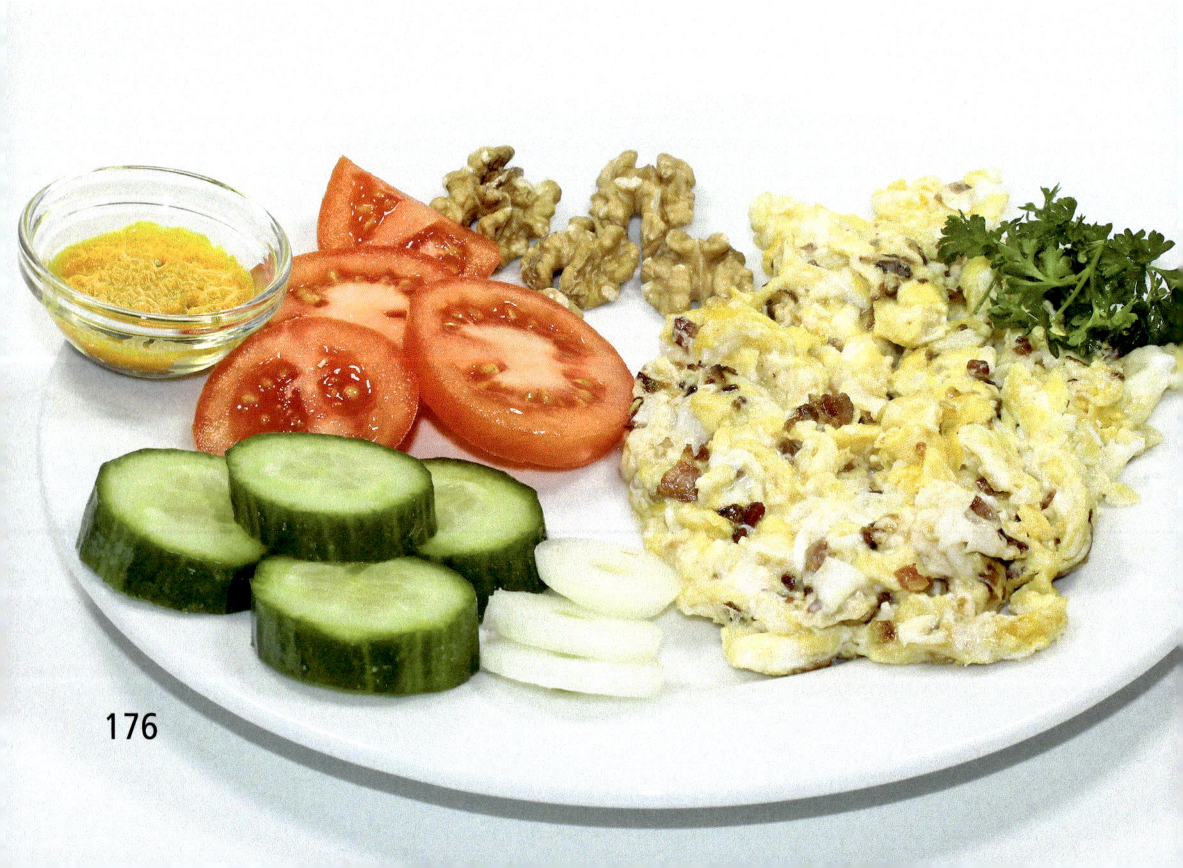

2f Hartgekochte Eier mit Senfsoße

Menge für 1 Portion

3	**Eier, hartgekocht**	**180 g**
	Sauerkraut	**50 g**
2	**Gurkenscheiben**	**40 g**
3 EL	**Creme fraiche**	**30 g**
2	**Radieschen**	**20 g**
1 TL	**Senf, scharf**	**10 g**
1 EL	**Schnittlauch**	**5 g**

Nährwerte	kcal.	Fett/g	Prot/g	Kh/g
Gesamt	386	30	25	4

Die Eier können am Abend – auch in größerer Menge für mehrere Portionen – vorgekocht und im Kühlschrank aufbewahrt werden. Zum Servieren 3 Eier von der Schale befreien, längs halbieren und auf den Teller geben. Die Senfsoße zubereiten, wie unter den Soßenrezepten beschrieben, und darüber geben. Das Sauerkraut (nicht pasteurisiert und kalt serviert, sonst leben darin keine Milchsäurebakterien mehr) mit verzehren, um Ballaststoffe zu erhalten und um ein vermehrtes Kauen zu erzwingen. Das dient der besseren Sättigung.

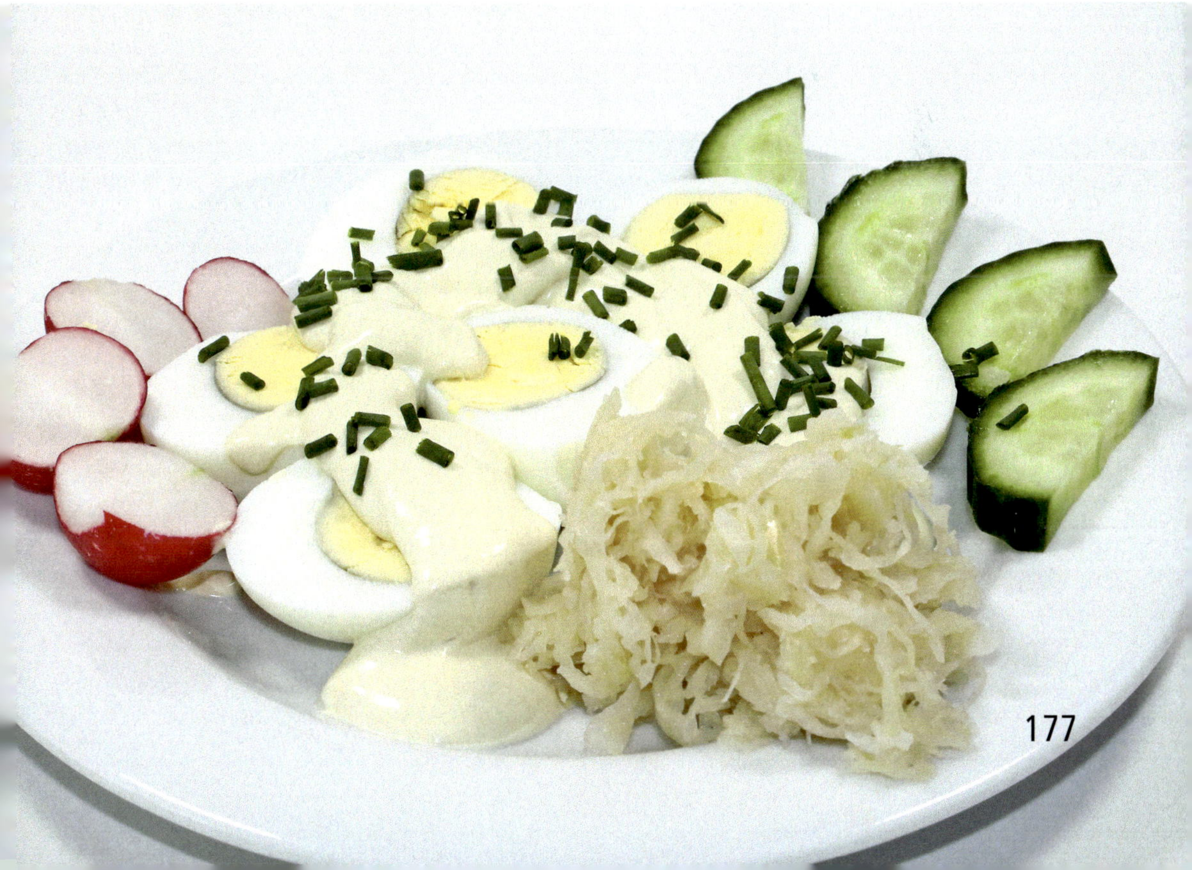

2i Proteindrink mit Frucht

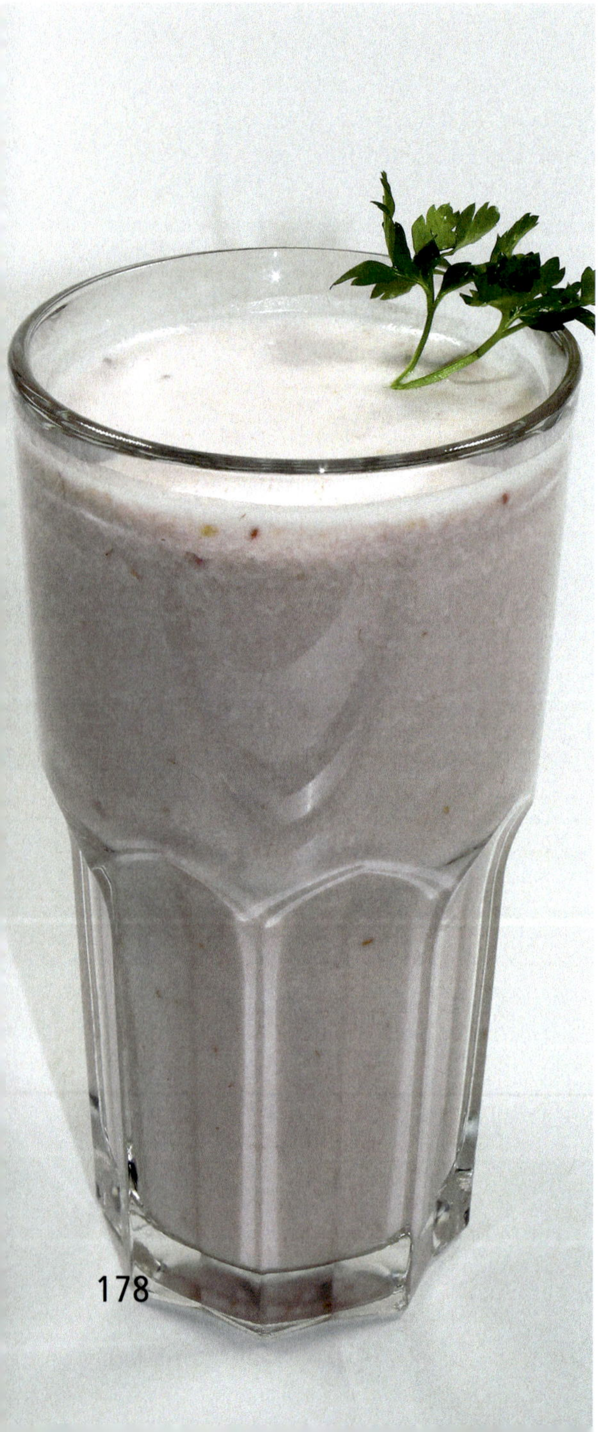

Menge für 1 Portion

5 EL	**Himbeeren**	**70 g**
1/2	**Pfirsich**	**60 g**
3 EL	**Proteinpulver**	**30 g**
3 EL	**flüssiges Kokosöl**	**30 g**
0,3 l	**Wasser, warm**	**–**

Himbeeren und den halben Pfirsich mit etwas Wasser im Mixer zerkleinern. Dann das Proteinpulver, Kokosöl und das restliche Wasser zugeben. Das Wasser sollte warm sein, aber nicht heiß, damit das Kokosöl nicht zu Bröckchen erstarrt.

Dieser Proteindrink ist morgens blitzschnell zubereitet. Er liefert zwar ausreichend Protein und Fett, aber wenig Ballaststoffe und sättigt daher nicht so gut. Die übrige Pfirsichhälfte sollte, wie eine Avocado, mit Kern und in Frischhaltefolie gewickelt im Kühlschrank verwahrt werden. Natürlich können auch andere kohlenhydratarme Früchte und Beeren in Maßen verwendet werden, doch achten Sie darauf, die erlaubte Kohlenhydratmenge nicht schon mit der ersten Mahlzeit des Tages auszuschöpfen.

Nährwerte	kcal.	Fett/g	Prot/g	Kh/g
Gesamt	431	31	30	9

2h Proteinsmoothie mit Grün

Menge für 1 Portion

3	**Eier, hartgekocht**	**180 g**
	Spinat	**100 g**
1/2	**Avocado (Hass)**	**60 g**
5	**Radieschen**	**50 g**
1/2	**Bund Schnittlauch**	**12 g**
0,3 l	**Wasser**	–
	Salz	–

Ein Proteindrink ohne Eiweißpulver. Dafür zunächst die Radieschen mit etwas Wasser im Mixer zerkleinern. Dann die Spinatblätter und den grob gehackten Schnittlauch zugeben und durchmischen, zuletzt die Avocado, die halbierten Eier und das restliche Wasser. Mit etwas Salz abschmecken.

Ein schnell zubereiteter Protein-Shake, der den Magen gut füllt. Der hohe Fettgehalt durch Eigelb und Avocado sättigt ausreichend.

Die andere Hälfte der Avocado hält sich einen weiteren Tag im Kühlschrank, wenn der Kern darin verbleibt und sie in Frischhaltefolie verpackt wird. Spinatblätter gibt es als „Babyspinat“ für Salate in der Tüte im Supermarkt. Im Prinzip lassen sich viele andere Kräuter, Salate und Gemüse in einem Proteindrink verarbeiten. Experimentieren Sie ein wenig, dann finden Sie schmackhafte Kombinationen schnell heraus.

Nährwerte	kcal.	Fett/g	Prot/g	Kh/g
Gesamt	439	35	27	3

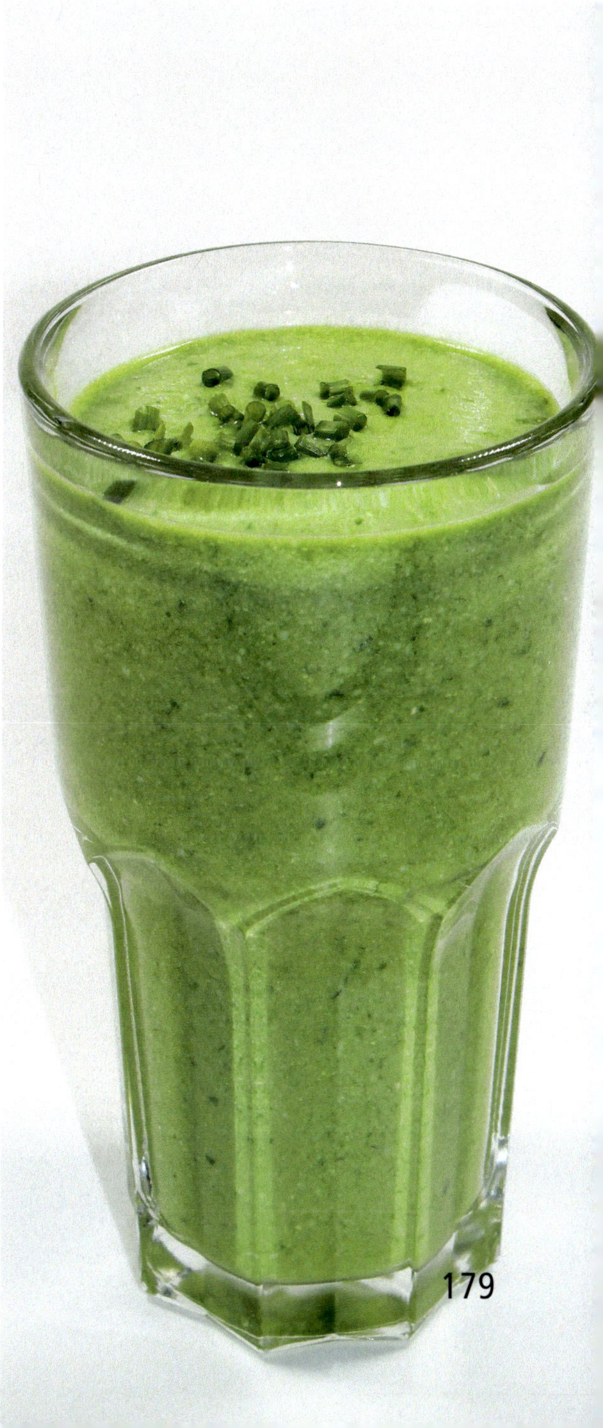

2g Hartgekochte Eier mit Petersilie und Butter, Rohkost

Menge für 1 Portion

2	**Eier, hartgekocht**	**120 g**
4	**Gurkenscheiben**	**80 g**
3	**Rettichscheiben**	**80 g**
10	**Paranüsse**	**40 g**
	Butter	**30 g**
3	**Radieschen**	**30 g**
1/2	**Bund Petersilie**	**25 g**
	Salz	**–**

Nährwerte	kcal.	Fett/g	Prot/g	Kh/g
Gesamt	718	66	24	8

In einer Schüssel die geschälten Eier, die gehackte Petersilie und die Butter mit einer Gabel zerdrücken und gut vermengen, dabei leicht salzen. Die Eimasse mit dem klein geschnittenen Gemüse und den Nüssen servieren.

Durch den recht hohen Fettgehalt der Ei-Masse ist kein Öl mehr nötig. Petersilie enthält ätherische Öle und viel Vitamin C, der grüne Blattfarbstoff Cholophyll sorgt für frischen Atem. Schwangere sollten Petersilie aber nicht so hoch dosieren, das Öl darin wirkt abtreibend.

Dieses Gericht kann ebenfalls gut vorbereitet werden. Dazu die Eier vorkochen und im Kühlschrank aufbewahren. Auch das Gemüse kann gewaschen im Kühlschrank verwahrt werden.

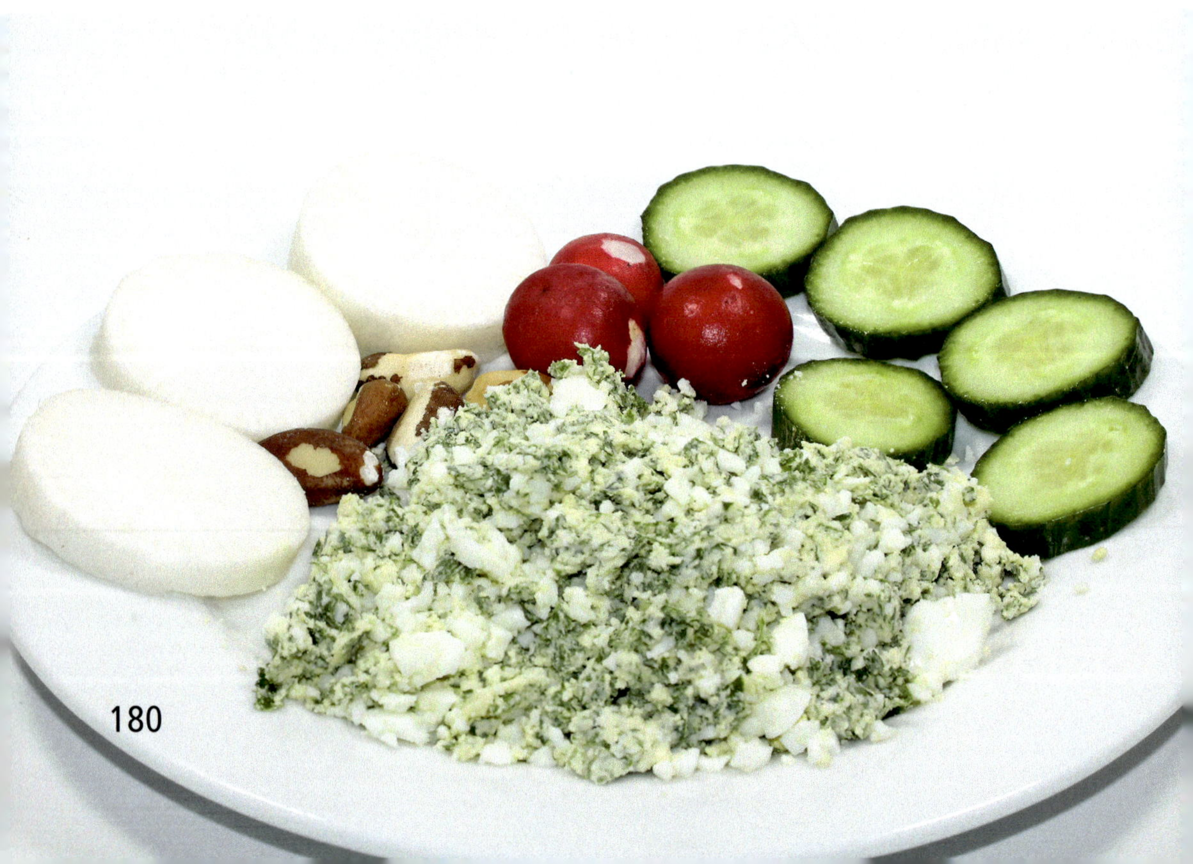

2h Frühstück für den unechten Refeed

Menge für 1 Portion

2	**Eier**	**120 g**
	Camembert	**40 g**
	Aufschnitt (Braten)	**40 g**
1	**Brötchen, Weißmehl**	**35 g**
	Butter	**30 g**
	Feigensenf	**5 g**
	Barbecuesoße (Heinz)	**5 g**

Nährwerte	kcal.	Fett/g	Prot/g	Kh/g
Gesamt	714	53	34	26

Mein Frühstück am Samstag und Sonntag. Das Brötchen hat bei 35 g Gewicht gute 19 g Kohlenhydrate, die Kleckse Feigensenf (4,4 g) und Barbecuesoße (1,7 g) zusammen auch nur gute 6 g. Das ergibt mit den Spuren von Kohlenhydraten aus den Eiern insgesamt 26 g Kohlenhydrate, also nur unwesentlich mehr als ein echtes Keto-Frühstück mit Rohkost. Der Feigensenf paßt sehr gut zum Camembert und die Barbecuesoße würzt die Spiegeleier.

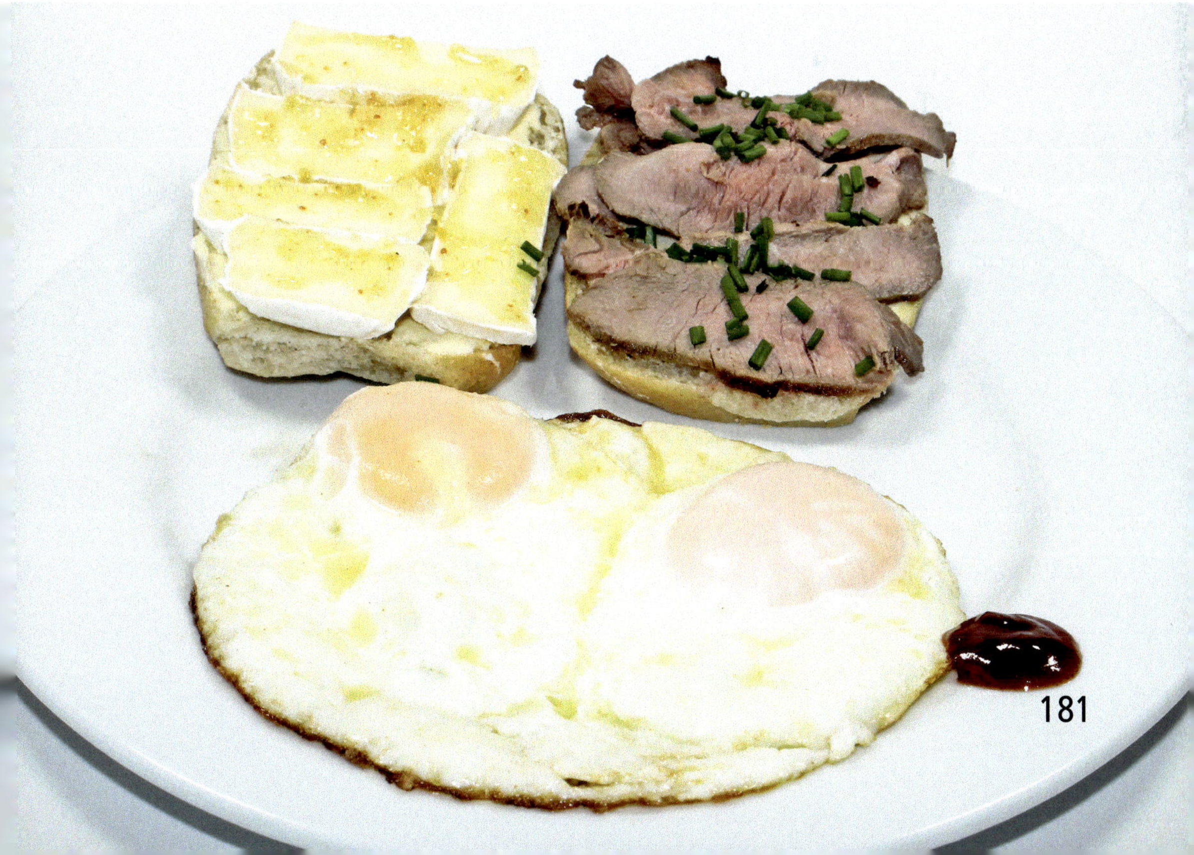

3a Sahnehering mit Möhren

Menge für 1 Portion

3	**Heringsfilet in Sahnesoße**	**200 g**
2	**Möhren**	**200 g**
	Dill	**–**

Hering wird günstig in unzähligen Soßenvarianten angeboten, am häufigsten in Sahnesoße. Die Soße enthält aber selten echte Sahne, sondern ist häufig ein Kunstprodukt aus billigem Rapsöl, Verdickungs- und Süßungsmitteln und anderen unerwünschten Stoffen. Die Fischeinlage ist dagegen ein hochwertiges Lebensmittel, das viel Protein, Omega-3-Fettsäuren und Vitamin D enthält.

Nährwerte	kcal.	Fett/g	Prot/g	Kh/g
Gesamt	518	36	38	10

Für eine schnelle und gesunde Mahlzeit empfiehlt es sich daher, die Fischfilets von der Soße zu befreien – abkratzen reicht aus – und mit einem Gemüse zu verzehren. Ich esse das weiche Heringsfilet gern mit Karotten, da die harte Wurzel längeres Kauen erfordert. Das verzögert die Nahrungsaufnahme ein wenig und erlaubt eine bessere Sättigung. Selbstverständlich kann auch jedes andere Gemüse oder ein Salat gewählt werden.

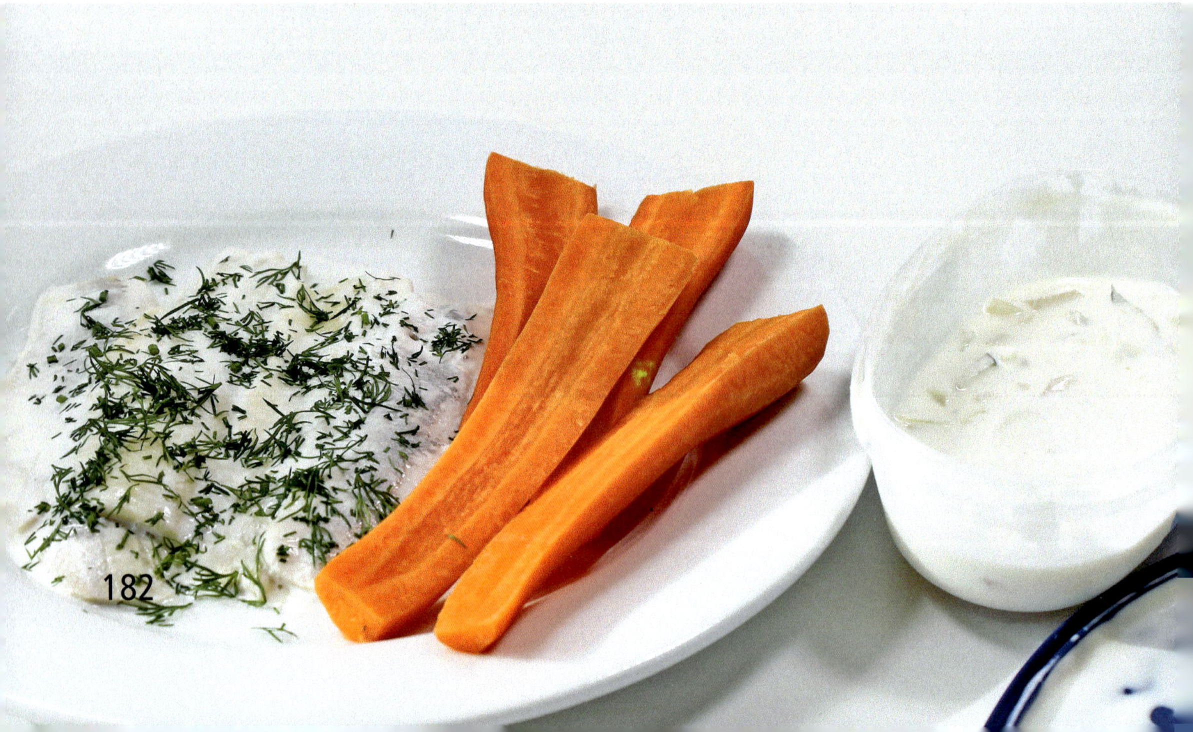

3b Matjes in Quark mit Gurken

Menge für 1 Portion

1	**Gurke**	**180 g**
2	**Matjes-Doppelfilets**	**150 g**
	Quark	**80 g**
1/2	**Zwiebel, klein**	**25 g**
1 EL	**Wasser**	–

Bei Matjes handelt es sich um junge Heringe, die nur gesalzen, ohne Kopf und Gräten angeboten werden. Die jungen Fische haben in ihrem Fettgewebe noch nicht so viele Schadstoffe eingelagert wie ältere Fische und sind diesen deshalb vorzuziehen. Matjes gibt es tiefgefroren mit recht wenig Salz und im Eimer mit Salzlake. Wählen Sie nach Möglichkeit diese traditionellen Matjes, nicht die Zubereitung „nach Matjes-Art". Bei letzterer sind die Heringsfilets zur Konservierung in Pflanzenöl eingelegt – auf industriell hergestellte Omega-6-Öle sollte aber so weit wie möglich verzichtet werden.

Nährwerte	kcal.	Fett/g	Prot/g	Kh/g
Gesamt	506	36	37	7

Matjes können auch mit jedem anderen Gemüse verzehrt werden. Für Abwechslung sorgt aber diese schnelle Zubereitung mit Quark und Gurken: Die Gurke waschen, in Scheiben schneiden; den Quark mit einem Esslöffel Wasser vermengen und über die Gurkenscheiben geben.

Wer möchte, kann eine halbe gehackte Zwiebel, Radieschen oder Ähnliches dazugeben. So erhält man mehr Ballaststoffe und das Gericht erfordert verstärktes Kauen. Die Quarkmenge fällt wegen der Milchproblematik gering aus.

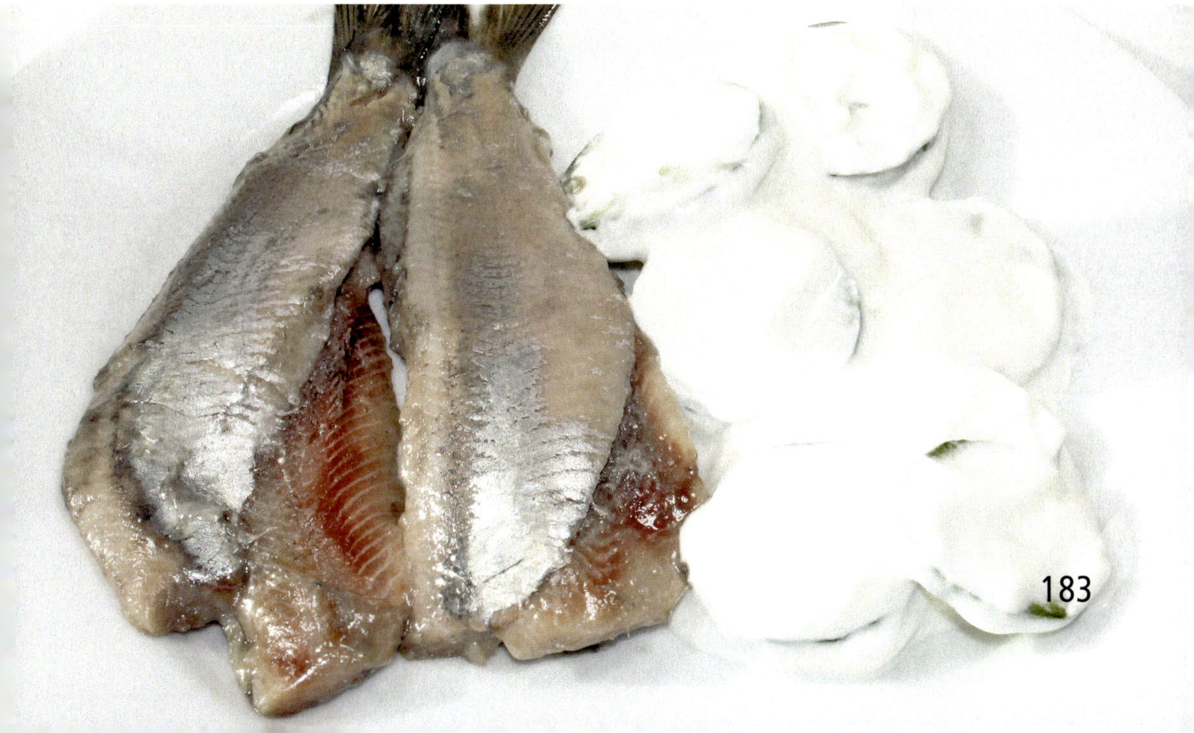

3c Frische Suppe

Menge für 7 Portionen

1,5 kg	**Beinscheibe vom Rind**	**1000 g**
6	**Möhren**	**600 g**
3	**Lauchstangen**	**400 g**
1/2	**Sellerieknolle**	**300 g**
1	**große Zwiebel**	**100 g**
1 Bd.	**Petersilie**	**50 g**
	Wasser	–
	Salz	–
	Pfeffer	–

Ergibt sieben Portionen; die Menge kann für 14 Portionen verdoppelt werden.

Knochenbrühe gilt heute als modernes „Superfood", dabei ist sie uralt: Schon Eiszeitjäger haben die Knochen ihrer Beutetiere aufbewahrt, um Suppe daraus zu kochen. Das Knochenmark enthält viele wichtige Mineralien (darunter Calcium, Magnesium, Phosphor und Silizium). Die Knorpel enthalten Chondroitinsulfat und Glucosamin, gut für Sehnen und Gelenke. Die Gelatine im Bindegewebe liefert große Mengen wichtiger Aminosäuren wie das immunstimulierende Arginin und Glycin, welches die Produktion von Magensäure und damit die Verdauung anregt.

Die Beinscheiben in einen großen Topf geben, 3 Liter kaltes Wasser auffüllen und aufkochen lassen. Den dabei entstehenden, dunklen Schaum mit einer Schaumkelle abnehmen. Die Temperatur reduzieren und auf niedriger Flamme 4 Stunden köcheln lassen, von Zeit zu Zeit etwas Wasser nachfüllen. Eine halbe Stunde vor Ablauf der Kochzeit das Gemüse vorbereiten: Sellerie schälen und in 2 Stücke schneiden, Möhren schälen, spalten und in kleine Stücke schneiden, Zwiebel schälen, teilen und die Hälften dreimal durchschneiden. Lauch putzen und in fingerbreite Stücke schneiden. Die unteren Enden der Stiele der Petersilie abschneiden (die Schnittstelle verdirbt zuerst), dann komplett – mit den verbleibenden Stielen – fein hacken.

Danach mit der Schaumkelle Fleisch und Knochen portionsweise aus dem Topf holen und auf einen Teller geben. Knochen, Fett und Bindegewebe lassen sich jetzt leicht vom Fleisch trennen; das Fleisch zerkleinern und aufbewahren. Am Ende die im Topf verbleibende Brühe durch ein Sieb in eine Schüssel geben, um evtl. vorhandene Knochenstückchen herauszufiltern. Dann die Brühe zurück in den Topf schütten, leicht salzen und das vorbereitete Gemüse einfüllen. Wenn nötig, etwas Wasser zugeben, aber nicht zuviel: Das Gemüse gibt beim Garwerden viel Flüssigkeit ab. Kurz aufkochen lassen, dann die Temperatur wieder absenken, so dass alles leicht köchelt. Nach 30 Minuten das Fleisch zugeben und von nun an alle 5 Minuten durchrühren, damit nichts anbrennt. Nach weiteren 15-30 Minuten ist die Suppe fertig. Zum Ende hin die Selleriestücke mit der Schaumkelle herausnehmen, diese werden nicht mitverzehrt.

Falls ein Teil der Suppe eingefroren werden soll, darf zum Ende des Kochprozesses nicht zu viel Wasser zugegeben werden. Es reicht aus,

Nährwerte	kcal.	Fett/g	Prot/g	Kh/g
Gesamt	2661	111	343	70
1/7 = 1 Portion	380	16	49	10

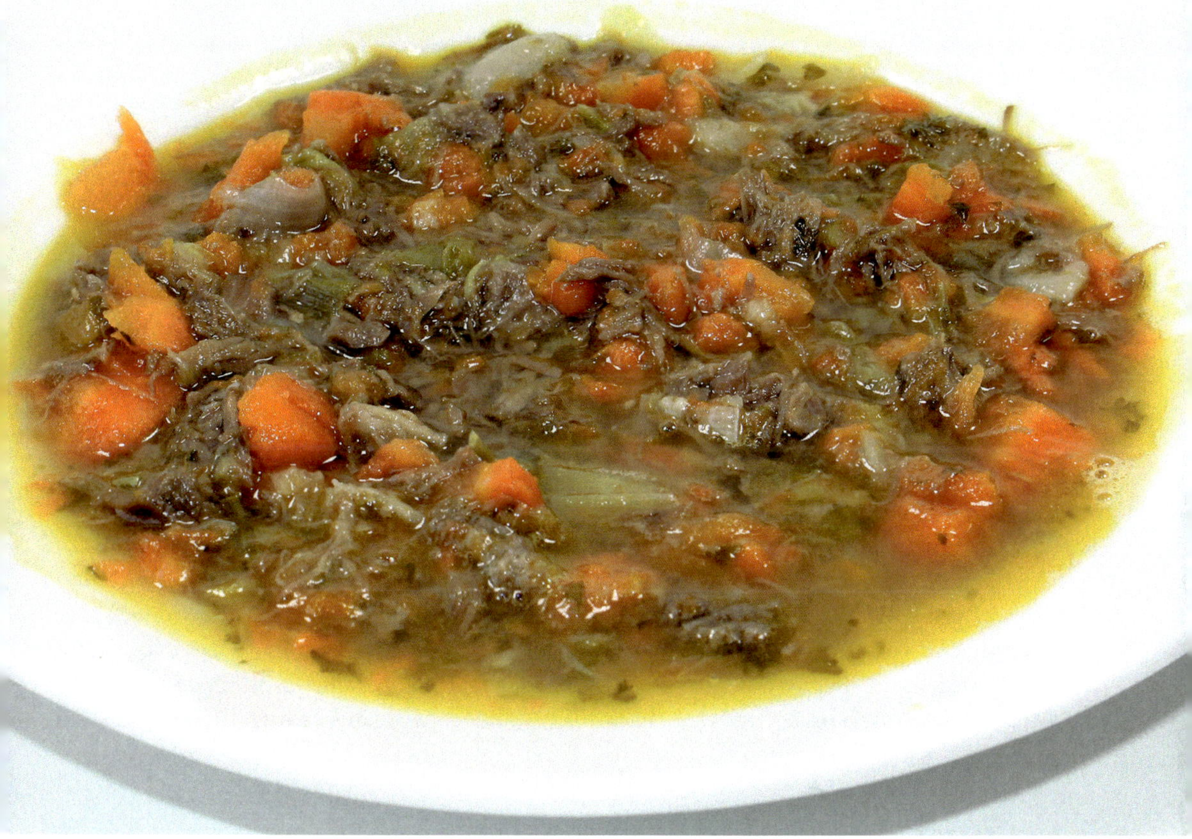

wenn das Gemüse knapp bedeckt ist. Die Suppe im Topf abkühlen lassen oder in eine Glasschüssel geben. Das Fett befindet sich oben auf der Flüssigkeit. Nach dem Abkühlen abdecken und in den Kühlschrank geben. Am nächsten Tag ist die Suppe zu einer festen Masse erstarrt, die jetzt löffelweise leicht portioniert werden kann: Einen Teil zum sofortigen Verzehr, den Rest auf Tiefkühlbeutel verteilen und einfrieren. Dabei darauf achten, dass jede Portion den gleichen Teil der fettreichen oberen Schicht erhält.

Die eingefrorene Suppe kann direkt aus dem Tiefkühler mit etwas Wasser in einen Topf gegeben und erhitzt werden.

3d Makrele mit Paprika

Menge für 1 Portion

1/2	**Makrele, geräuchert**	**200 g**
1	**Paprika, rot**	**180 g**

Nicht sehr fantasievoll, aber ebenfalls eine ganz schnelle Mahlzeit: Geräucherte Makrele und eine Paprika. Die Makrele schmeckt durch das Räuchern sehr würzig, liefert reichlich Protein, Omega-3-Fettsäuren und Vitamin D. Mit der leicht süß schmeckenden roten Paprika ergibt das eine gute Kombination. Dafür das Fleisch mit der Gabel von der Hauptgräte weg verzehren und die von den Kernen und dem Stengel befreite Paprika dazu essen.

Die Makrele hält sich im Kühlschrank für einige Tage. Wer davon am nächsten Tag noch einmal essen möchte, sollte das Fleisch für den ersten Verzehr mit einer sauberen Gabel abheben und auf einen Teller geben. Denn nichts verdirbt Speisen schneller als menschlicher Speichel. Das gilt auch für alle vorbereiteten, in Glasschüsseln im Kühlschrank verwahrten Speisen – die Portionen immer mit einem sauberen Löffel herausheben, damit der Rest nicht vorzeitig verdirbt!

Nährwerte	kcal.	Fett/g	Prot/g	Kh/g
Gesamt	510	32	44	12

3e Sardinen auf Salat

Menge für 1 Portion

1/2	**Eichblattsalat**	**200 g**
2	**Dosen Sardinen**	**160 g**
2 EL	**Olivenöl**	**20 g**
1/2 EL	**Apfelessig**	**5 g**
	Salz	–
	Pfeffer, weiß	–

Auch dieses Fischgericht ist schnell zubereitet. Sardinenfilets in Dosen sind in Öl eingelegt. Wegen der Weichmacher in der Innenbeschichtung der Dose sollte das Öl entfernt werden. Dafür die Sardinen in ein Plastiksieb geben und unter fließend kaltem Wasser abspülen.

Die Blätter vom Salatkopf trennen, waschen und in einer Salatschleuder trocknen. Eine Prise Salz und eine kleinere Prise weißen Pfeffer in eine Schüssel geben. Apfelessig und Olivenöl zugeben, die Schüssel leicht schräg halten und mit dem Löffel kurz schlagen, so entsteht eine dickflüssige Emulsion. Die Blätter eines halben Salatkopfes in Stücke reißen und mit der Salatsoße vermengen. Die Sardinen über den Salat geben.

Die Zubereitungszeit lässt sich deutlich vermindern, wenn der Salat schon am Vortag gewaschen wird. Die Salatblätter können in einer mit Frischhaltefolie luftdicht verschlossenen Schüssel oder in einer geschlossenen Plastiktüte einige Tage im Kühlschrank aufbewahrt werden, ohne auszutrocknen.

Nährwerte	kcal.	Fett/g	Prot/g	Kh/g
Gesamt	614	48	40	3

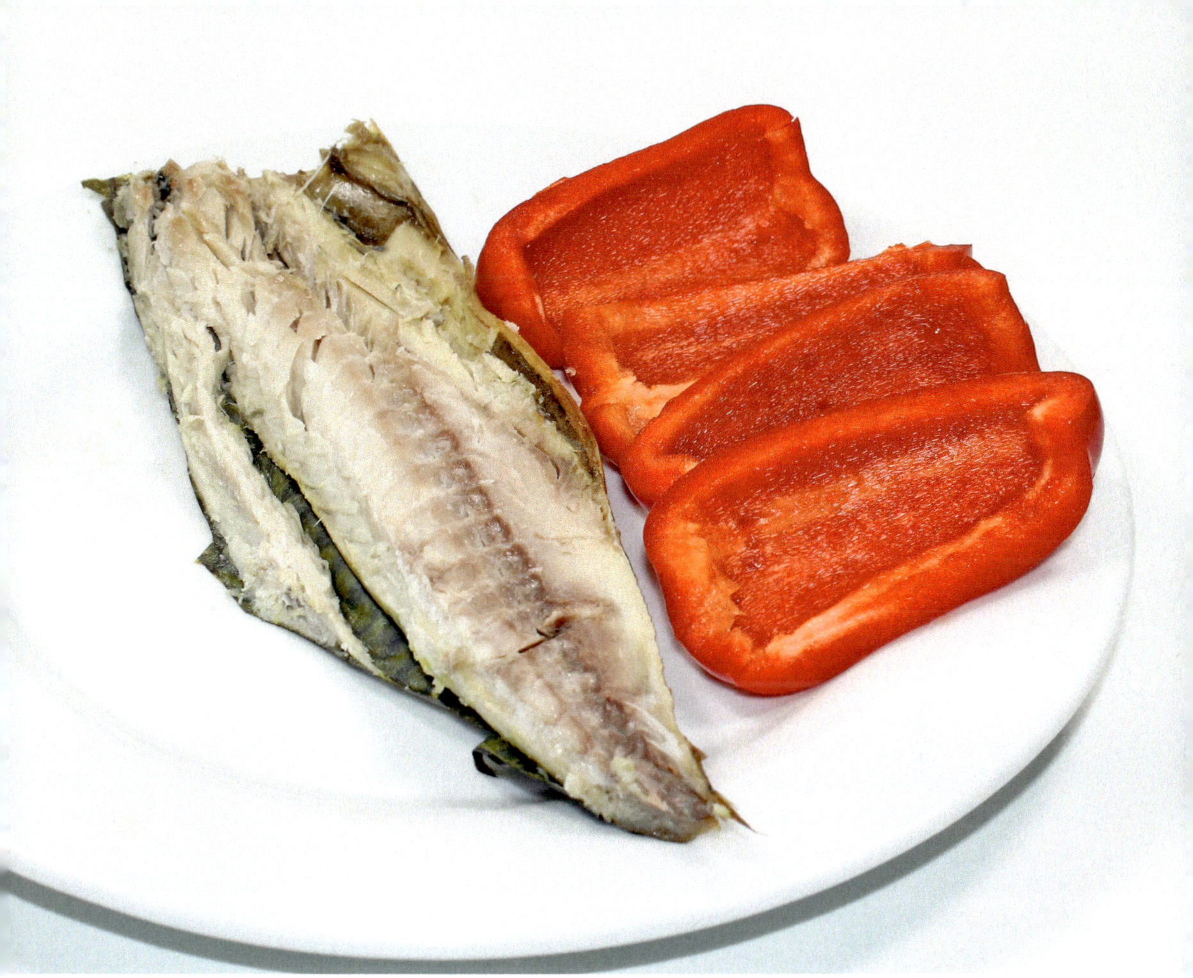

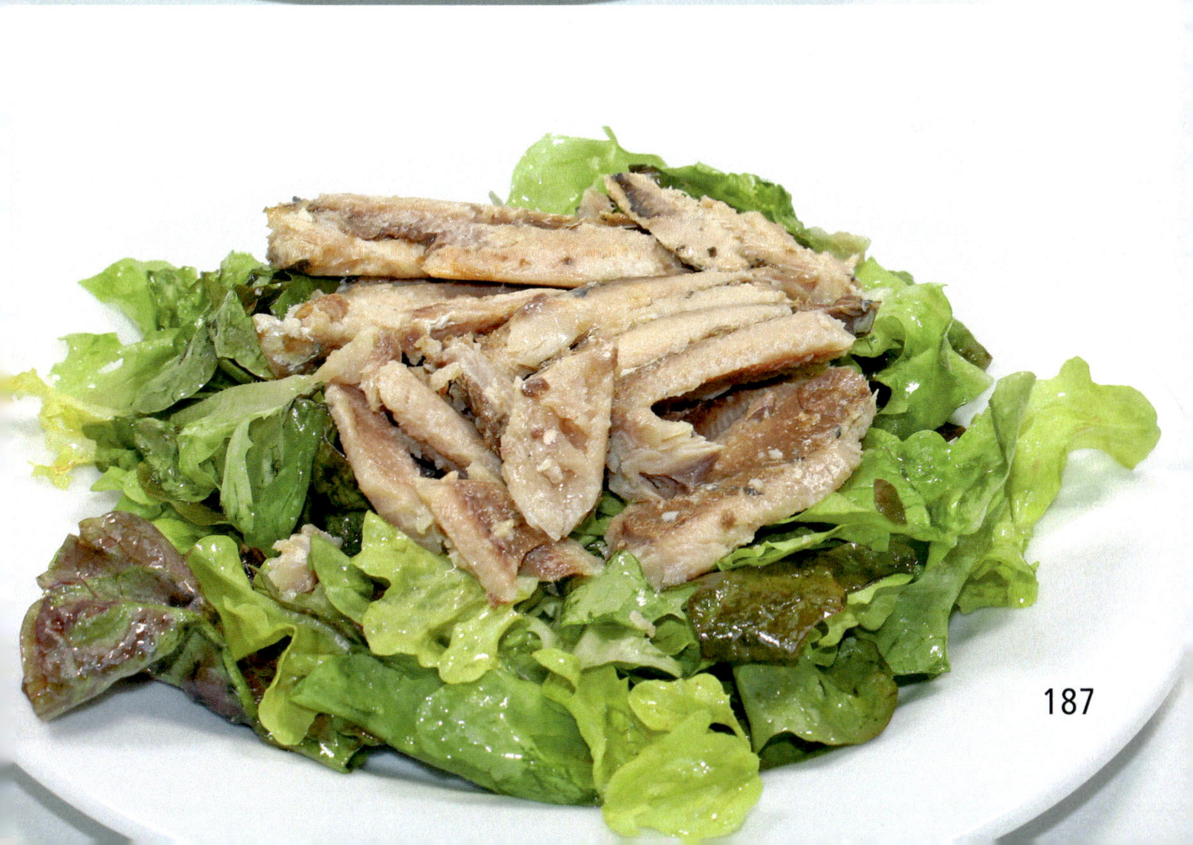

3f Thunfisch mit Salat

Menge für 1 Portion

1/2	**Eichblattsalat**	**200 g**
1	**Dose Thunfisch natural**	**185 g**
3 EL	**Olivenöl**	**30 g**
5	**Oliven**	**20 g**
1/2 EL	**Apfelessig**	**5 g**
	Salz	–
	Pfeffer, weiß	–

Für ein schnelles Mittagsgericht nehme ich dafür Thunfisch aus der Dose, am besten ohne Öl. Den Thunfisch trotzdem unter fließend kaltem Wasser abspülen – auch die wässrige Flüssigkeit kann Weichmacher aus der Innenbeschichtung der Dose enthalten. Die Oliven halbieren, den Blattsalat waschen und die Blätter klein reißen. In einer Schüssel eine Prise Salz und eine kleinere Prise weißen Pfeffer mit Olivenöl und Essig mittels eines Esslöffels verrühren und zu einer Salatsoße schlagen. Alle Zutaten damit vermengen und servieren. Noch schneller geht es, wenn der Salat bereits gewaschen im Kühlschrank aufbewahrt wird.

Thunfisch enthält eigentlich reichlich der gesunden Omega-3-Fettsäuren. Leider wird das fette Bauchfleisch der gefangenen Thunfische teuer als Sushi-Fleisch nach Japan verkauft. Uns bleibt in Dosen und beim Fischhändler nur das sehr magere Muskelfleisch, das nur noch wenig Fett enthält.

Nährwerte	kcal.	Fett/g	Prot/g	Kh/g
Gesamt	510	36	40	2

3g Currypfanne mit Huhn

Menge für 1 Portion

2	**Hähnchenbrustfilets**	**200 g**
1/2	**Paprika, rot**	**90 g**
1/2	**Paprika, gelb**	**90 g**
4 EL	**Kokosöl**	**40 g**
1/2	**Zwiebel, klein**	**25 g**
1 TL	**Currypulver**	–
	Salz	–

Ein schnell zubereitetes Mittagsgericht, das durch das Kokosöl auch gut sättigt. Den Paprika von Kernen sowie Stielen befreien und in Stücke schneiden, die Zwiebel fein hacken und beides in einer Pfanne mit dem Kokosöl anbraten. Wenn der Paprika weich geworden ist, das Currypulver unterrühren, das kleingeschnittene Geflügelfleisch zugeben und fertig garen. Mit Salz abschmecken und servieren.

Statt Hähnchenbrust kann auch Putenfleisch genommen werden, die Nährwerte sind beinahe gleich. Wem die Schärfe des Currypulvers nicht reicht, der kann noch eine Messerspitze Chilipulver zugeben.

Nährwerte	kcal.	Fett/g	Prot/g	Kh/g
Gesamt	715	53	47	11

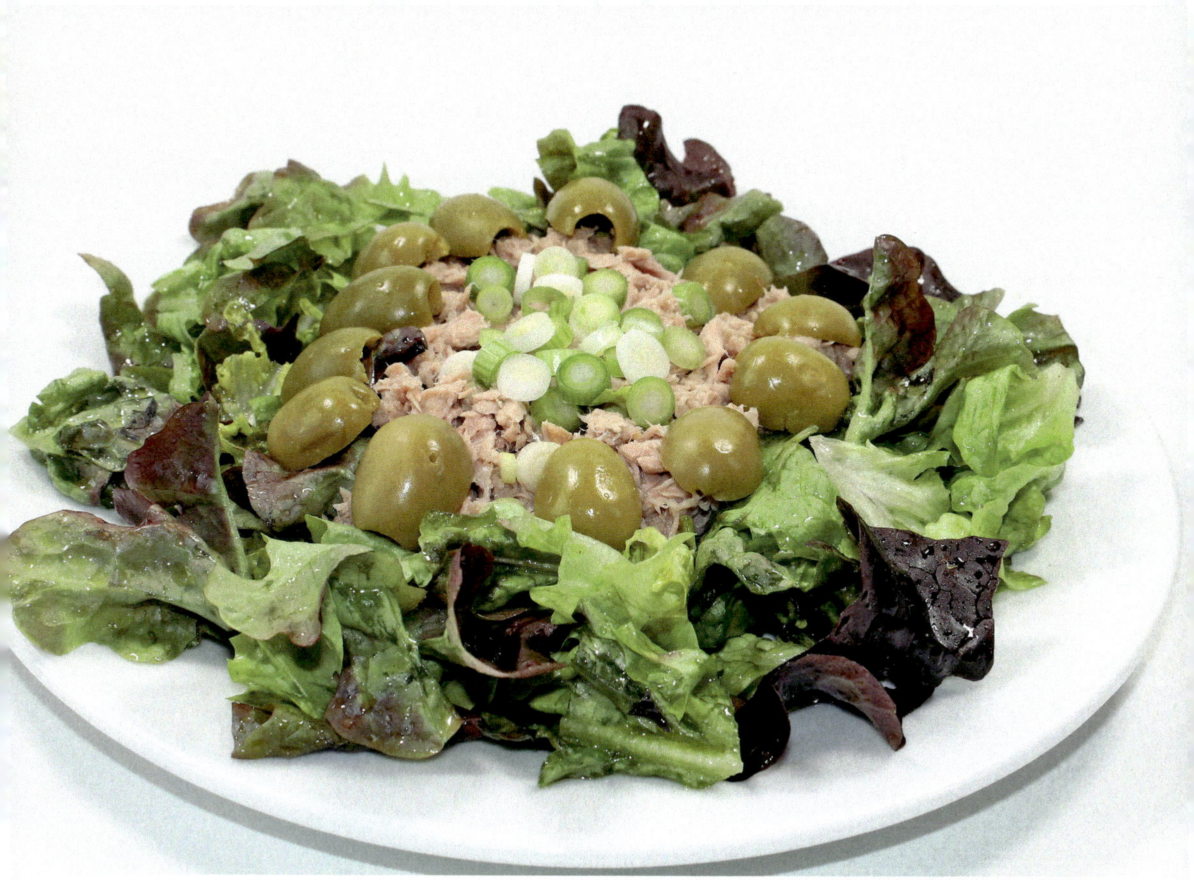

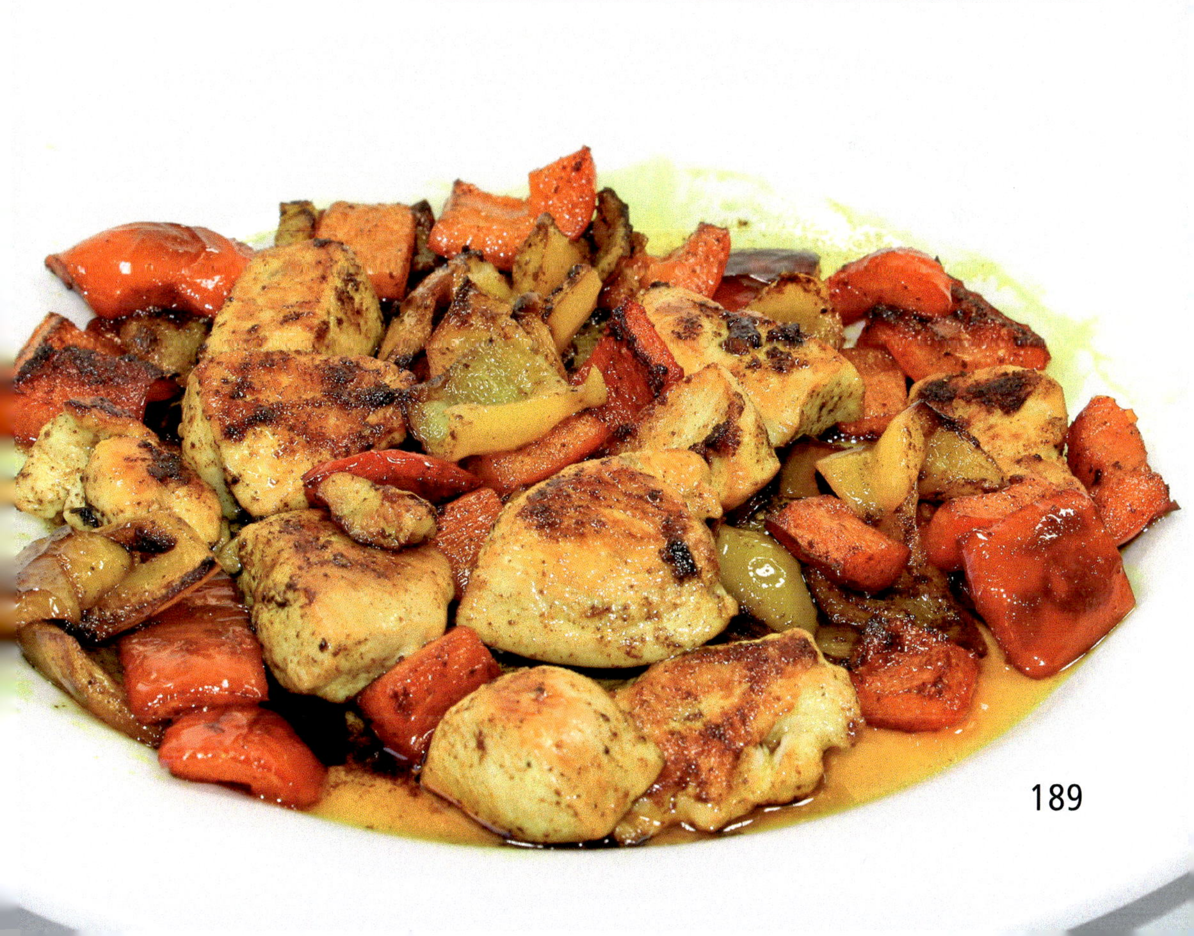

3h Hähnchenbrust mit Feldsalat und Haselnüssen

Menge für 1 Portion

2	**Hähnchenbrustfilets**	**200 g**
	Feldsalat	**150 g**
	Haselnüsse	**50 g**
2 EL	**Creme fraiche**	**20 g**
1 EL	**Olivenöl**	**10 g**
	Butter	**10 g**
1/2 EL	**Apfelessig**	**5 g**
	Salz	–
	Pfeffer, weiß	–

Hähnchenbrustfilets in Stücke schneiden, in Olivenöl und Butter braten und erkalten lassen. Für die Salatsoße eine Prise Salz und eine kleinere Prise Pfeffer in eine Schüssel geben und mit Apfelessig und Creme fraiche aufschlagen. Den Feldsalat waschen und trocknen, mit dem kalten Hähnchenfleisch in die Schüssel geben und mit der Soße gut vermengen. Die gehackten Nüsse darüber geben. Statt der Sahnesoße kann auch eine gewöhnliche Vinaigrette aus 1/2 EL Essig und 2 EL Olivenöl verwendet werden.

Feldsalat kann, ebenso wie beim Blattsalat geschildert, in einer größeren Menge gewaschen und luftdicht verpackt im Kühlschrank vorrätig gehalten werden. Auch das Hähnchenfleisch lässt sich in einer größeren Menge vorgaren und in einer Glasschüssel, lose abgedeckt, im Kühlschrank für einige Tage aufbewahren.

Nährwerte	kcal.	Fett/g	Prot/g	Kh/g
Gesamt	857	68	55	7

3i Wurstsalat mit Kohlrabi

Menge für 1 Portion

1/3	**Fleischwurst**	**200 g**
1/3	**Kohlrabi**	**100 g**
	Gouda	**50 g**
5	**Radieschen**	**40 g**
1/2	**Zwiebel, klein**	**25 g**
2 EL	**Olivenöl**	**20 g**
1/2 EL	**Apfelessig**	**5 g**
	Salz	–
	Pfeffer	–

Die Fleischwurst von der Haut befreien und in Streifen schneiden, Kohlrabi schälen und in kleine Würfel schneiden. Den Gouda raspeln, Zwiebel und Radieschen fein hacken. Essig und Olivenöl in einer Schüssel mit einem Löffel aufschlagen und die Soße mit allen Zutaten gut vermengen. Mit Salz und Pfeffer abschmecken.

Der Wurstsalat kann frisch zubereitet verzehrt werden, besser schmeckt er aber, wenn er abgedeckt einige Stunden im Kühlschrank durchgezogen ist. Am besten bereitet man gleich zwei oder drei Portionen zu, dann hat man am folgenden Tag ein superschnelles Mittagsgericht.

Nährwerte	kcal.	Fett/g	Prot/g	Kh/g
Gesamt	1000	92	37	6

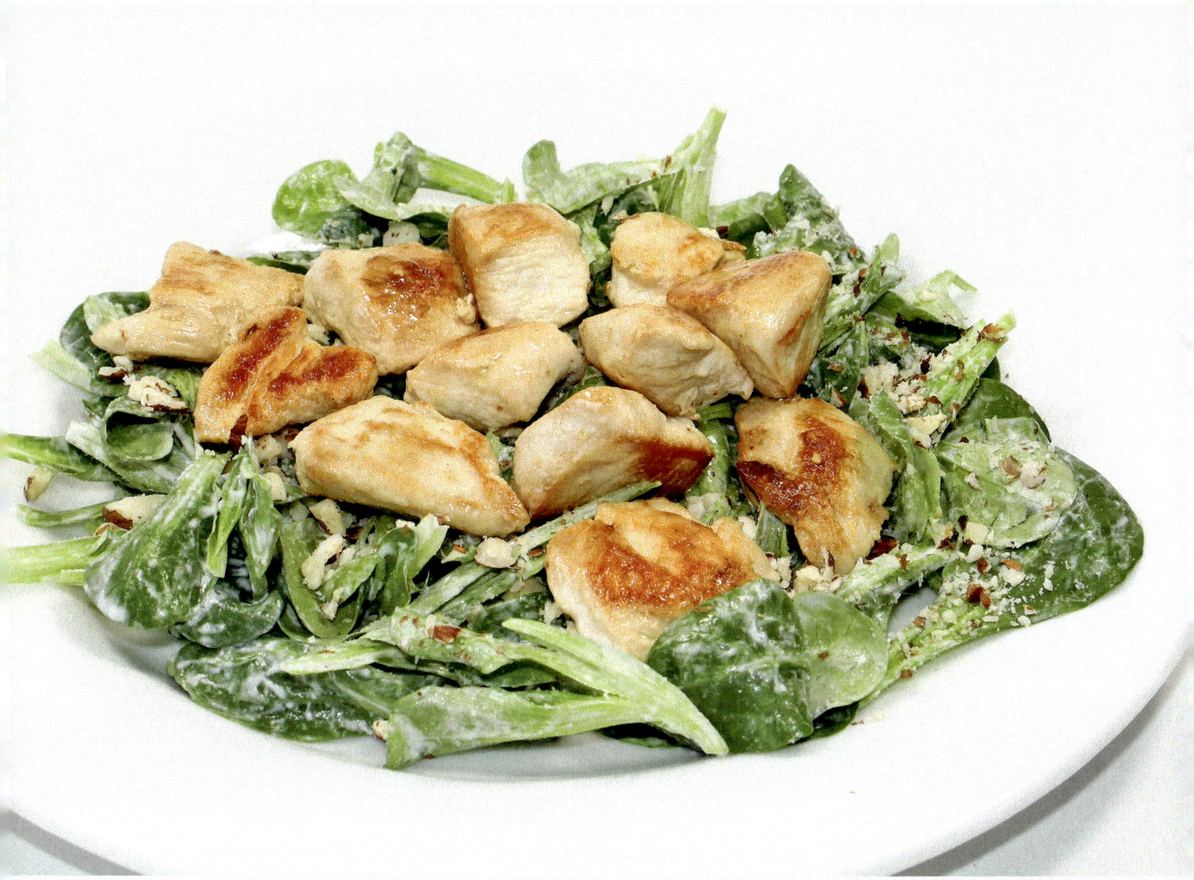

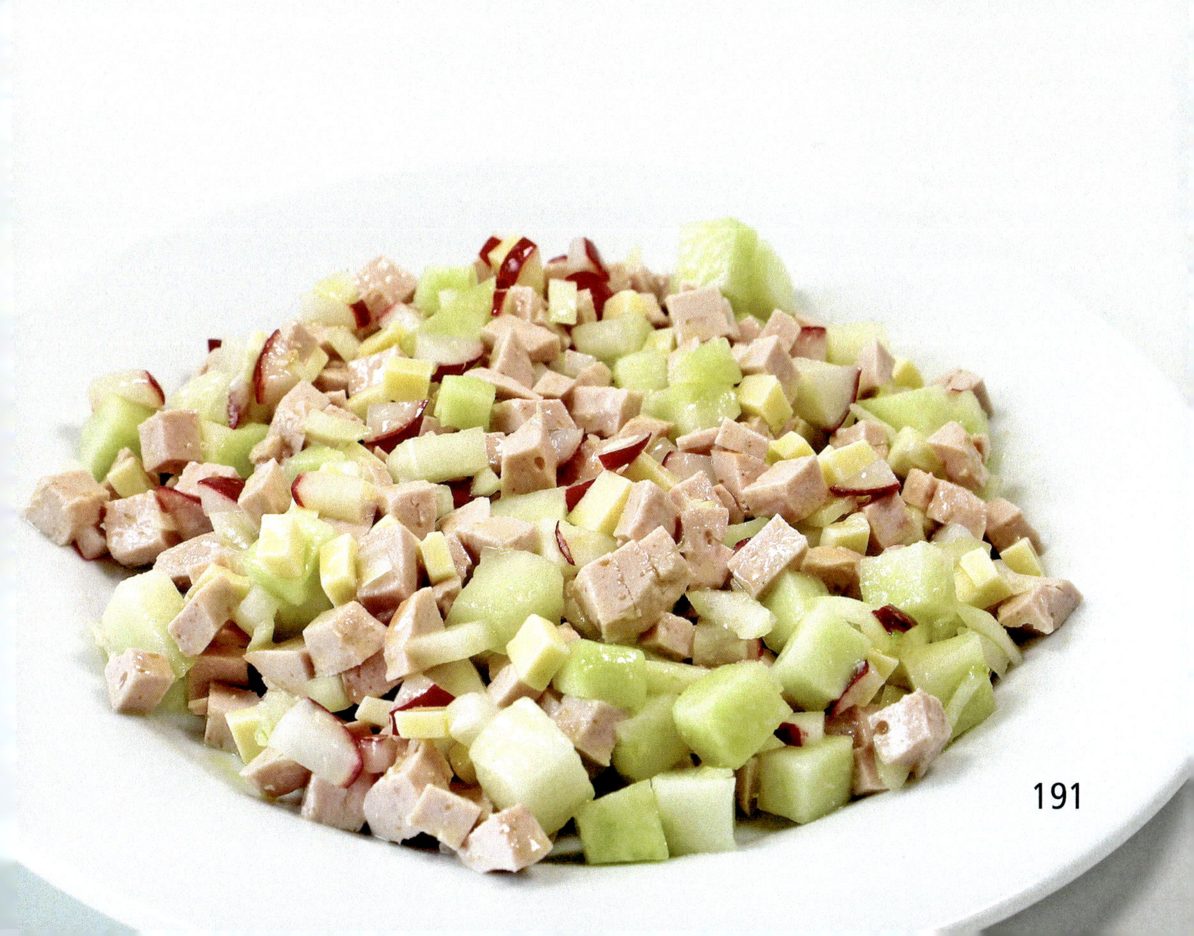

3j Tartar mit Ei und Kapern, Rohkost

Menge für 1 Portion

1/5	**Rettich, weiß**	**200 g**
	Tartar	**150 g**
2	**Gewürzgurken**	**100 g**
2	**Sardellenfilets (in Salz konserviert)**	**50 g**
1	**Eigelb**	**30 g**
1/2	**Zwiebel, klein**	**25 g**
2 TL	**Kapern**	**20 g**
	Pfeffer	**–**

Beim Tartar handelt es sich um frisch durchgedrehtes, mageres Rindfleisch. Dafür werden nicht die Edelstücke von Rind genommen; deshalb ist Tartar recht preiswert, nur etwas teurer als gewöhnliches Hackfleisch. Das frische Tartar wird roh verzehrt. Bei der traditionellen Zubereitung liefert das Eigelb die Bindung, in Salz eingelegte Sardellenfilets die Würze, die Kapern eine leichte Süße sowie Senfgeschmack und durch die Zwiebel kommt etwas Schärfe hinzu. Das Ganze ist in wenigen Minuten fertig. Man kann Tartar auch einfach mit Salz und einem Teelöffel Senf anrichten, doch das schmeckt lange nicht so gut.

Zwiebel, Sardellenfilets und Kapern fein hacken, etwas gehackten schwarzen Pfeffer dazu geben. Alles mit Eigelb und Tartar vermengen und zu einem Klops formen – fertig. Die Rettichwurzel waschen, die Enden entfernen. Drei fingerdicke Scheiben abschneiden und mit den Gewürzgurken zum Tartar servieren. Die leichte Schärfe des Rettichs passt hervorragend zum Rindfleisch. Die übrige Rettichwurzel hält sich unverpackt eine Woche im Kühlschrank und kann gut als Rohkost zum Frühstück verzehrt werden. Übrig gebliebene Sardellenfilets und Kapern können verschlossen im Kühlschrank ebenfalls lange verwahrt werden.

Achten Sie darauf, dass das Rindfleisch beim Metzger vor Ihren Augen durchgedreht wird. Nur so können Sie sicher sein, ein frisches Produkt zu erhalten. Tartar muss übrigens immer sofort verzehrt werden, durch die große Oberfläche verdirbt das durchgedrehte Fleisch sehr schnell.

Nährwerte	kcal.	Fett/g	Prot/g	Kh/g
Gesamt	604	16	49	10

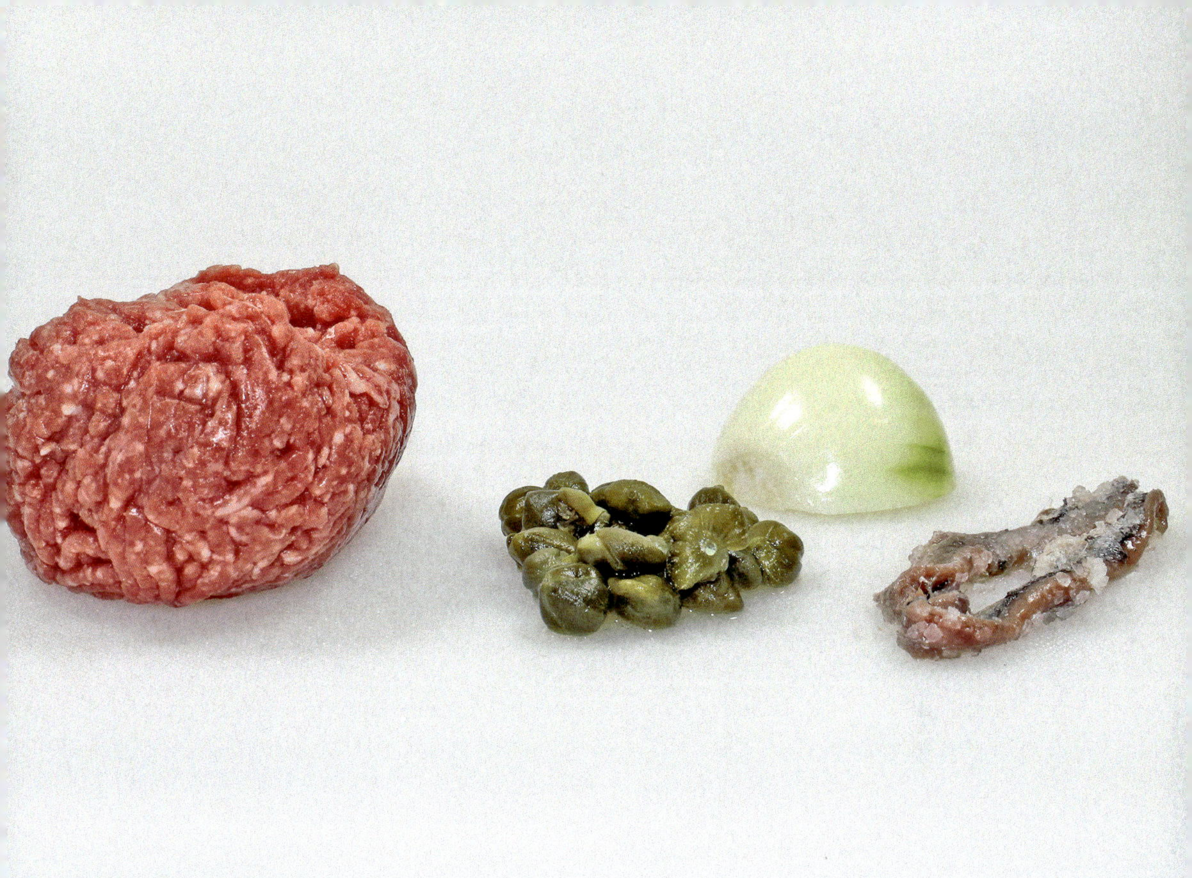

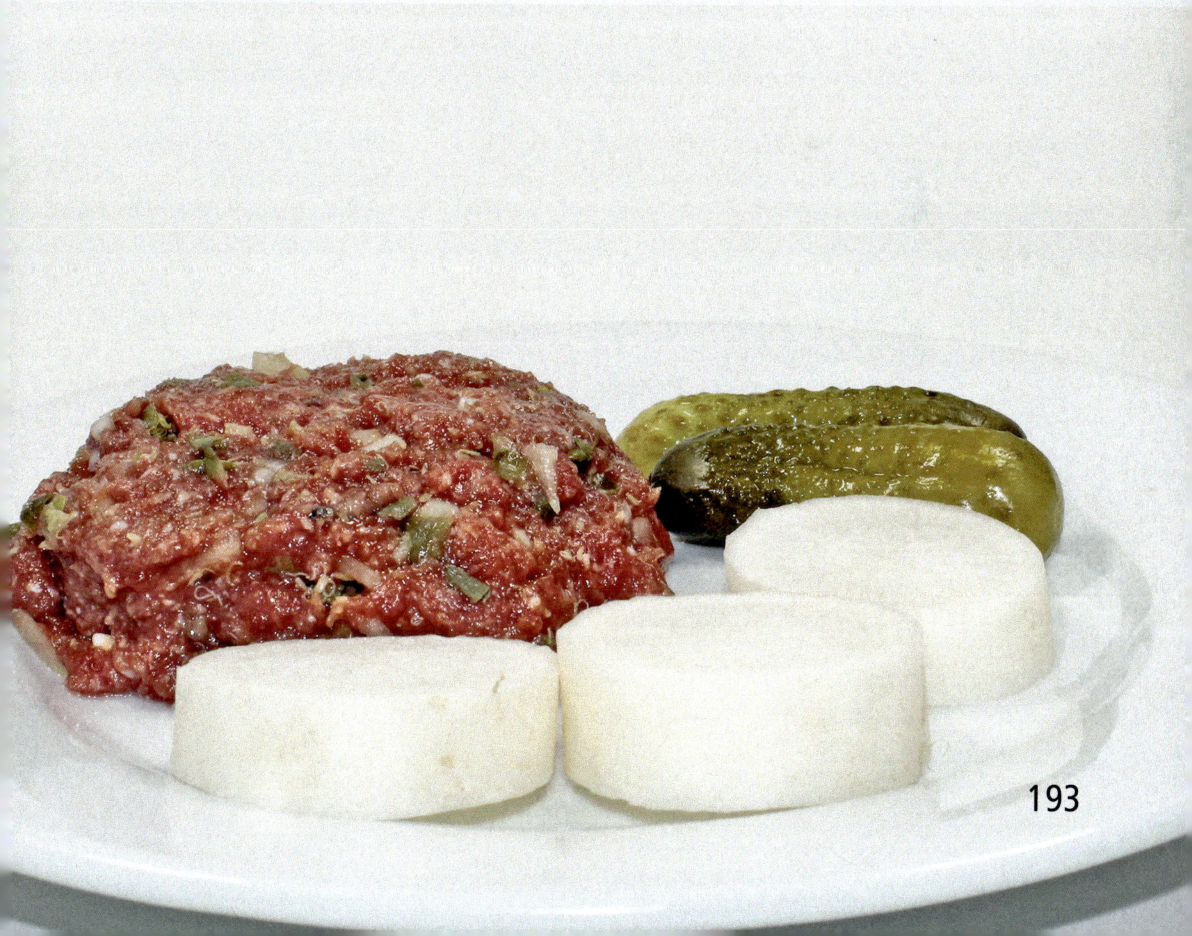

4a Frikadelle mit Meerrettich

Menge für 5 Portionen

	Hackfleisch vom Rind	**1000 g**
1	**Zwiebel**	**100 g**
1	**Ei**	**60 g**
1/2	**Brötchen, trocken**	**20 g**
2	**Knoblauchzehen**	**10 g**
1 TL	**Paprikapulver, edelsüß**	–
1/2 TL	**Paprikapulver, scharf**	–
	Salz	–
	Pfeffer, schwarz	–

Frikadellen sind das Universal-Gericht der ketogenen Ernährung. Sie liefern preisgünstig hochwertiges Protein, sind schnell zubereitet und können warm oder kalt verzehrt werden. Kaufen Sie nicht zu mageres Hackfleisch, sonst sättigt die Frikadelle nicht gut. Statt Rind kann es natürlich auch Hackfleisch vom Schwein oder „Halb und Halb" sein.

Ganz ohne Semmelbrösel geht es nicht, die nehmen Feuchtigkeit auf und sorgen dafür, dass die Frikadellen nicht zu trocken werden. Dafür ein trockenes Weißmehl-Brötchen teilen, eine Hälfte mit einer Reibe zu Semmelbröseln verarbeiten und in eine Schüssel geben. Die Zwiebel fein hacken und dazu geben. Das rohe Ei in die Schüssel schlagen und das Hackfleisch zugeben.

Nährwerte ohne Meerrettichpaste

Nährwerte	kcal.	Fett/g	Prot/g	Kh/g
Gesamt	2264	212	151	19
1/5 = 1 Frikadelle	453	42	30	4

Paprika, Salz und Pfeffer darüber streuen und die Masse mit beiden Händen gut durchkneten. Aus dem Fleischteig fünf große Frikadellen formen und in einer Pfanne bei mittlerer Hitze garen, dabei mehrmals wenden. Kleinere Frikadellen sind natürlich schneller gar, passen aber nicht mehr alle in die Pfanne. Und wenn man in zwei Durchgängen braten muss, spart man doch keine Zeit.

Frikadellen können im Kühlschrank für einige Tage aufbewahrt oder eingefroren werden. Sie eignen sich auch gut als kalte Mahlzeit, die zur Arbeit oder Schule mitgenommen wird. Ich gare die Frikadellen übrigens nicht mehr in der Pfanne. Das Reinigen der Pfanne und die Beseitigung der Fettspritzer rund um den Herd dauert mir zu lange. Statt dessen bereite ich aus der dreifachen Menge, wie oben im Rezept angegeben, 15 Frikadellen zu, die ich auf ein Backblech gebe. Im vorgeheizten Backofen werden diese bei 180 Grad Umluft und aktivierter Grillfunktion in 30 Minuten gar. Die meisten Frikadellen werden eingefroren, damit ist immer eine schnelle Fleischmahlzeit zur Hand.

Statt Paprikapulver können auch Thymian und Rosmarin als Gewürz gewählt werden, oder reichlich frische Petersilie bzw. Schnittlauch.

Zur Frikadelle passt die scharfe Meerrettichpaste bzw. -soße, Tartaren- oder Senfsoße. Mit einer Portion Kohl nach Belieben, siehe dafür unten bei den Kohlzubereitungen, ergibt das eine gut sättigende Keto-Mahlzeit.

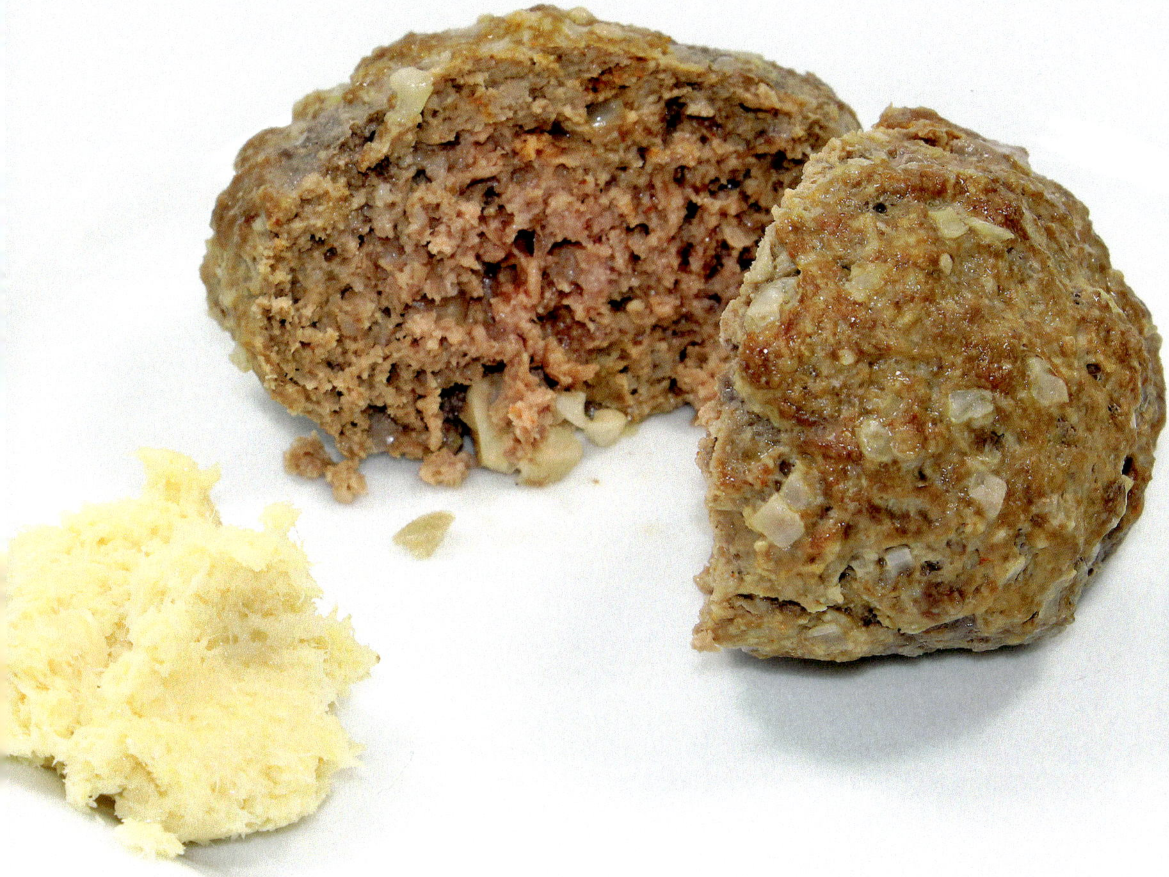

4b Schnitzel natur mit Lauchgemüse

Menge für 1 Portion

2	**Schnitzel**	**250 g**
1	**Lauchstange**	**200 g**
3	**Frühlingszwiebeln**	**100 g**
4 EL	**Olivenöl**	**40 g**
3 EL	**Weißwein**	**30 g**
	Salz	–
	Pfeffer, schwarz	–

Ebenfalls ein sehr schnelles Gericht. Der Lauch braucht nicht lange, um weich zu werden. Wichtig ist, dass die Schnitzel schön flach geklopft werden. Damit sind sie nicht nur schneller gar; das fettarme, feste Fleisch lässt sich auch besser schneiden und kauen.

Lauch und Frühlingszwiebeln in schmale Ringe schneiden und mit 2 EL Olivenöl in einer Pfanne mit Deckel weich garen. Nach einigen Minuten den Weißwein zugeben, verkochen lassen und zum Schluss leicht pfeffern und salzen. Das Gemüse aus der Pfanne nehmen und auf einen Teller geben. Die flach geklopften Schnitzel mit 2 EL Olivenöl in die Pfanne geben und von beiden Seiten braten, dabei pfeffern und salzen. Zum Ende das Gemüse wieder dazu geben und noch einmal aufwärmen, bevor serviert wird.

Das Gericht kann auch mit jedem anderen Fleisch zubereitet werden.

Nährwerte	kcal.	Fett/g	Prot/g	Kh/g
Gesamt	736	46	61	16

4c Grünkohl mit Mettwurst

Menge für 1 Portion

	Grünkohl	**400 g**
2	**Mettwürste**	**200 g**
1	**Zwiebel**	**100 g**
3 EL	**Gänseschmalz**	**30 g**

Das optimale Wintergericht, ein Klassiker der deutschen Küche. Sehr würzig und durch den Grünkohl als grünes Blattgemüse sehr gesund. Grünkohl kann man frisch zubereiten, doch als schon zerkleinerte Tiefkühlware geht es bedeutend schneller. Ein wichtiger Faktor dabei ist ein gutes Gänseschmalz. Das gibt es, gar nicht mal teuer, z.B. als Erzeugnis aus dem Elsass im Feinkosthandel. Es passt wunderbar zu allen Kohlgerichten. Grünkohl kann natürlich auch mit Schweineschmalz, Olivenöl oder Butter zubereitet werden.

In einem Topf die gehackte Zwiebel im Gänseschmalz anschwitzen. Den tiefgefrorenen Grünkohl mit einem Glas Wasser zugeben und auftauen, dabei häufiger umrühren. Sobald der Grünkohl aufgetaut ist, die Mettwürste hineinlegen. Das Ganze bei mittlerer Hitze für eine halbe Stunde garen. Dabei häufiger umrühren und bei Bedarf etwas Wasser zugeben. Salz oder Pfeffer sind nicht notwendig, da die Mettwürste genügend Würze geben.

Nährwerte	kcal.	Fett/g	Prot/g	Kh/g
Gesamt	1037	82	57	15

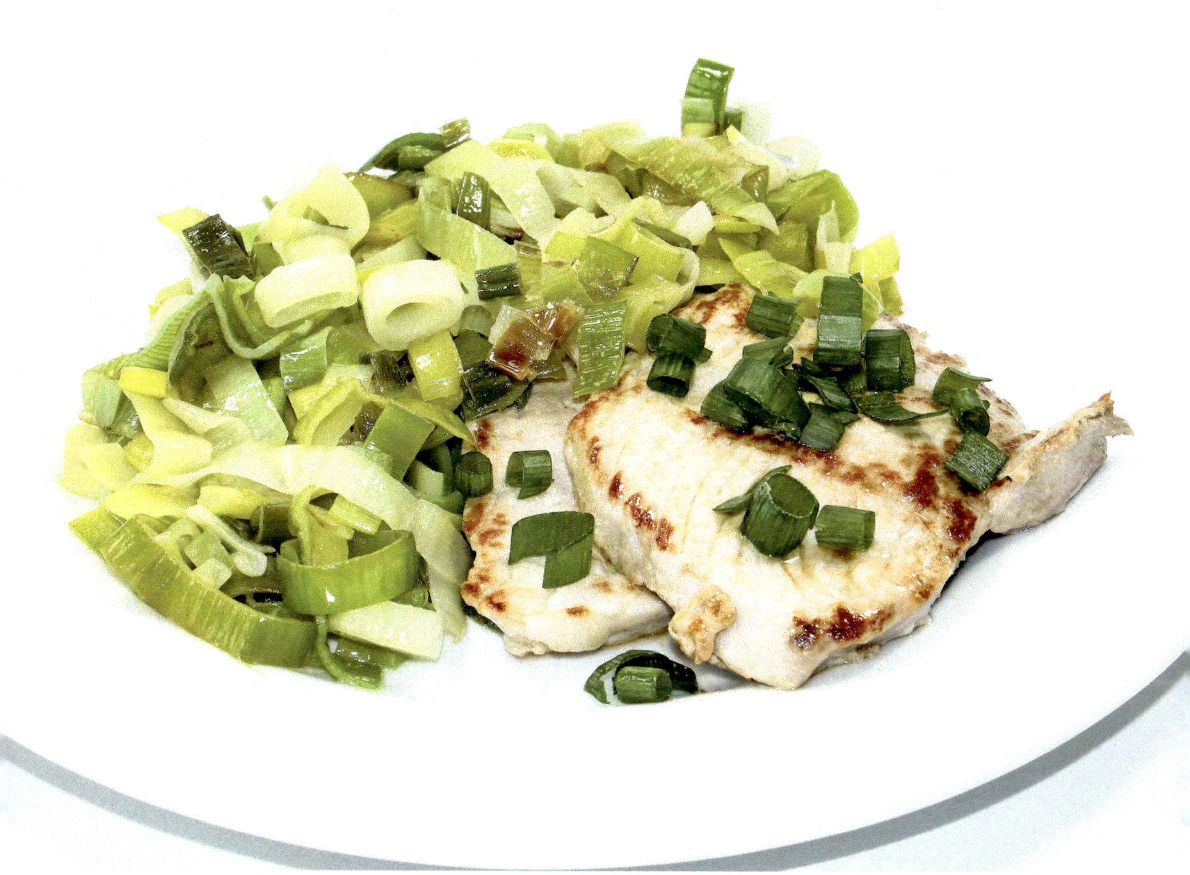

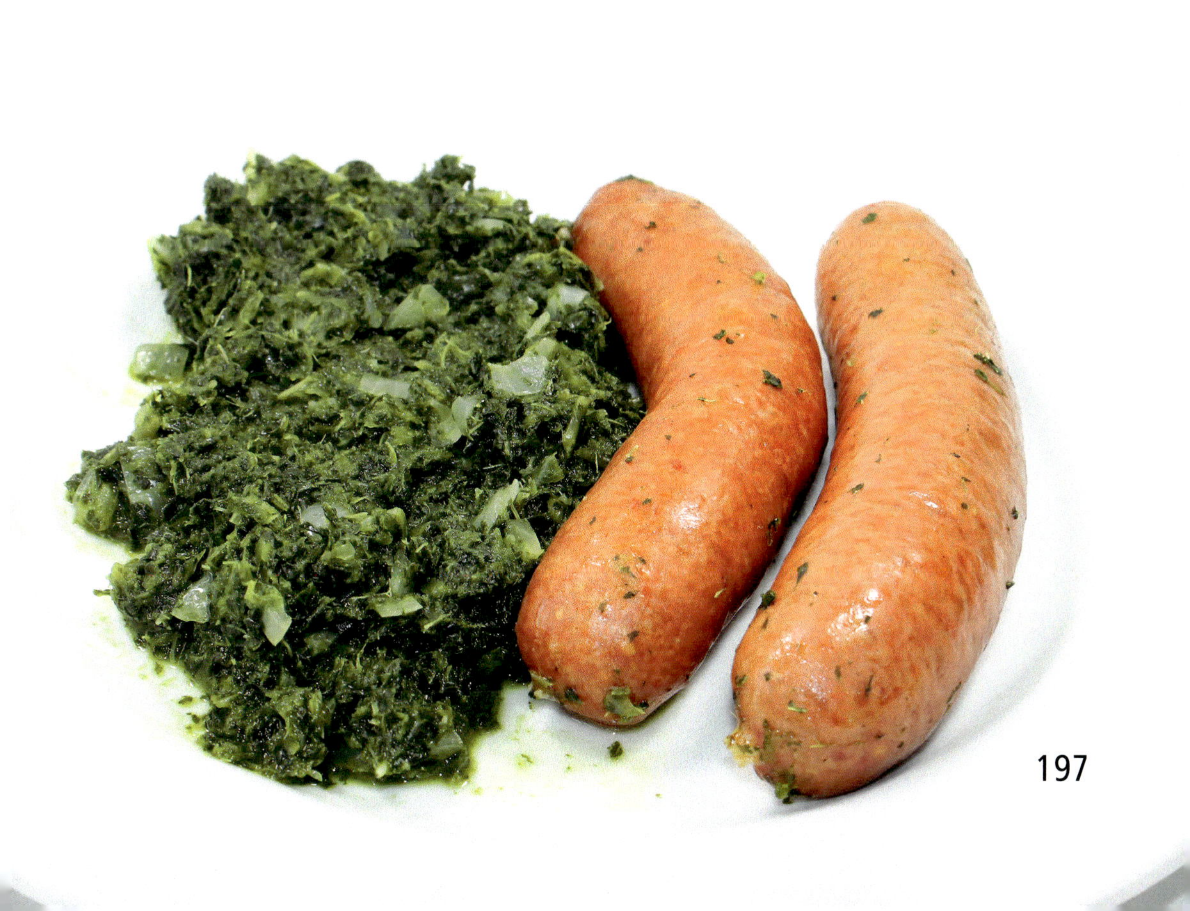

4d Hackfleisch mit mediterranem Gemüse

Menge für 1 Portion

1	**Fenchelknolle**	**250 g**
	Hackfleisch vom Rind	**200 g**
1	**Paprika, rot**	**180 g**
1/2	**Zucchini**	**150 g**
1	**Zwiebel**	**100 g**
4 EL	**Olivenöl**	**40 g**
1	**Knoblauchzehe**	**5 g**
1 TL	**Thymian, getrocknet**	–
1/2 TL	**Rosmarin, gtrocknet**	–
	Pfeffer, schwarz	–
	Salz	–

Ein sehr leckeres Gericht, bei dem sich die Aromen der Gemüse und Kräuter wunderbar ergänzen. Es enthält etwas mehr Kohlenhydrate, dafür liefert es aber eine gute Portion Gemüse zum Fleisch. Die Zubereitung dauert etwas länger, da der feste Fenchel nicht so schnell gar wird.

Die Zubereitung erfolgt wegen der unterschiedlichen Garzeitpunkte der Gemüse am besten in dieser Reihenfolge: Die Gewürze in einem Mörser fein vermahlen. Das Gemüse waschen. Die Fenchelknolle in kleine Stücke zerteilen und mit zwei Esslöffeln Olivenöl in einer beschichteten Pfanne garen, dabei mehrfach wenden. In der Zwischenzeit den Paprika von Stiel und Kernen befreien, in Stücke schneiden und ebenfalls in die Pfanne geben. Danach die Zwiebel fein hacken und ebenfalls mitgaren. Dann die Zucchini in kleine Würfel schneiden und mitgaren. Die Knoblauchzehe fein hacken und dazu geben, dann die vermahlenen Kräuter über das Gemüse streuen. Während des Garvorgangs das Gemüse immer wieder wenden. Das fertig gegarte Gemüse in eine Schüssel geben und das Hackfleisch in zwei Esslöffeln Olivenöl in der Pfanne braten. Zuletzt das Gemüse zum Hackfleisch in die Pfanne geben, alles gut vermengen, pfeffern und salzen.

Dieses Gericht kann man auch gut in einer größeren Menge zubereiten. Es kann im Kühlschrank bis zu zwei Tage aufbewahrt werden oder portioniert eingefroren werden.

Nährwerte	kcal.	Fett/g	Prot/g	Kh/g
Gesamt	966	83	41	28

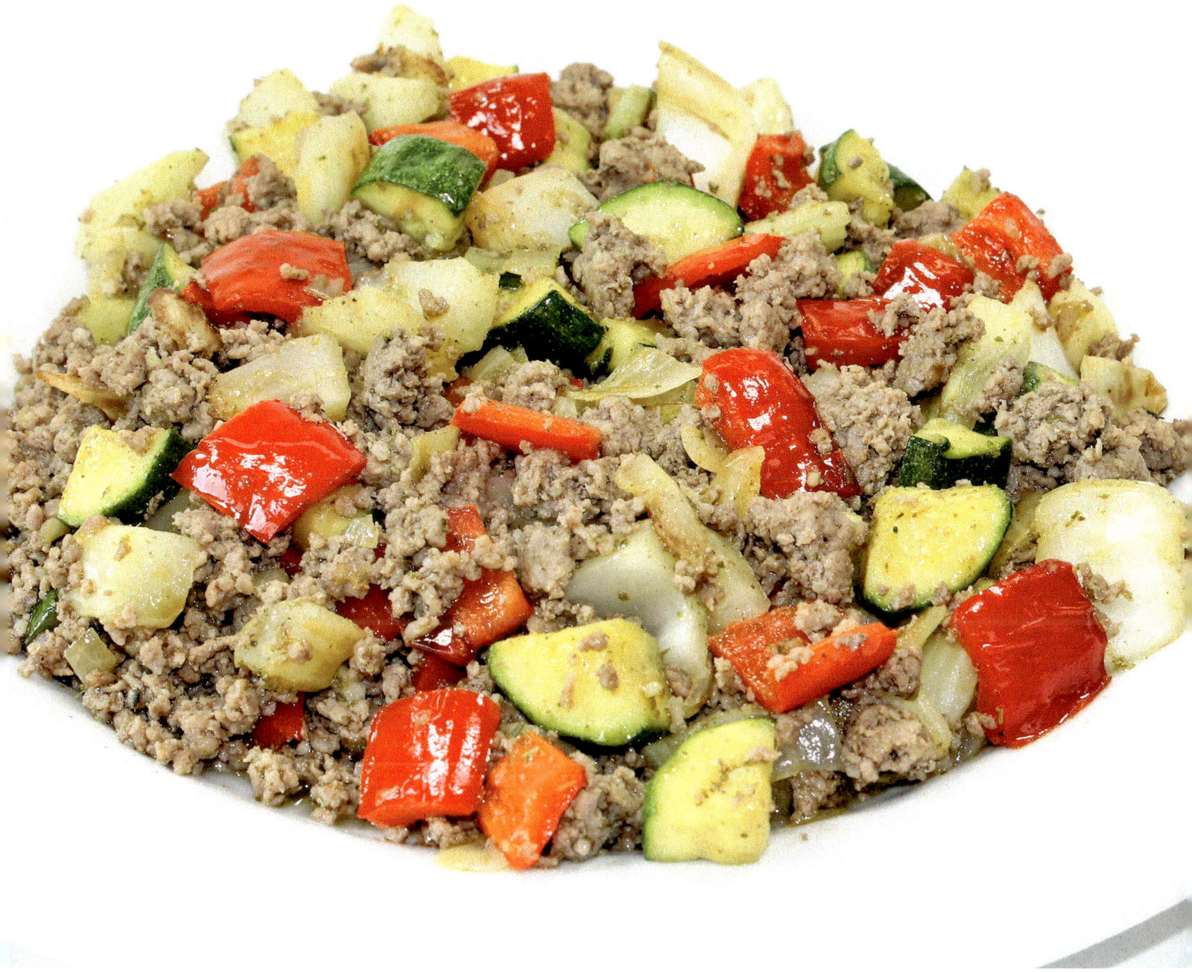

4e Kalbsleber mit Apfel und Zwiebel

Menge für 1 Portion

	Kalbsleber	**200 g**
1	**Apfel**	**100 g**
1	**Zwiebel**	**100 g**
3 EL	**Olivenöl**	**30 g**
3 EL	**Weißwein**	**30 g**
	Pfeffer, schwarz	**–**
	Salz	**–**

Leber ist nicht jedermanns Sache. Doch sie enthält große Mengen Vitamin A und D sowie hochwertiges Protein. In der Kombination mit Apfel und Zwiebel ist Kalbsleber eine schnell zubereitete Delikatesse. Das Gericht enthält wiederum etwas mehr Kohlenhydrate, das muss bei der Zusammenstellung der anderen Mahlzeiten berücksichtigt werden. Die Leber liefert durch das enthaltene Glycogen einige Kohlenhydrate, auch Apfel und Zwiebel tragen dazu bei.

Den Apfel schälen, in kleine Stücke schneiden und mit der gehackten Zwiebel sowie 2 EL Olivenöl in einer Pfanne bei mittlerer Hitze garen. Den Weißwein zugeben, mit den Apfel- und Zwiebelstücken gut vermengen und verkochen lassen. Die fertig gegarte Obst/Gemüsemischung auf einen Teller geben und in der Pfanne die in Stücke geschnittene Leber in 1 Esslöffel Olivenöl braten; sie ist in wenigen Minuten gar. Obst/Gemüse wieder zugeben, mit den Leberstücken vermengen und mit Pfeffer und Salz würzen.

Nährwerte	kcal.	Fett/g	Prot/g	Kh/g
Gesamt	632	39	40	25

4f Flambiertes Pfeffersteak

Menge für 2 Portionen

2	**Rumpsteaks**	**500 g**
	Creme fraiche	**125 g**
	Weinbrand	**50 g**
1/4 Bd.	**Petersilie**	**12 g**
	Butter	**30 g**
2 TL	**Pfeffer, schwarz, grob geschrotet**	**–**
	Salz	**–**

Dieses Fleischgericht ist sehr schnell zubereitet und unglaublich lecker.

Die Steaks waschen und trockentupfen. Das Fleisch salzen und beidseitig mit dem geschroteten Pfeffer bestreuen; den Pfeffer mit einem Nudelholz in das Fleisch drücken. Die Petersilie fein hacken. Die Butter in einer Pfanne erhitzen. Das Steak bei mittlerer Hitze von beiden Seiten anbraten, bis der gewünschte Gargrad erreicht ist. Dann mit Weinbrand ablöschen und flambieren. (Vorsicht: Ein langes Streichholz verwenden, beim Anzünden nicht über die Pfanne beugen!) Sobald die Flamme erloschen ist, Fleisch aus der Pfanne nehmen und warmhalten. Creme fraiche in den Bratensaft geben und bei starker Hitze und ständigem Rühren einige Minuten einkochen, bis eine cremige Soße entsteht. Die Soße über das Steak geben und vor dem Servieren mit gehackter Petersilie bestreuen.

Nährwerte	kcal.	Fett/g	Prot/g	Kh/g
Gesamt	1316	85	116	4
1/2 = 1 Portion	658	43	58	2

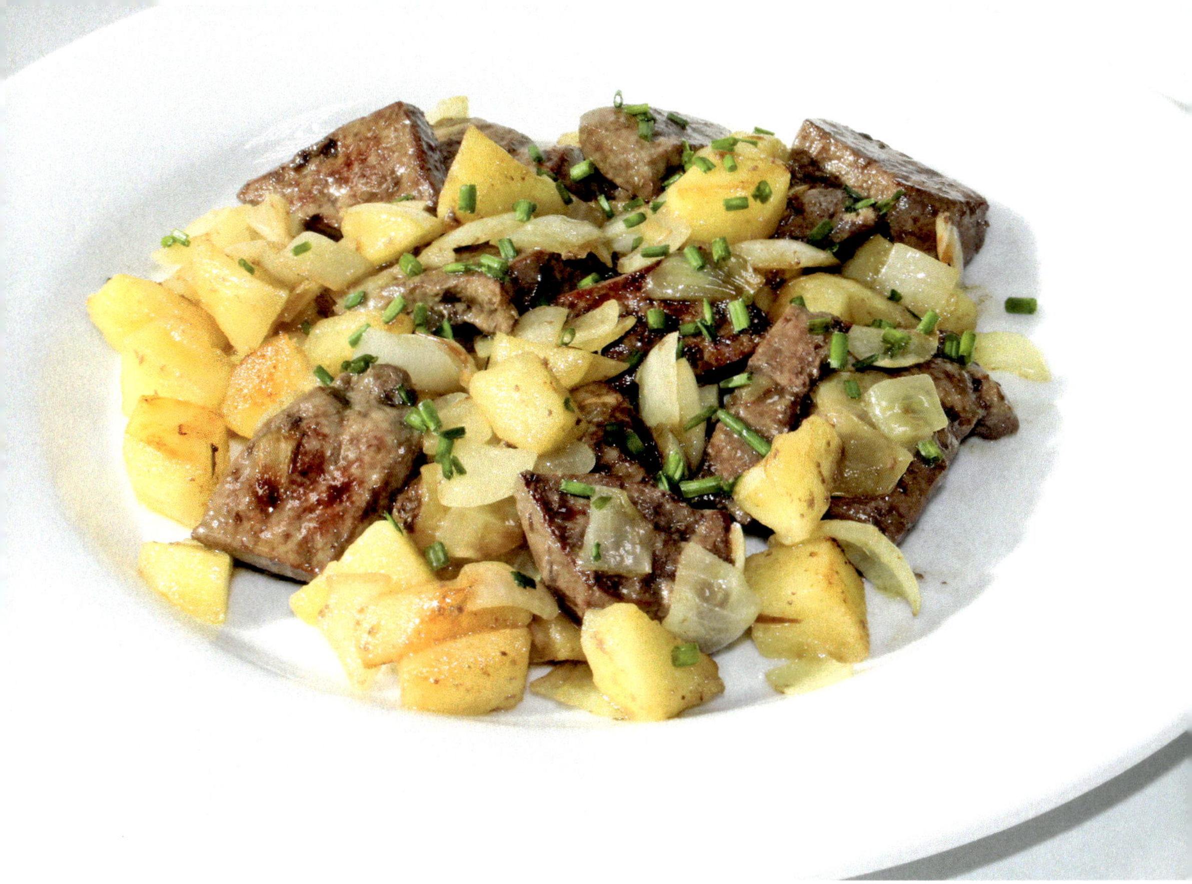

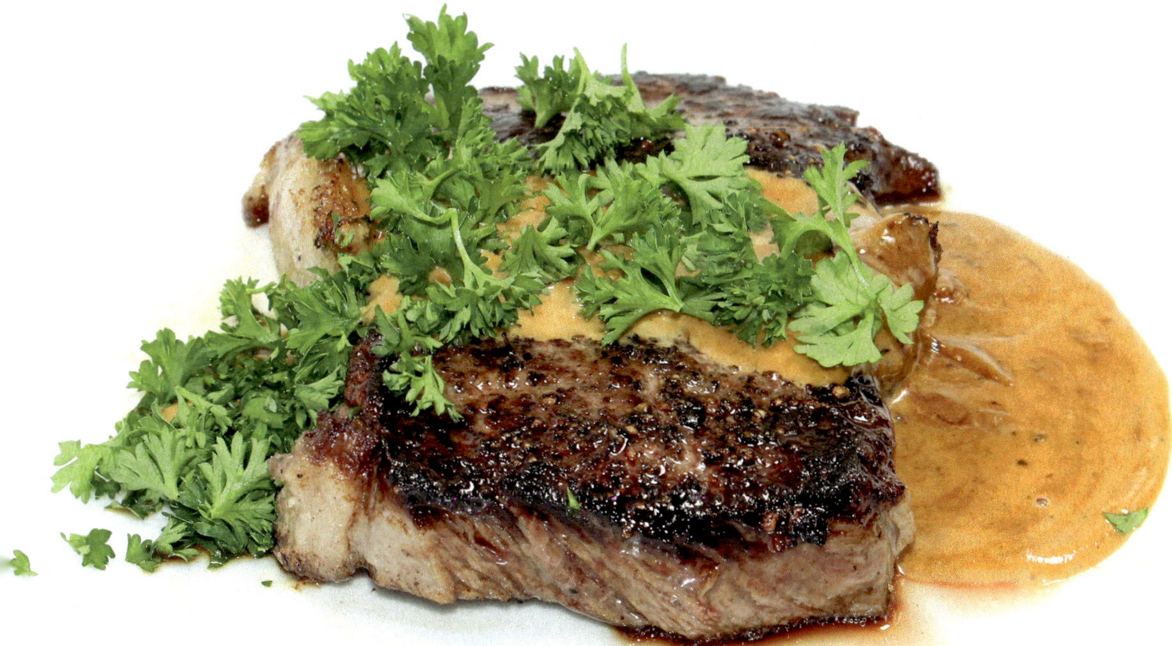

4g Wildschwein-Gulasch

Menge für 5 Portionen

	Gulasch vom Wildschwein	**1000 g**
	Zwiebeln	**1000 g**
1/2	**Butterpackung**	**125 g**
6 EL	**Olivenöl**	**60 g**
1 Bd.	**Petersilie**	**50 g**
2	**Knoblauchzehen**	**10 g**
1 TL	**Paprika, edelsüß**	–
1/2 TL	**Paprika, scharf**	–
	Pfeffer, schwarz	–
	Salz	–

Gulasch vom Wildschwein zählt zu den preisgünstigeren Stücken vom Wild. Dabei handelt es sich um kleine Fleischstücke, die schnell gar sind. Man kauft es am besten direkt beim Jäger oder Wildmetzger. Wer keinen kennt, bemüht eine Internetsuchmaschine mit dem Suchwort „Wildfleisch + Ihr Heimatort".

Dieses Rezept für ein ungarisches Gulasch habe ich aus dem Kochbuch von Alexandre Dumas. [100] Der beschrieb die Zubereitung von Lammfleisch auf diese Art als das beste Fleischgericht, das er je gegessen habe. Tatsächlich eignet sich Lammfleisch von allen Fleischarten am besten für ein Schmorgericht, weil es selbst in den mageren Stücken mehr Fett enthält. Dazu ist es sehr grobfaserig, deshalb zerfallen die Fleischstücke beim längeren Garen. Das Gulasch lässt sich natürlich auch mit Rind- oder gewöhnlichem Schweinefleisch zubereiten. Alle diese Fleischstücke erfordern aber ein längeres Schmoren als das zarte Wildfleisch.

Nährwerte	kcal.	Fett/g	Prot/g	Kh/g
Gesamt	3408	260	210	56
1/5 = 1 Portion	682	52	42	11

Die Zwiebeln grob zerkleinern und mit der Hälfte der Butter und zwei Litern Wasser in einen Topf geben. Das Wasser zum Kochen bringen, dann die Hitze reduzieren und köcheln lassen. Die Zwiebeln dürfen nicht braun werden, sondern sollen verkochen. Die Petersilie waschen, die Stiele unten einige Zentimeter abschneiden, fein hacken – die verbleibenden Stiele ebenfalls – und zu den Zwiebeln geben. Die Zwiebeln über mindestens drei Stunden köcheln lassen, bis sie ganz zerfallen sind. Dabei immer wieder umrühren und Wasser zugeben, damit nichts anbrennt. Zuletzt das Paprikapulver und den gehackten Knoblauch zugeben, leicht salzen.

Das ergibt die Grundlage für eine klassische Bratensoße, am Ende ist kein Soßenbinder mehr nötig. Wer sich an eventuell noch vorhandenen Zwiebelstückchen stört, der kann die Soße am Ende auch mit einem Pürierstab egalisieren.

Zum Ende der Garzeit der Zwiebelsoße das Gulasch portionsweise in einer Pfanne anbraten. Das geschieht am besten in einer Mischung aus Butter und Olivenöl, zu gleichen Teilen. Die Fleischstücke müssen nicht gar werden, sondern sollen nur Farbe annehmen und Röstaromen entwickeln. Die angebratenen Fleischstücke in die Zwiebelsoße geben, aufkochen lassen und zugedeckt für eine gute Stunde schmoren. Von Zeit zu Zeit gut umrühren, damit nichts

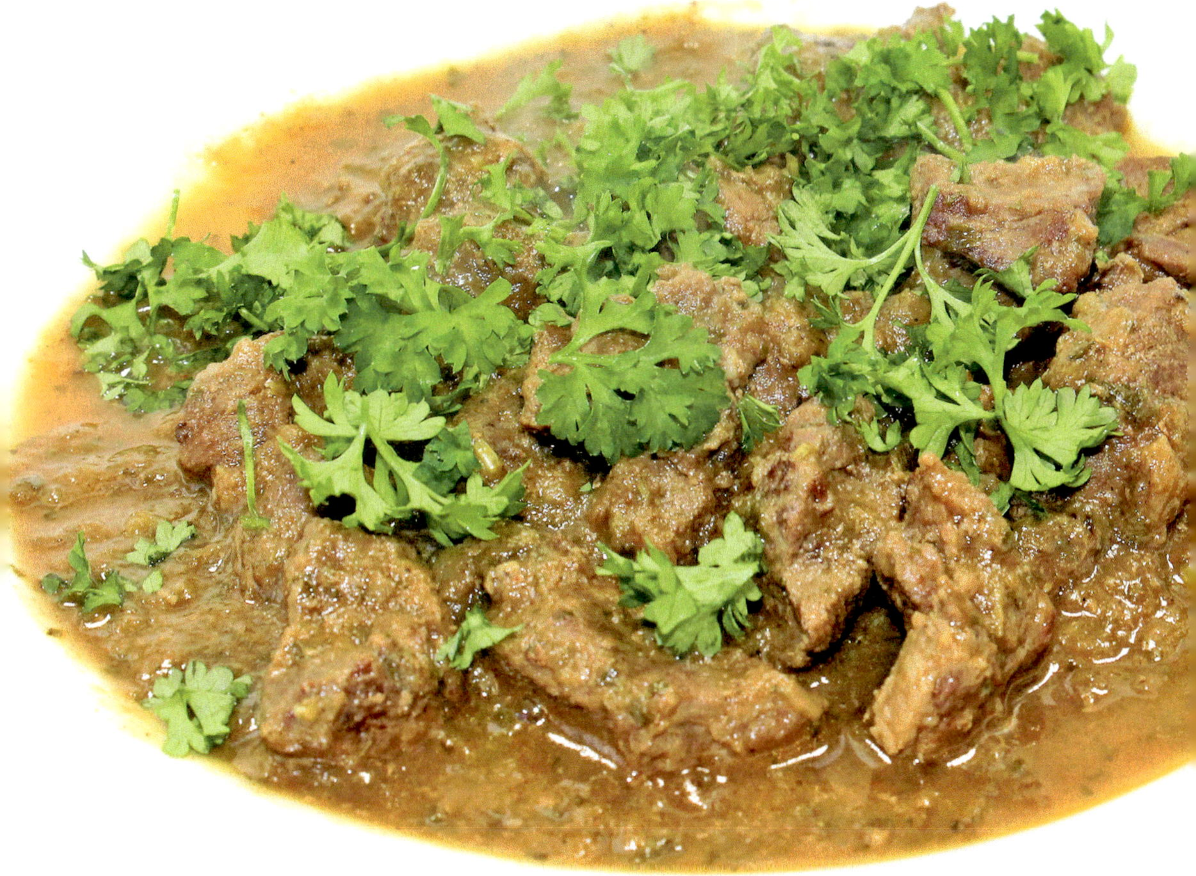

anbrennt. Die Konsistenz der Soße ergibt sich über den Flüssigkeitgehalt. Wem die Soße zu dünn erscheint, der gibt etwas mehr Hitze und lässt noch etwas Flüssigkeit verkochen, ehe serviert wird.

Das Gulasch ist auch eines von den Gerichten, die aufgewärmt besser schmecken als frisch zubereitet. Ich koche mittlerweile Mengen von 3-5 kg Fleisch, dafür müssen die Mengenangaben, auch die Zwiebeln, nur verdreifacht oder verfünffacht werden. Allerdings darf die Menge an Paprikapulver nicht proportional erhöht werden – eine Verdopplung der oben angeführten Menge reicht aus – sonst nimmt das Gericht einen metallischen Geschmack an. Ich verzehre einige Portionen in den folgenden Tagen, die ich im Kühlschrank aufbewahre, der Rest wird portionsweise eingefroren.

Dazu passt eine der Kohlzubereitungen, die unten aufgeführt sind.

4h Hackfleisch mit Spitzkohl

Menge für 1 Portion

1/2	**Spitzkohl**	**300 g**
	Hackfleisch vom Rind	**200 g**
1	**Zwiebel, klein**	**50 g**
	Pfeffer, schwarz	–
	Salz	–

Spitzkohl ist ein zartes Gemüse, das nur wenig Garzeit erfordert. Damit passt es optimal zum Hackfleisch, das in der Pfanne ebenfalls im Handumdrehen gar ist.

Den Kohlkopf einmal längs durchschneiden. Den halben Kohlkopf dann mit einem großen Messer in dünne „Scheiben" von der Spitze bis zum Strunk zerschneiden, das untere Stück mit dem harten Strunk entfernen. Die Kohlstreifen noch ein- oder zweimal durchteilen. Die Zwiebel fein hacken und in einer Pfanne mit 2 EL Olivenöl einige Minuten anschwitzen. Dann den Kohl zugeben und mit Deckel 8-10 Minuten garen. Den Pfanneninhalt auf einen Teller geben und das Hackfleisch mit 2 El Olivenöl in der Pfanne anbraten. Wenn das Fleisch gar ist, den Kohl wieder zugeben, alles gut vermengen. Mit Salz und Pfeffer würzen und servieren.

Auch dieses Gericht lässt sich gut in doppelter oder dreifacher Menge vorkochen. Es schmeckt, wie alle Kohlgerichte, aufgewärmt noch besser.

Nährwerte	kcal.	Fett/g	Prot/g	Kh/g
Gesamt	505	42	33	15

4i Hackfleisch mit gebratenem Salat

Menge für 1 Portion

	Hackfleisch vom Rind	**200 g**
1/2	**Eichblattsalat**	**200 g**
1	**Zwiebel, klein**	**50 g**
	Pfeffer, schwarz	–
	Salz	–

Noch schneller gar als der Spitzkohl ist Salat, der beim Anwärmen sofort zusammenfällt. Dafür das Hackfleisch wie oben angegeben in der Pfanne zubereiten. In der Zwischenzeit den Salat waschen. Die Blätter von einem halben Kopf Salat in Stücke reißen, zum Ende der Garzeit ebenfalls in die Pfanne geben und kurz mitschmoren. Eine andere Art, Salat zu essen, aber sehr lecker und vor allem: blitzschnell zubereitet.

Nährwerte	kcal.	Fett/g	Prot/g	Kh/g
Gesamt	458	41	31	4

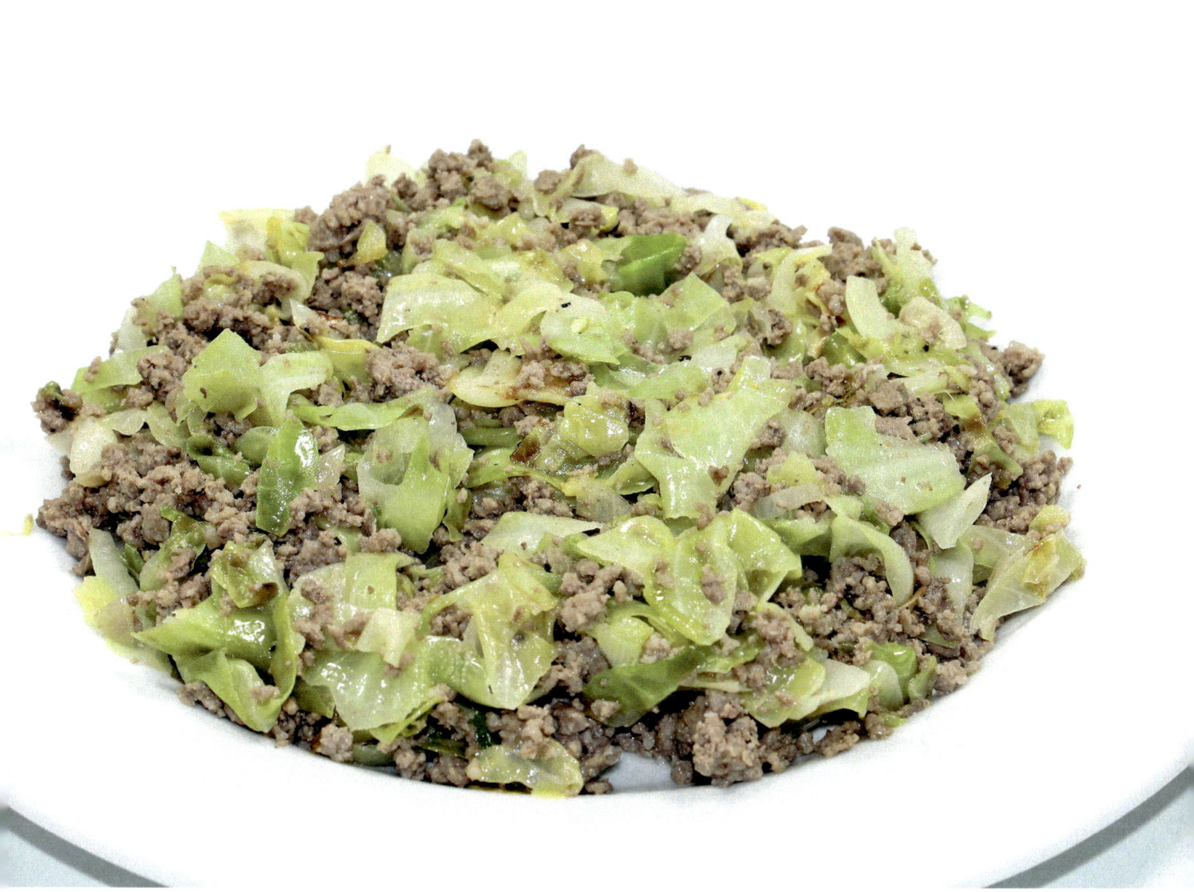

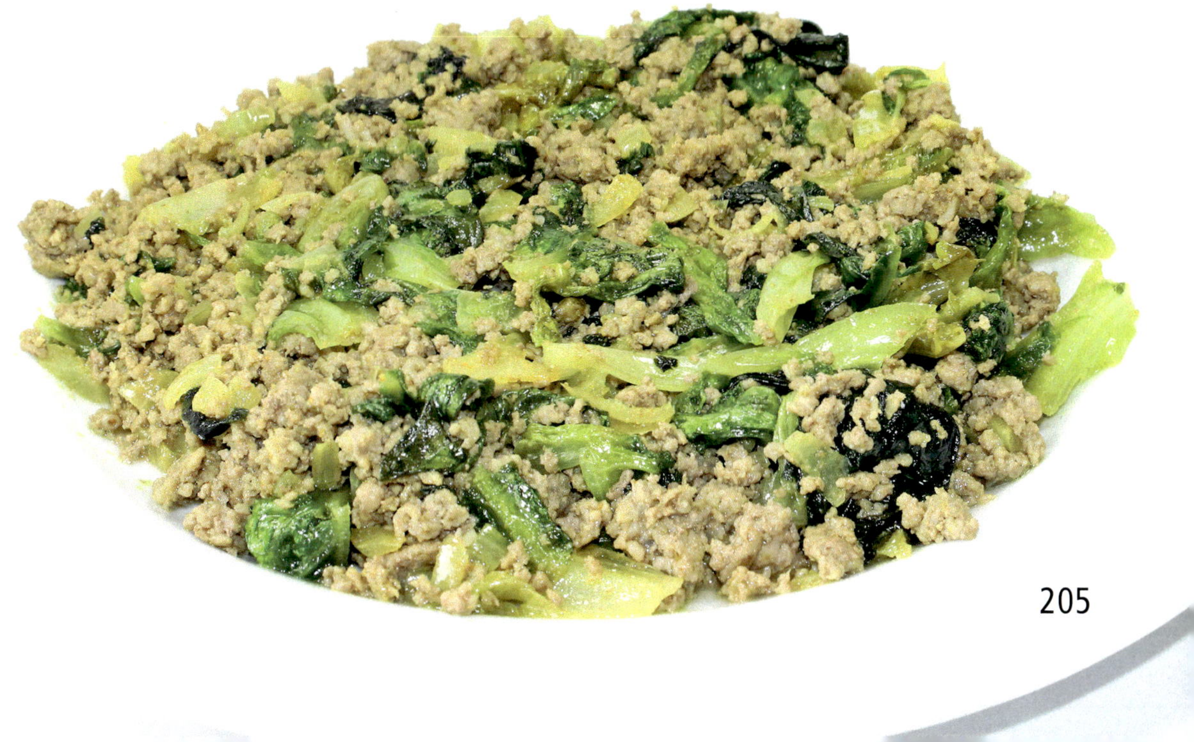

4j Pilzpfanne

Menge für 1 Portion

2	**Schnitzel**	**200 g**
	Champignons	**200 g**
1	**Zwiebel, klein**	**50 g**
4 EL	**Olivenöl**	**40 g**
1/2	**Bund Petersilie**	**25 g**
	Salz	–
	Pfeffer, schwarz	–

Nährwerte	kcal.	Fett/g	Prot/g	Kh/g
Gesamt	631	45	54	5

Die Pilze putzen und in Scheiben schneiden, die Stiele entfernen. Mit der fein gehackten Zwiebel in 2 El Olivenöl in einer beschichteten Pfanne anbraten. Nach einigen Minuten die gehackte Petersilie zugeben und mit den Pilzen garen. Den Pfanneninhalt dann auf einen Teller geben und in der Pfanne das in Stücke geschnittene Schnitzelfleisch in 2 EL Olivenöl braten. Wenn das Fleisch gar ist, die Pilzmischung wieder zugeben und anwärmen, salzen, pfeffern und servieren.

Dieses Pilzgericht kann auch mit Hackfleisch oder Geflügelbrust zubereitet werden.

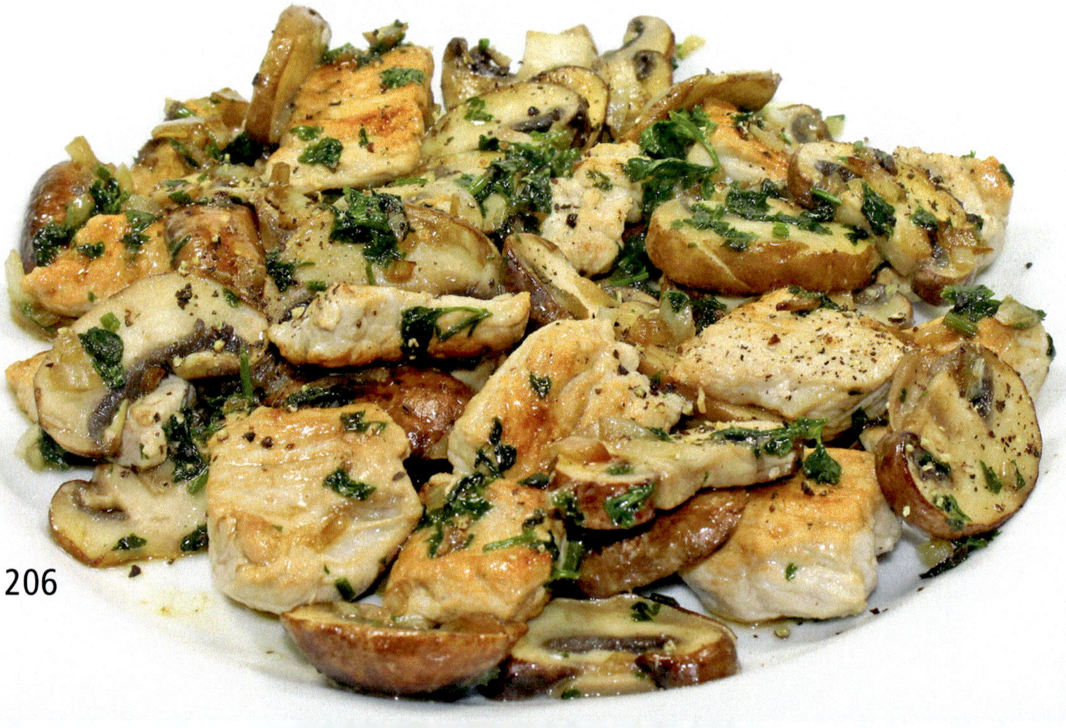

5a Weißkohl oder Spitzkohl

Menge für 1 Portion

	Weißkohl oder Spitzkohl	**300 g**
	Gänseschmalz	**20 g**
1 TL	**gekörnte Brühe**	**10 g**
1 TL	**Kümmel**	–
0,2 l	**Wasser**	–
	Salz	–

Spitzkohl braucht nur halb soviel Wasser, da er schnell zusammenfällt und im „eigenen Saft" garen kann. Er ist schon nach 10 Minuten fertig. Weißkohl ist härter und benötigt etwa eine halbe Stunde Garzeit. Die Vorbereitung ist bei beiden gleich: Den Kohlkopf mittig teilen, bis zum Strunk quer in dünne Scheiben schneiden und die Kohlstreifen ein- oder zweimal durchschneiden. Man kann beide Kohlsorten in Brühe garen; Speck, Öl, Butter oder wie hier, Gänseschmalz, liefern Fett. Den zerstoßenen Kümmel nach 5 Minuten zugeben und mit dem Gargut vermengen. Beim Weißkohl ab der Hälfte der Kochzeit etwas Wasser zugeben, damit der Kohl im Dampf weich werden kann. Zum Schluss nur leicht salzen, denn sowohl Speck als auch die Brühe enthalten bereits viel Salz.

Nährwerte	kcal.	Fett/g	Prot/g	Kh/g
Gesamt Weißkohl	272	22	5	14
Gesamt Spitzkohl	260	22	9	7

Übrig gebliebener Kohl kann zum späteren Aufwärmen im Kühlschrank verwahrt oder portionsweise eingefroren werden.

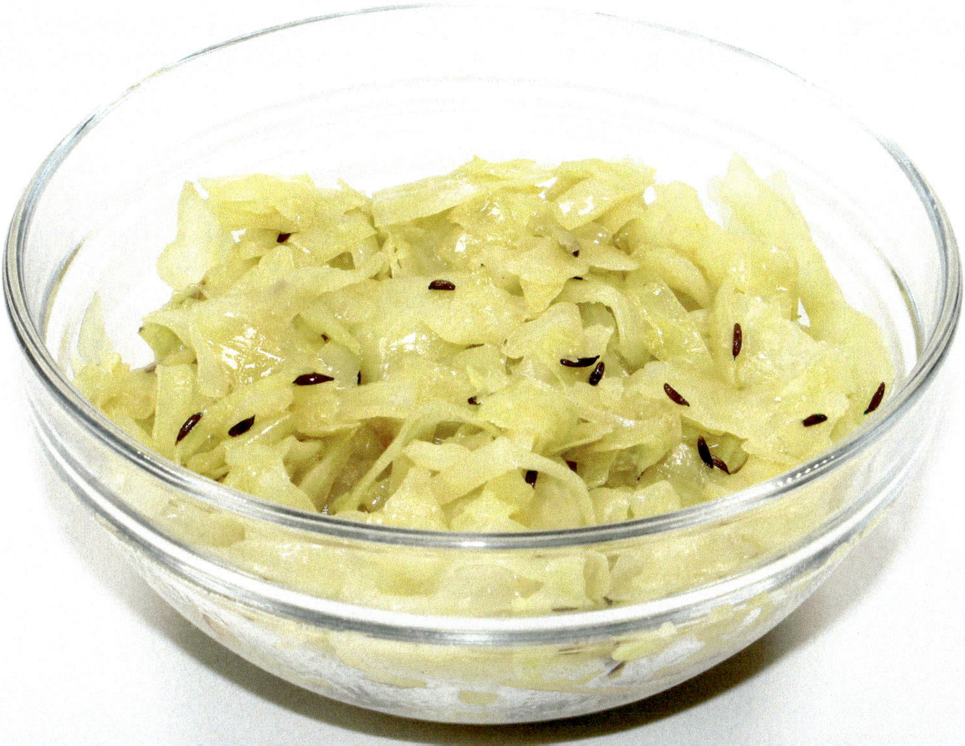

5b Rahm-Wirsing

Menge für 1 Portion

1/2	**Wirsing**	**300 g**
2 EL	**Creme fraiche**	**20 g**
1 TL	**gekörnte Brühe**	**10 g**

Die Zubereitung der Kohlsorten ist kinderleicht. Sie alle zählen zu den Kreuzblütlern und enthalten nicht nur viele Vitamine und Mineralstoffe, sondern auch die sog. Senföle. Diese wirken durchblutungsfördernd, krebshemmend und keimtötend.

Den Wirsing vorbereiten: Die äußeren Blätter entfernen, den Kopf mittig teilen und die Hälften mit einem großen Messer quer in dünne „Scheiben" schneiden. Den Strunk entfernen. Die Wirsingstreifen ein- oder zweimal teilen.

In einem Topf die gekörnte Brühe in ein wenig Wasser auflösen, den Wirsing zugeben, Deckel aufsetzen und bei mittlerer Hitze 10 Minuten garen. Dabei öfter umrühren und wenden, damit nichts anbrennt. Am Ende sollte die Flüssigkeit im Topf verkocht sein. Die Flamme ausstellen und die Creme fraiche in den warmen Wirsing einrühren, leicht salzen (die Brühe enthält bereits viel Salz) und servieren.

Überschüssige Mengen können wiederum im Kühlschrank verwahrt oder portionsweise eingefroren werden.

Nährwerte	kcal.	Fett/g	Prot/g	Kh/g
Gesamt	153	8	10	10

5c Wirsing oder Rosenkohl mit Speck

Menge für 1 Portion

	Wirsing oder Rosenkohl	**300 g**
	Speck, durchwachsen	**30 g**
1 EL	**Olivenöl**	**10 g**

Wirsing und Rosenkohl eignen sich besonders gut für die Zubereitung mit Speck. In einem Topf den gewürfelten Speck bei kleiner Hitze im Öl auslassen. Den Wirsing vorbereiten wie oben und mit etwas Wasser in den Topf geben. Kurz aufkochen und dann bei mittlerer Hitze garen, dabei häufiger umrühren, damit nichts anbrennt. In der Regel reicht die Flüssigkeit im Kohl selbst aus, so dass kein weiteres Wasser zugefügt werden muss. Der Wirsing ist nach spätestens 10 Minuten gar. Salz ist nicht unbedingt nötig, da der Speck bereits kräftig gesalzen ist.

Die Rosenkohlköpfchen werden ebenfalls von den äußeren Blättern befreit und die Strünke kreuzförmig eingeschnitten, damit sie schneller weich werden. Das Garen erfolgt wie beim Wirsing und dauert etwa 15 Minuten. Es lohnt sich, beide Kohlarten in größerer Menge (1 Kopf Wirsing bzw. drei oder vier Portionen Rosenkohl) vorzukochen. Die übrigen Portionen können im Kühlschrank aufbewahrt und in den folgenden Tagen schnell zu einem Fleischgericht aufgewärmt werden. Übrig gebliebener Kohl kann auch portionsweise eingefroren werden.

Nährwerte	kcal.	Fett/g	Prot/g	Kh/g
Gesamt Wirsing	354	30	11	9
Gesamt Rosenkohl	369	31	14	7

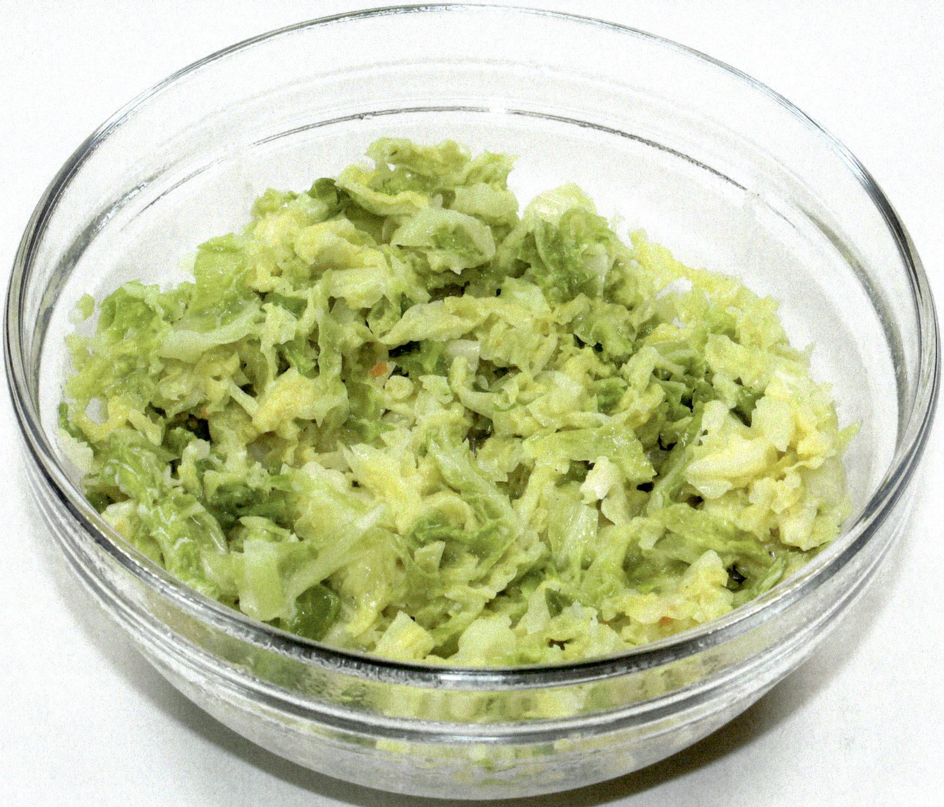

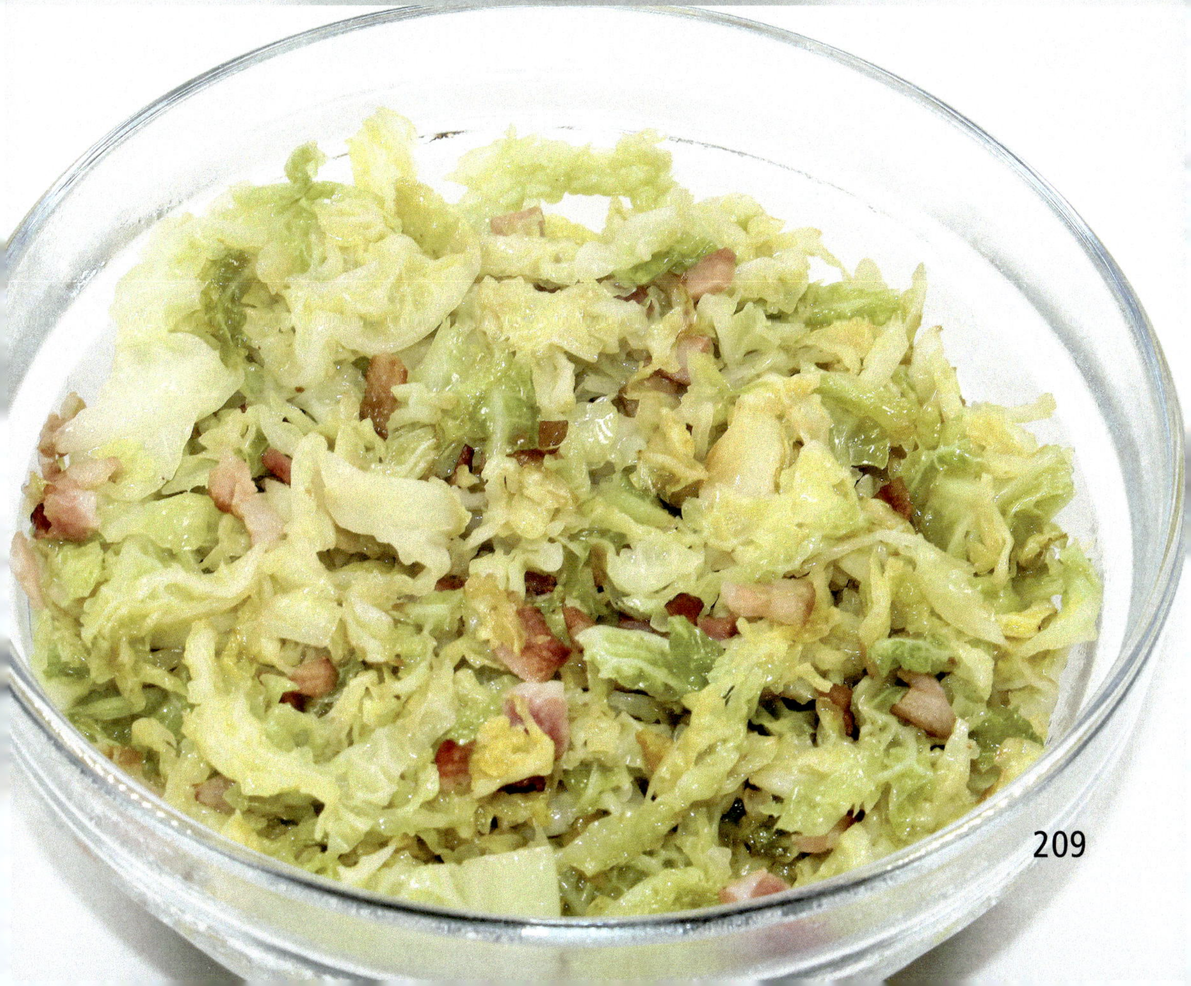

5d Rosenkohl, Brokkoli oder Blumenkohl in Olivenöl

Menge für 1 Portion

	Rosenkohl, Brokkoli oder Blumenkohl	**300g**
2 EL	**Olivenöl**	**20g**
	Pfeffer, schwarz	–
	Salz	–

In einem Topf einen guten halben Liter Wasser zum Kochen bringen. In der Zwischenzeit den Rosenkohl wie oben vorbereiten, bei Brokkoli und Blumenkohl die Röschen vom Strunk abschneiden, größere Stücke noch einmal zerteilen. Den Kohl jeweils mittels eines Dünsteinsatzes im Topf mit Deckel garen, das erfordert für jede Sorte etwa 15 Minuten, nachdem das Wasser zu kochen begonnen hat. Mit einem Esslöffel die Kohlröschen alle 5 Minuten umschichten, damit alles gleichmäßig gar wird. Am Ende das restliche Kochwasser in eine große Tasse abschütten, abkühlen lassen und später trinken – es enthält viele Mineralien, darunter das wichtige Kalium. Den Dünsteinsatz aus dem Topf nehmen, das Olivenöl zugeben und mit den Kohlröschen vermengen. Dann salzen und etwas pfeffern, zum Blumenkohl passt auch eine Prise frisch geriebene Muskatnuss.

Nährwerte	kcal.	Fett/g	Prot/g	Kh/g
Gesamt Rosenkohl	273	22	11	7
Gesamt Brokkoli	246	21	8	6
Gesamt Blumenkohl	237	21	6	6

Statt Olivenöl kann Butter oder Schmalz zugegeben werden. Übrig gebliebener Kohl kann zum späteren Aufwärmen im Kühlschrank verwahrt oder portionsweise eingefroren werden.

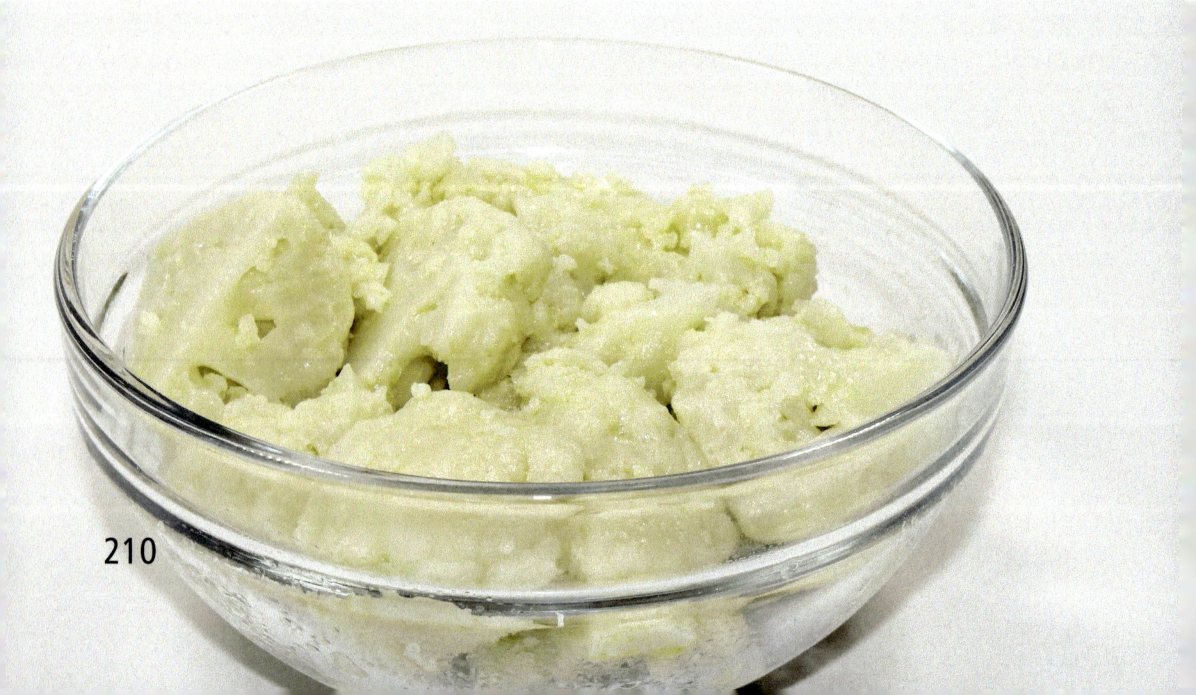

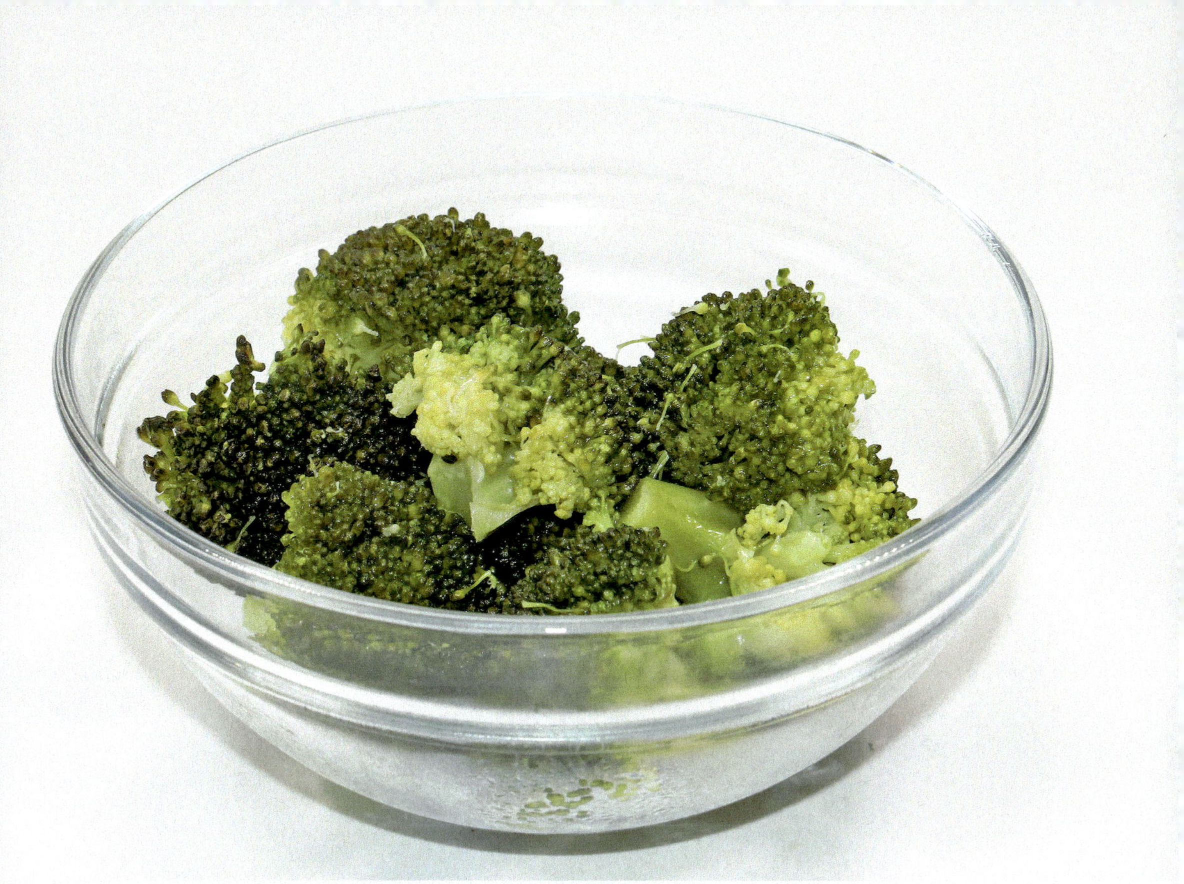

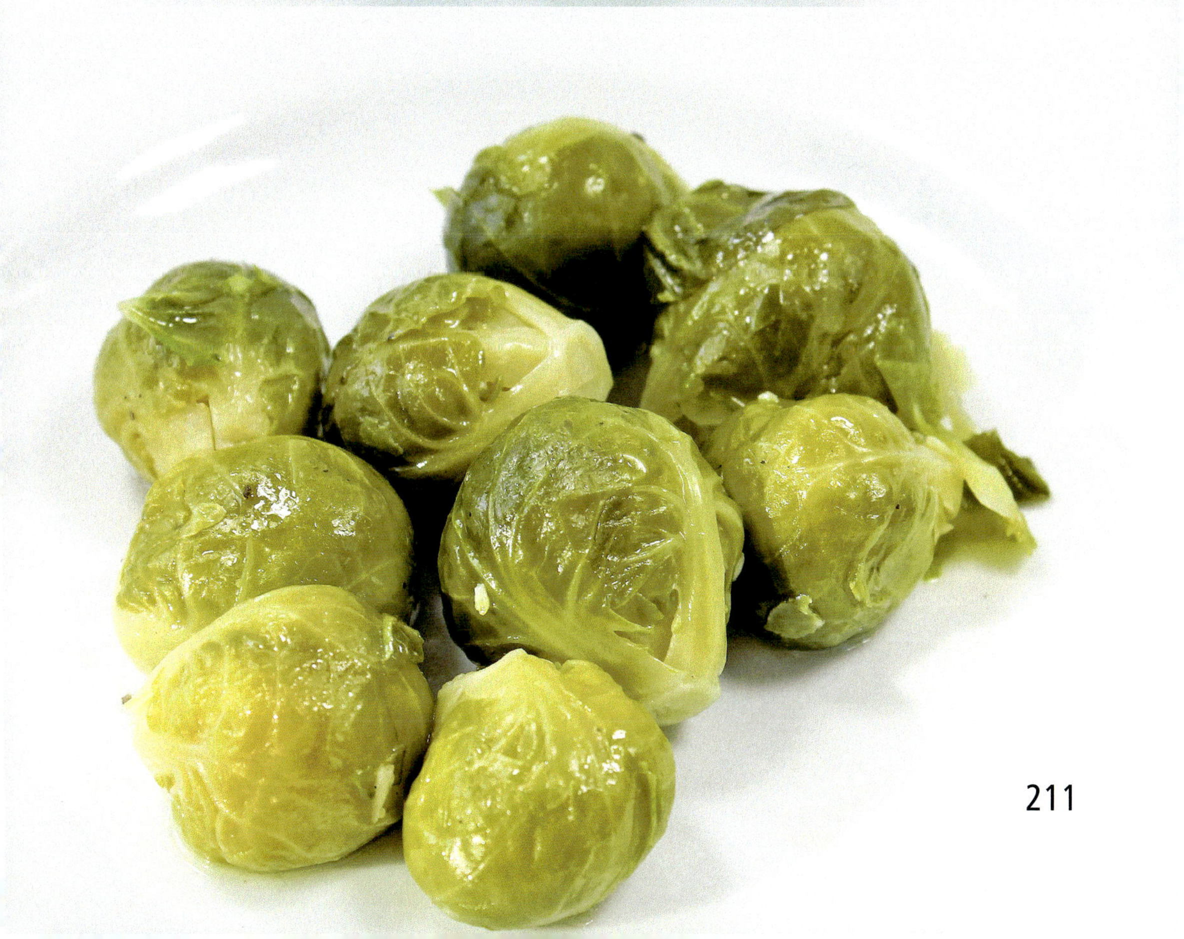

Quellenverzeichnis

1 Dashti HM, et al: Long-term effects of a ketogenic diet in obese patients. Exp Clin Cardiol. 2004 Fall; 9(3): 200-205.

2 Sondike SB, et al: Effects of a low-carbohydrate diet on weight loss and cardiovascular risk factor in overweight adolescents. The Journal of Pediatrics, Volume 142, Issue 3, March 2003, Pages 253-258

3 Brehm BJ, et al: A randomized trial comparing a very low carbohydrate diet and a calorie-restricted low fat diet on body weight and cardiovascular risk factors in healthy women. J Clin Endocrinol Metab. 2003 Apr; 88(4): 1617-23.

4 Aude YW, et al: The national cholesterol education program diet vs a diet lower in carbohydrates and higher in protein and monounsaturated fat: a randomized trial. Arch Intern Med. 2004 Oct 25; 164(19): 2141-6.

5 Yancy Jr WS, et al: A low-carbohydrate, ketogenic diet versus a low-fat diet to treat obesity and hyperlipidemia: a randomized, controlled trial. Ann Intern Med. 2004 May 18; 140(10): 769-77.

6 McClernon FJ, et al: The effects of a low-carbohydrate ketogenic diet and a low-fat diet on mood, hunger, and other self-reported symptoms. Obesity (Silver Spring). 2007 Jan; 15(1): 182-7.

7 Samaha FF, et al: A Low-Carbohydrate as Compared with a Low-Fat Diet in Severe Obesity. N Engl J Med 2003; 348: 2074-2081.

8 Dyson PA, et al: A low-carbohydrate diet is more effective in reducing body weight than healthy eating in both diabetic and non-diabetic subjects. Diabetic Medicine, 30 October 2007.

9 Westman EC, et al: The effect of a low-carbohydrate, ketogenic diet versus a low-glycemic index diet on glycemic control in type 2 diabetes mellitus. Nutr Metab (Lond). 2008; 5: 36.

10 Antonio P: Ketogenic Diet for Obesity: Friend or Foe? Int J Environ Res Public Health. 2014 Feb; 11(2): 2092-2107.

11 McDonald L: The Ketogenic Diet – A Complete Guide for the Dieter & the Practitioner. Erschienen im Selbstverlag 2000, ISBN-13: 9780967145600.

12 Lutz W: Leben ohne Brot. Die wissenschaftlichen Grundlagen der kohlenhydratarmen Ernährung. Infomed, Wil in der Schweiz 2004.

13 Hofmekler A: The Warrior Diet: Switch on Your Biological Powerhouse For High Energy, Explosive Strength, and a Leaner, Harder Body. O.O., Blue Snake Books 2007. Erste Auflage erschienen 2001.

14 Moro T, et al: Effects of eight weeks of time-restricted feeding (16/8) on basal metabolism, maximal strength, body composition, inflammation, and cardiovascular risk factors in resistance-trained males. J Transl Med. 2016; 14: 290.

15 Tinsley GM, et al: Time-restricted feeding in young men performing resistance training: A randomized controlled trial. Eur J Sport Sci. 2017 Mar; 17(2): 200-207.

16 Johnstone AM, et al: Effects of a high-protein ketogenic diet on hunger, appetite, and weight loss in obese men feeding ad libitum. Am J Clin Nutr. 2008 Jan; 87(1): 44-55.

17 O.V.: Physiological Insulin Resistance: Low Carbohydrate Diet Induced Insulin Resistance. Free the Animal: The Blog of Richard Nikoley. 1. Oktober 2014. https://freetheanimal.com/2014/10/physiological-resistance-carbohydrate.html

18 Holt S, et al: An insulin index of foods: the insulin demand generated by 1000-kJ portions of common foods. Am J Clin Nutr. 1997 Nov; 66(5): 1264-76.

19 Bao J, et al: Food insulin index: physiologic basis for predicting insulin demand evoked by composite meals. Am J Clin Nutr. 2009 Oct; 90(4): 986-92.

20 Bell K: Clinical Application of the Food Insulin Index to Diabetes mellitus. Master Thesis, eingereicht an der School of Molecular and Microbial Bioscience, University of Sidney, Australia am 05.09.2014.

21 Di Pasquale, M: Die Radikaldiät – Die bewährte, wissenschaftliche Methode für den rapiden Fettabbau bei Übergewicht. Novagenics-Verlag, Arnsberg 2008.

22 Sonksen PH: Insulin, growth hormone and sport. J Endocrinol. 2001 Jul; 170(1): 13-25.

23 Staples AW et al: Carbohydrate Does Not Augment Exercise-Induced Protein Accretion versus Protein Alone. Med Sci Sports Exerc. 2011 Jul; 43(7): 1154-61.

24 Hartman ML, et al: Augmented growth hormone (GH) secretory burst frequency and amplitude mediate enhanced GH secretion during a two-day fast in normal men. J Clin Endocrinol Metab. 1992 Apr; 74(4): 757-65.

25 Ho KY, et al: Fasting enhances growth hormone secretion and amplifies the complex rhythms of growth hormone secretion in man. J Clin Invest. 1988 Apr; 81(4): 968-75.

26 Zauner C, et al: Resting energy expenditure in short-term starvation is increased as a result of an increase in serum norepinephrine. Am J Clin Nutr. 2000 Jun; 71(6): 1511-5.

27 Ratliff J, et al: Carbohydrate restriction (with or without additional dietary cholesterol provided by eggs) reduces insulin resistance and plasma leptin without modifying appetite hormones in adult men. Nutr Res. 2009 Apr; 29(4): 262-8.

28 Sumithran P, et al: Ketosis and appetite-mediating nutrients and hormones after weight loss. Eur J Clin Nutr. 2013 Jul; 67(7): 759-64.

29 Paoli A, et al: Ketosis, ketogenic diet and food intake control: a complex relationship. Front Psychol. 2015; 6: 27.

30 Trumble BC, et al: Physical competition increases testosterone among Amazonian forager-horticulturalists: a test of the ‚challenge hypothesis'. Proceedings of the Royal Society B, 28 March 2012.

31 Lane AR, et al: Influence of dietary carbohydrate intake on the free testosterone: cortisol ratio responses to short-term intensive exercise training. Eur J Appl Physiol. 2010; 108(6): 1125-31.

32 Anderson KE, et al: Diet-hormone interactions: protein/carbohydrate ratio alters reciprocally the plasma levels of testosterone and cortisol and their respective binding globulins in man. Life Sci. 1987; 40(18): 1761-8.

33 Roberts MD, et al: The Effects of Ketogenic Dieting on Body Composition, Strength, Power, and Hormonal Profiles in Resistance Training Males. J Strength Cond Res. 2017 Apr 7. [Epub ahead of print]

34 Volek JS, Sharman MJ: Cardiovascular and Hormonal Aspects of Very-Low-Carbohydrate Ketogenic Diets. Obesity, Volume 12, Issue S11, November 2004; 115S-123S.

35 Kose E, et al: Changes of thyroid hormonal status in patients receiving ketogenic diet due to intractable epilepsy. J Pediatr Endocrinol Metab. 2017 Apr 1; 30(4): 411-416.

36 Phinney SD: Does Your Thyroid Need Dietary Carbohydrates? Published online May 3, 2017. https://blog.virtahealth.com/does-your-thyroid-need-dietary-carbohydrates/

37 Phinney SD, et al: The human metabolic response to chronic ketosis without caloric restriction: physical and biochemical adaption. Metabolism 1983, 32(8): 775-768.

38 Phinney SD, et al: The human metabolic response to chronic ketosis without caloric restriction: preservation of submaximal exercise capability with reduced carbohydrate oxidation. Metabolism 1983, 32(8): 769-776.

39 Venables MC, et al: Determination of fat oxidation during exercise in healthy men and women: A cross-sectional study. J Appl Physiol 2005, 98(1): 160-167

40 Manninen AH: Metabolic Effects of the Very-Low-Carbohydrate Diets: Misunderstood „Villains" of Human Metabolism. J Int Soc Sports Nutr. 2004; 1(2): 7-11.

41 RQ-Werte nach: http://flexikon.doccheck.com/de/Respiratorischer_Quotient

42 Volek S, Phinney SD: The Art and Science of low Carbohydrate Performance. Beyond Obesity LLC 2012, O.O., Seite 35

43 Forsythe CE, et al: Comparison of low fat and low carbohydrate diets on circulating fatty acid composition and markers of inflammation. Lipids 2008, 43(1): 65-77.

44 Volek JS, Phinney SD: The art and Science of low carbohydrate performance. Beyond Obesity LLC 2012, O.O., S. 33-34.

45 Palaiologos G, Felig P: Effects of ketone bodies on amino acid metabolism in isolated rat diaphragm. Biochem J 1976, 154(3): 709-716.

46 Young CM, et al: Effect of body composition and other parameters in obese young men of carbohydrate level of reduction diet. Am J Clin Nutr 1971, 24(3): 290-296.

47 Volek JS, Phinney SD: The art and Science of low carbohydrate performance. Beyond Obesity LLC 2012, O.O., S. 65ff

48 Paoli A, et al: Beyond weight loss: a review of the therapeutic uses of very-low-carbohydrate (ketogenic) diets. Eur J Clin Nutr. 2013 Aug; 67(8): 789-796.

49 Volek JS, Phinney SD: The art and Science of low carbohydrate performance. Beyond Obesity LLC 2012, O.O., S. 90/91.

50 Youm YH, et al: The ketone metabolite ß-hydroxybutyrate blocks NLRP3 inflammasome-mediated inflammatory disease. Nat Med. 2015 Mar;21(3): 263-9.

51 Volek JS, Noakes T, Phinney SD: Rethinking fat as a fuel for endurance exercise. Eur J Sport Sci. 2015; 15(1): 13-20.

52 Jarrett SG, et al: The ketogenic diet increases mitochondrial glutathione levels. J Neurochem. 2008 Aug; 106(3): 1044-51.

53 Page KA, et al: Medium-Chain Fatty Acids Improve Cognitive Function in Intensively Treated Type 1 Diabetic Patients and Support In Vitro Synaptic Transmission During Acute Hypoglycemia. Diabetes 2009 May; 58(5): 1237-1244.

54 Magee BA, et al: The inhibition of malignant cell growth by ketone bodies. Aust J Exp Biol Med Sci. 1979 Oct;57(5): 529-39.

55 Aly SM: Role of Intermittent Fasting on Improving Health and Reducing Diseases. Int J Health Sci (Qassim). 2014 Jul; 8(3): V-VI.

56 Cordain L: The Dietary Cure for Acne. Paleo Diet Enterprises, LLC. Fort Collins, CO 2006.

57 Cordain L, Eaton SB, et al: Origins and evolution of the Western diet: health implications for the 21st century. Am J Clin Nutr. 2005 Feb; 81(2): 341-54.

58 Paoli A, et al: Nutrition and acne: therapeutic potential of ketogenic diets. Skin Pharmacol Physiol. 2012; 25(3): 111-7.

59 Zhe Song, et al: Resistance exercise initiates mechanistic target of rapamycin (mTOR) translocation and protein complex co-localisation in human skeletal muscle. Scientific Reports Volume 7, Article number: 5028 (2017)

60 Katare RG, et al: Chronic intermittent fasting improves the survival following large myocardial ischemia by activation of BDNF/VEGF/PI3K signaling pathway. Journal of Molecular and Cellular Cardiology Volume 46, Issue 3, March 2009, P. 405-412.

61 dalle Pezze P, et al: A systems study reveals concurrent activation of AMPK and mTOR by amino acids. Nat Commun. 2016; 7: 13254. Published online 2016 Nov 21.

62 Zoncu R, et al: mTOR: from growth signal integration to cancer, diabetes and ageing. Nat Rev Mol Cell Biol. 2011 Jan; 12(1): 21-35.

63 O.V. Krebs: Zahlen und Fakten, März 2018. https://gesundheit.ccm.net/contents/118-krebs-zahlen-und-fakten

64 Klement RJ, Kämmerer U: Is there a role for carbohydrate restriction in the treatment and prevention of cancer? Nutr Metab (Lond). 2011; 8: 75.

65 Fine EJ, et al: Targeting insulin inhibition as a metabolic therapy in advanced cancer: a pilot safety and feasibility dietary trial in 10 patients. Nutrition. 2012 Oct; 28(10): 1028-35.

66 Ho VW, et al: A low carbohydrate, high protein diet slows tumor growth and prevents cancer initiation. Cancer Res. 2011 Jul 1; 71(13): 4484-93.

67 Allen BG, et al: Ketogenic diets as an adjuvant cancer therapy: History and potential mechanism. Redox Biol. 2014; 2: 963-970.

68 Allen BG, et al: Ketogenic diets enhance oxidative stress and radio-chemo-therapy responses in lung cancer xenografts. Clin Cancer Res. 2013 Jul 15; 19(14): 3905-13.

69 https://www.focus.de/gesundheit/ratgeber/krebs/therapie/ernaehrung-gegen-den-krebs-mehr-fett-weniger-zucker-die-anti-krebs-diaet-staerkt-patienten-und-hungert-tumore-aus_id_7351909.html

70 Arbeitsgemeinschaft für Prävention und integrative Onkologie der deutschen Krebsgesellschaft: Stellungnahme zur ketogenen und kohlenhydratarmen Diät. Positionspapier ohne Veröffentlichungs- und Ortsangabe, als PDF unter „Stellungnahme zur ketogenen und kohlenhydratarmen Diät“ im Internet.

71 O.V. Deutsche Diabetes-Hilfe, Pressemitteilung: „Deutscher Gesundheitsbericht Diabetes 2017“ erschienen. https://www.diabetesde.org/pressemitteilung/deutscher-gesundheitsbericht-diabetes-2017-erschienen

72 Lindeberg, S: Food and Western Disease – Health an Nutrition from an evolutionary Perspective. Wiley-Blackwell, West-Sussex, UK, 2010.

73 Mattson MP, et al: Meal frequency and timing in health and disease. Proc Natl Acad Sci USA. 2014 Nov 25; 111(47): 16647-16653.

74 Jenß M: Hat der Urmensch schon gefrühstückt? Die Zeit, 17. Juni 2014. http://www.zeit.de/zeit-wissen/2014/04/fruehstueck-urmensch

75 Kosinski C, Jornayvaz FR: Effects of Ketogenic Diets on Cardiovascular Risk Factors: Evidence from Animal and Human Studies. Nutrients, 19 May 2017.

76 Surender KA, McFarlane SI: The case for low carbohydrate diets in diabetes management. Nutr Metab (Lond). 2005; 2: 16.

77 Tolstoi, E: The effect of an exclusive meat diet lasting one year on the carbohydrate tolerance of two normal men. J. Biol. Chem. 1929, 83: 747-752.

78 Cordain L: Acid-/Base-Balance, ohne Erscheinungsdatum. http://www.thepaleodiet.com/acidbase.htm

79 Dubbels, W: Die Anti-Aging-Formel. Ein synergetisches Konzept für optimale körperliche und geistige Leistungsfähigkeit in jedem Alter. Novagenics-Verlag 2010, S. 70.

80 Waterlow JC: Metabolic adaptation to low intakes of energy and protein. Ann Rev Nutr (1986) 6: 495-526.

81 National Research Council. Recommended dietary allowances, 10th ed. National Academy Press, 1989.

82 Lemon P: Is increased dietary protein necessary or beneficial for individuals with a physically active lifestyle? Nutr Rev (1996) 54: S169-S175.

83 Lemon PR, Mullin JP : Effect of initial muscle glycogen level on protein catabolism during exercise. J Appl Physiol (1980) 48: 624-629.

84 Dragan GI, et al: Researches concerning the effects of Refit on elite weightlifters. J Sports Med (1985) 25: 246-250.

85 Fern EB, et al: Effects of exaggerated amino acid and protein supply in man. Experientia (1991) 47: 168-172.

86 Volek JS, Phinney SD: The art and Science of low carbohydrate performance. Beyond Obesity LLC 2012, O.O., S. 65.

87 Schoenfeld BJ, et al: The effect of protein timing on muscle strength and hypertrophy – a meta-analysis. Journal of the International Society of Sports Nutrition 2013, 10: 53

88 Nilsson M, et al: Glycemia and insulinemia in healthy subjects after lactose-equivalent meals of milk and other food proteins: the role of plasma amino acids and incretins. Am J Clin Nutr. 2004 Nov; 80(5): 1246-53.

89 Frid, HA, et al: Effect of whey on blood glucose and insulin responses to composite breakfast and lunch meals in type 2 diabetic subjects. The American Journal of Clinical Nutrition, Volume 82, Issue 1, 1 July 2005, Pages 69-75.

90 Melnik BC, Schmitz G: Role of insulin, insulin-like growth factor-1, hyperglycaemic food and milk consumption in the pathogenesis of acne vulgaris. Exp Dermatol. 2009 Oct; 18(10): 833-41.

91 Melnik BC, et al: Milk is not just food but most likely a genetic transfection system activating mTORC1 signaling for postnatal growth. Nutrition Journal 2013, 12: 103.

92 Allen NE, et al: Animal foods, protein, calcium and prostate cancer risk. the European Prospective Investigation into Cancer and Nutrition. Br J Cancer. 2008 May 6; 98(9): 1574-1581.

93 O.V. Milch-Debatte im Sommer 2014. https://www.milchlos.de/milos_0824.htm

94 Gannon MC, et al: Metabolic response to cottage cheese or egg white protein, with or without glucose, in type II diabetic subjects. Metabolism. 1992 Oct;41(10): 1137-45.

95 Nuttal FQ, Gannon MC: Metabolic response to egg white and cottage cheese protein in normal subjects. Metabolism. 1990 Jul; 39(7): 749-55.

96 Ostmann EM, et al: Inconsistency between glycemic and insulinemic responses to regular and fermented milk products. Am J Clin Nutr. 2001 Jul;74(1): 96-100.

97 Hoppe C, et al: Differential effects of casein versus whey on fasting plasma levels of insulin, IGF-1 and IGF-1/IGFBP-3: results from a randomized 7-day supplementation study in prepubertal boys. European Journal of Clinical Nutrition volume 63, pages 1076-1083 (2009).

98 Simopoulos, AP: Essential Fatty Acids In Health And Chronic Disease. Am J Clin Nutr (1999) 7(suppl): 560-569.

99 Shoba G, et al: Influence of piperine on the pharmacokinetics of curcumin in animals and human volunteers. Planta Med. 1998 May; 64(4): 353-6.

100 Dumas A: Das große Wörterbuch der Kochkunst. Mandelbaum Verlag, Wien 2002.

Quellen in den Tabellen

a Kendall M: The blood glucose, glucagon and insulin response to protein. 15. Juni 2015. https://optimisingnutrition.com/2015/06/15/the-blood-glucose-glucagon-and-insulin-response-to-protein/

b Daly ME: Acute effects on insulin sensitivity and diurnal metabolic profiles of a high-sucrose compared with a high starch diet. In: Am J Clin Nutr. Nr. 67, 1998, 1186-1196.

c Eades RE, Eades MD: Protein Power. Bantam Books, New York 1996.

d Noakes M, et al: Comparison of isocaloric very low carbohydrate/high saturated fat and high carbohydrate /low saturated fat diets on body composition and cardiovascular risk. Nutrition & Metabolism 3.1 (2006): 7.

e Volek J, et al. Carbohydrate restriction has a more favorable impact on the metabolic syndrome than a low fat diet. Lipids 44.4 (2009): 297-309.

f Zajac A, et al: The effects of a ketogenic diet on exercise metabolism and physical performance in off-road cyclists. Nutrients 6.7 (2014): 2493-2508.

g Paoli A, et al: Effects of n-3 Polyunsaturated Fatty Acids Supplementation on Some Cardiovascular Risk Factors with a Ketogenic Mediterranean Diet. Marine Drugs 13.2 (2015): 996-1009.

h Phinney SD, Volek J: To Fast or Not to Fast: What Are the Risks of Fasting? Published December 5, 2017. https://blog.virtahealth.com/science-of-intermittent-fasting/

i Holt S, et al: An insulin index of foods: the insulin demand generated by 1000-kJ portions of common foods. Am J Clin Nutr. 1997 Nov; 66(5): 1264-76.

j Bao J, et al: Food insulin index: physiologic basis for predicting insulin demand evoked by composite meals. Am J Clin Nutr. 2009 Oct; 90(4): 986-92.

k Bell K: Clinical Application of the Food Insulin Index to Diabetes mellitus. Master Thesis, eingereicht an der School of Molecular and Microbial Bioscience, University of Sidney, Australia am 05.09.2014.

l Di Pasquale, M: Die Radikaldiät – Die bewährte, wissenschaftliche Methode für den rapiden Fettabbau bei Übergewicht. Novagenics-Verlag, Arnsberg 2008.

m Römpp Online. Georg Thieme Verlag, zitiert nach Wikipedia: https://de.wikipedia.org/wiki/Pektine#cite_note-roempp-2

n Roberts MD, et al: The Effects of Ketogenic Dieting on Body Composition, Strength, Power, and Hormonal Profiles in Resistance Training Males. J Strength Cond Res. 2017 Apr 7. [Epub ahead of print]

o Volek JS, Sharman MJ: Cardiovascular and Hormonal Aspects of Very-Low-Carbohydrate Ketogenic Diets. Obesity, Volume 12, Issue S11, November 2004; 115S-123S.

p Venables MC, et al: Determination of fat oxidation during exercise in healthy men and women: A cross-scctional study. J Appl Physiol 2005, 98(1): 160-167.

q Phinney SD, et al: The human metabolic response to chronic ketosis without caloric restriction: physical and biochemical adaption. Metabolism 1983, 32(8): 775-768.

r Phinney SD, et al: The human metabolic response to chronic ketosis without caloric restriction: preservation of submaximal exercise capability with reduced carbohydrate oxidation. Metabolism 1983, 32(8): 769-776.

s Christ A, et al: Western Diet Triggers NLRP3-Dependent Innate Immune Reprogramming. Cell. 2018 Jan 11; 172(1-2): 162-175.

t Latz E: Fast food makes the immune system more aggressive in the long term. Institute for Innate Immunity and German Center for Neurodegenerative Diseases (DZNE), Universität Bonn, 11. Januar 2018.

u Fasten und Heilen – Altes Wissen und neueste Forschung. Arte, gesendet am 06.01.2018, 22:40 bis 23:35 Uhr. (De Lestrade T, Gilman S. Le jeûne, une nouvelle thérapie? Produziert in F/B/CDN/D, 2012). Auch bei Youtube unter: https://www.youtube.com/watch?v=epMRBGKtllY

v Lindeberg S: Food and Western Disease – Health an Nutrition from an evolutionary Perspective. Wiley-Blackwell, West-Sussex, UK, 2010.

w Tolstoi, E: The effect of an exclusive meat diet lasting one year on the carbohydrate tolerance of two normal men. J. Biol. Chem. 1929, 83: 747-752.

x Formel und Beispiel entnommen: O.V.: Wie berechnet man die Alkoholmenge in Gramm? https://www.kenn-dein-limit.de/alkohol/haeufige-fragen/ wie-berechnet-man-die-alkoholmenge-in-gramm/

y Souci SW, Fachmann W, Kraut H. Die Zusammensetzung der Lebensmittel, Nährwert-Tabellen. 7. Auflage, Medpharm Scientific Publishers, Stuttgart 2008.

z Cordain L: Das Getreide – zweischneidiges Schwert der Menschheit. Novagenics-Verlag, Arnsberg 2004.

aa Schomberg, S: Low Carb genießen – Leckere Rezepte für morgens, mittags & abends. Novagenics-Verlag, Arnsberg 2016.

ab Souci SW, Fachmann W, Kraut H. Die Zusammensetzung der Lebensmittel, Nährwert-Tabellen. 6. Auflage, Medpharm Scientific Publishers, Stuttgart 2000.

ac Volek JS, Phinney SD: The art and science of low carbohydrate performance. Beyond Obesity LLC 2012, O.O., S. 67.

ad Aign W, Elmadfa I, Fritzsche W, Muskat E. Die große GU-Nährwert-Tabelle. Gräfe & Unzer, München 2007.

ae www.Lebensmittellexikon.de

af Singer P.: Was sind, wie wirken Omega-3-Fettsäuren? 3. Auflage, Umschau-Zeitschriften Verlag Breidenstein, Frankfurt 2000.

ag O.V.: Der Fisch auf dem Trockenen. Union zur Förderung von Oel- und Proteinpflanzen e.V., Berlin. https://www.deutsches-rapsoel.de/ernahrung/special-omega-3/

ah O.V.: Gesund, aber oft kein Genuss. Test 11/2009, S. 21. Stiftung Warentest, Berlin.

ai http://www.team-andro.com/phpBB3/anabole-diaet-einkaufliste-t18647-345.html, zusammengestellt von User JoJo1985.

*